Schmidt
Das gefährdete Leben

Klaus Schmidt

DAS GEFÄHRDETE LEBEN

Der Kölner Arzt und Gesundheitspolitiker Franz Vonessen (1892–1970)

Greven Verlag Köln

www.Greven-Verlag.de
Satz: Dr. Michael Lauble, Billerbeck
Umschlag: Thomas Neuhaus, Billerbeck
Druck und Bindung: AALEXX Druck GmbH, Großburgwedel

ISBN 3-7743-0346-0

Inhalt

IV. Die Mühen des Neubeginns

V. Kommunale Arbeit im neuen Staat

VI. Im Unruhestand

Einleitung

Gesundheit und Leistungsstärke sind Werte, die vom einzelnen Menschen wie auch von der Gesellschaft erstrebt werden. Soll oder darf man Leben, das dem nicht genügt, schon im Ansatz verhindern oder gar vernichten? Darf man Menschen hindern, solches Leben zur Welt zu bringen? In den letzten Jahren ist der Streit um die Unantastbarkeit oder die Verwertbarkeit von Embryonen entbrannt. Auch wenn sich jeder eilfertige Vergleich mit dem Streben nach „Erbgesundheit“ im NS-Staat verbietet, damals wie heute stehen fundamentale ethische Werte auf dem Spiel.

Im „Dritten Reich“ wollte man anfänglich tatsächliche oder behauptete Erbkrankheiten durch die Sterilisation „erbkranker“ Menschen ausschalten. Deren körperliche Unversehrtheit und Lebensglück wurden auf dem völkischen Altar nationalsozialistischer Menschenzüchtung geopfert. Obwohl die Erblichkeit der gesetzlich definierten „Erbkrankheiten“ – z.B. Schwachsinn, Schizophrenie, Taubheit und Blindheit – selbst unter den Befürwortern des „Erbgesundheitsgesetzes“ durchaus umstritten war, wurden in den dreißiger Jahren Tausende von Männern und Frauen körperlich verstümmelt und seelisch dauerhaft geschädigt. Nicht wenige starben auch an den Folgen der Eingriffe.

In Universitäten, Krankenhäusern und Fürsorgeanstalten gab es nur einen verschwindend geringen Widerspruch, geschweige denn Widerstand gegen diese staatlich verordneten Maßnahmen. Abgesehen von den Ärzten, die sich sowieso schon zum politischen Widerstand entschlossen hatten, widersetzten sich nur sehr wenige Ärzte, Professoren, medizinisch oder fürsorgerisch tätige Männer und Frauen dem System. Zu diesen wenigen gehörte Dr. Franz Vonessen, Urenkel eines konvertierten Essener Juden, Katholik, Mediziner und Gesundheitspolitiker. Nach Tätigkeit als Arzt in rheinischen Krankenanstalten war er von 1921 bis 1935 Stadtarzt am Kölner Gesundheitsamt. Nach rastlosem Einsatz vor allem im Interesse des ärmeren Teils der Bevölkerung und fachpublizistischem Engagement wurde er 1935 vom Leiter des Gesundheitsamts vor die Entscheidung gestellt, sich zur Beantragung gesetzlich geforderter Sterilisationen bereit zu finden oder den Dienst zu quittieren. Unter Hinweis auf seine weltanschaulichen und religiösen Grundsätze lehnte er die Erfüllung des Gesetzes ab. Er wurde daraufhin von der nationalsozialistisch geprägten Kölner Stadtverwaltung in Pension geschickt. Eine lebensgefährliche Erkrankung bewahrte den populären Arzt möglicherweise vor Gefängnis oder Schlimmerem.

Nach seiner Genesung eröffnete er 1937 eine eigene Praxis, aus der heraus er jüdischen Männern und Frauen zu falschen Papieren und auch zur Flucht verhalf. Mit Frau und Kindern überlebte er den Bombenkrieg und das Ende des „Dritten Reichs“. Danach übertrug ihm die US-amerikanische Militärregierung die Leitung des Kölner Gesundheitsamtes. Er baute die zerstörten Gesundheitseinrichtungen der Stadt wieder auf und beteiligte sich publizistisch an der Entwicklung eines menschenwürdigen und sozialen Gesundheitswesens. Außerdem machte er sich einen Namen als Vorsitzender des Gesundheitsausschusses des Deutschen Städtetages.

Bei seiner Pensionierung ehrte ihn 1957 der Kölner Oberbürgermeister Theo Burauen als „Mann von Geradheit und Charakterstärke“, der sich nicht dem Zwang der Diktatur gebeugt habe. Oberstadtdirektor Max Adenauer würdigte seine Weigerung, „Befehle auszuführen, die kein gesitteter und sittlich hoch stehender Mensch ausführen konnte“. Nach seiner Pensionierung blieb Franz Vonessen weiterhin gesundheitspolitisch und publizistisch tätig. Er wurde Vorstandsvorsitzender der Krankenhausgesellschaft Nordrhein-Westfalen und des Deutschen Krankenhausinstituts. Nach früheren Ehrungen wurde ihm 1965 noch das Große Verdienstkreuz des Verdienstordens der Bundesrepublik Deutschland verliehen.

Franz Klemens Vonessen und Marielene Leist, geb. Vonessen, haben es mir durch biographische Materialien, Briefwechsel und Gespräche erst möglich gemacht, mich an eine Biographie ihres

Vaters zu wagen. Ihnen und ihren Schwestern, die mir wertvolle Hinweise gaben,[1] danke ich sehr. Hilfreich waren für mich auch die Veröffentlichungen und Anregungen des Historikers Thomas Deres vom Historischen Archiv der Stadt Köln, des Museumsdirektors i.R. Max Leo Schwering, des Leiters des Rheinisch-Westfälischen Wirtschaftsarchivs, Dr. Ulrich Soénius, der Historikerin Dr. Barbara Becker-Jákli vom Kölner NS-Dokumentationszentrum und des Psychiaters Peter Liebermann sowie von Konrad Adenauer, dem Vorsitzenden des Kölnischen Geschichtsvereins.

Mit dieser Biographie soll der fast vergessene Arzt und engagierte Gesundheitspolitiker nicht als „unbesungener Held" geehrt werden, sondern als ein Mensch, der seinem Gewissen folgte und sich durch seine Weigerung, die Verstümmelung von Menschen durch Zwangssterilisierungen mitzuverantworten, selbst gefährdete. Die damals zwangssterilisierten Menschen, die die körperlichen und seelischen Folgen der Verstümmelung überlebt hatten und nicht danach noch der „Euthanasie" zum Opfer fielen, leben heute zum größten Teil nicht mehr. Sie gehören zu den Opfern, die in der Bundesrepublik – wenn überhaupt – am geringsten entschädigt wurden. Dieses Buch will auch an sie erinnern und zugleich zur Diskussion über die Grauzonen und ethischen Grenzen des erbbiologisch und medizinisch Machbaren beitragen.

I. Eine sozialmedizinische Laufbahn

Jugendjahre

Franz Vonessen entstammt einer weitverzweigten Sippe, deren jüdischer Urahn einst nach seiner Konversion die Stadt Essen verließ, um im benachbarten Rellinghausen sesshaft zu werden. Franz' Vater ist Kaufmann, seine Mutter wie der Vater von katholischer Frömmigkeit geprägt. Zehn Kinder gehen aus der Ehe hervor, von denen drei früh sterben. Franz wird am 10. November 1892 in Rellinghausen – mittlerweile ein Vorort von Essen – geboren. Zwei Schwestern kommen wenig später hinzu.[2]

Franz besucht die Volksschule in Essen und das humanistische Gymnasium in Essen-Steele. In der Pfingstwoche des Jahres 1904 – er ist inzwischen in der Quarta – kommt er zum ersten Mal mit dem kulturellen und religiösen Leben in Köln in Berührung. Die Eltern besuchen mit ihm und den beiden jüngeren Schwestern nach einer mehrtägigen Rheinreise einen berühmten Vetter des Vaters, den Domkapitular und Kunstsammler Alexander Schnütgen. Im Familienkreis war oft von ihm erzählt worden. Seine Mutter ist eine geborene Vonessen, eine Enkelin des Stammvaters der Sippe.[3] Nach seiner Priesterweihe hatte er begonnen, sakrale Kunstwerke zu sammeln, wurde 1887 Domkapitular in Köln und Ehrendoktor der Philosophie und Theologie, gründete und redigierte eine Zeitschrift für christliche Kunst und wurde Vorsitzender des Diözesanrats.

Der 13-jährige Franz vermag die Schätze im Haus des Onkels noch nicht zu würdigen, der Erwachsene umso mehr. „Es kam Jahrzehnte hindurch kein gekröntes Haupt, keine hohe Persönlichkeit nach Köln“, erinnert er sich, „ohne auch den weltbekannten Kunstsammler und Kunstverständigen zu besuchen. Seine Domkurie war der Treffpunkt der gesellschaftlichen wie der geistigen und künstlerischen Prominenz, und der Domkapitular, der trotz seiner stattlichen gewichtigen Figur ein weltmännisches Benehmen und diplomatisches Geschick hatte – persona gratissima am kaiserlichen Hof – wirkte oft als Mittler und Fürsprecher und Führer in Schwierigkeiten und Nöten vielerlei Art."[4]

Lobpreis des Humanismus

Im März 1911 besteht Franz Vonessen am humanistischen Gymnasium die Reifeprüfung. Bei der Abschiedsfeier hält er eine Rede zum Thema „Der Wert der humanistischen Bildung". Der Dank an die Lehrer, sagt er ihnen zu Beginn, müsse auch darin bestehen, „dass wir durch vollständige Hingabe an unseren Beruf, durch unablässigen Eifer für das Wohl des Vaterlandes und unserer Mitbürger Ihrer Erziehung Ehre zu machen versuchen". Beim Lobpreis der humanistischen Bildung geht er ausführlich auf Homer ein. „Hingebende Liebe und verzehrender Hass, kindliche Gottesfurcht und schändlicher Frevelmut, selbstlose Freundschaft und niedriger Eigennutz", hätten hier ihren unnachahmlichen poetischen Ausdruck gefunden. Bei Sophokles beeindruckt ihn die Tragik, „die in dem Gegensatz von Menschengrösse und Menschenohnmacht, in der Verkettung von freiem menschlichem Handeln und der Notwendigkeit von Charakter und Vorherbestimmung des Schicksals liegt." Noch liegt die Zeit vor ihm, in der er, hineingerissen in die politische Entwicklung Deutschlands, vieles von dem selbst erfahren wird, was jetzt primär Bildungsgut für ihn ist. Schon jetzt nimmt er sich Horaz zum Vorbild, „seine Gottesfurcht und seine Vaterlandsliebe, seine Bescheidenheit, seine Freundesliebe und seine Lebensweisheit".

Sodann preist er die Vorzüge der humanistischen Bildung. Die gründliche Erlernung der alten Sprachen erst führe zu einem tieferen Verständnis der alten Kulturen, darüber hinaus auch zu ästhetischem Genuss. „Über diesen Nutzen", so stellt er fest, „gehen die heutigen schnellebigen Menschen, die nur darauf bedacht sind, möglichst viel in möglichst kurzer Zeit zu erwerben, leichten Herzens hinweg." Zustimmend zitiert er schließlich Jean

Paul: „Die jetzige Menschheit versänke unergründlich tief, wenn nicht die Jugend durch den stillen Tempel der großen alten Zeiten und Menschen den Durchgang zu dem Jahrmarkt des Lebens nähme.“[5]

Freiburger Semester

Nach dem Abitur entscheidet sich Franz Vonessen für die medizinische Laufbahn. Die humanistischen und ethischen Grundsätze, die ihm bisher wichtig geworden sind, will er als Arzt verwirklichen. Für den Sohn aus katholischer Familie liegt der Besuch der seit Jahrhunderten vom Erzbistum geprägten Universität in Freiburg nahe, in der er nun 1911 sein Studium beginnt. Vielleicht lockt ihn auch die ferne reizvolle Stadt – so wie schon manchen Studenten vor ihm. „Es war damals für viele Rheinländer üblich geworden“, schreibt einer von ihnen, „das erste Semester dort zu verbringen.“ Und er fügt hinzu: „Selbstverständlich war die Zahl der Beleger weitaus größer als die der wirklichen Hörer. Für einen regelmäßigen Kollegbesuch waren die Verführungen der schönen Dreisamstadt mit ihrer herrlichen Umgebung, dem nahen Schwarzwald, dem Höllental und dem Feldberg zu groß.“[6] Es darf bezweifelt werden, daß der so ernsthafte und pflichtbewusste Studiosus Vonessen diesen Verführungen zu sehr nachgab. Mitglied dagegen wird er in der katholischen Studentenvereinigung Ripuaria – ähnlich wie etliche Semester vor ihm sein späterer Vorgesetzter, Kölns Oberbürgermeister Konrad Adenauer, der Mitglied in der von strengen Regeln geprägten Verbindung der „Brisgoden“ gewesen war.[7]

Medizinischer Dienst

Weltereignisse unterbrechen das Studium. Der als lokale Auseinandersetzung Österreich-Ungarns mit Serbien begonnene Waffengang weitet sich im Sommer 1914 durch die deutschen Kriegserklärungen an Russland und Frankreich sowie durch das Eingreifen Englands samt seinen überseeischen Besitzungen zum

Weltkrieg aus. Nationale Begeisterung brandet auf – auch bei Franz Vonessen? An die Front muss er eines schweren Gelenkrheumatismus wegen nicht. Nach bestandener Vorprüfung und kurzer militärischer Ausbildung dient er als Unterarzt zunächst bei einem Landsturm-Bataillon in Trier, vom Januar 1916 bis April 1918 in gleicher Funktion in der Stadtkölnischen Lungenheilstätte in Rosbach an der Sieg und danach bis zum Kriegsende in einem Reservelazarett in Bonn. Sein Staatsexamen besteht er dort im Dezember 1918 – wie alle bisherigen Prüfungen – mit der Note „gut“. Danach bewirbt er sich um eine Stelle als Assistenzarzt in Köln.[8]

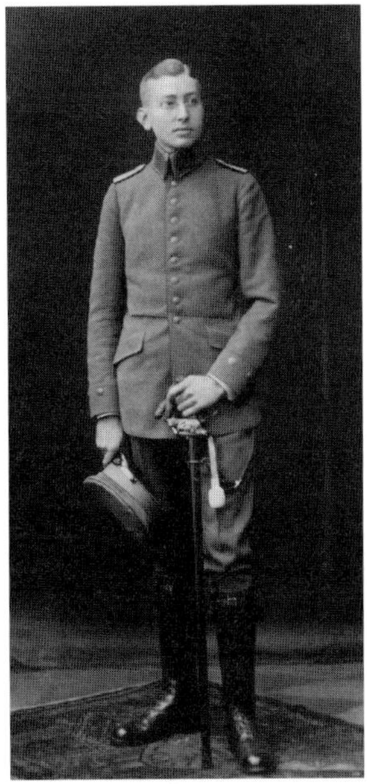

Franz Vonessen als Militärarzt in einem Landsturm-Bataillon

Die direkte Konfrontation mit dem Krieg ist ihm erspart geblieben. Auch die Begeisterung der Kölner bei Kriegsbeginn hat er nicht miterlebt, nicht den Hurrapatriotismus auf der Bühne des Millowitsch-Theaters mit dem Schwank „Der Etappenhase“, nicht die Begeisterung von über 18.000 Besuchern der Kriegs-Flugschau in Köln-Riehl noch den Bombenangriff auf die Kölner Innenstadt im Mai 1918, dem 41 Menschen zum Opfer fielen. Doch mit dem Leid von Hunderten verwundeter und kranker Soldaten ist er in Rosbach und Bonn in Berührung gekommen.

Stadtarzt im Kölner Gesundheitsamt

1919 arbeitet Franz Vonessen in den ersten drei Monaten als Assistenzarzt im Kölner St.Vinzenz-Krankenhaus und im Bürgerhospital, ab April beim Gesundheitsamt.[9] Seine Doktorprüfung besteht er im Juli in Bonn. Nun hat er nach bürgerlichen Maßstäben einen Status erreicht, der auch die Eheschließung leicht macht.

Im Mai 1920 heiratet er Hedwig Küppers, die er als Germanistik-Studentin in Freiburg über ihren Bruder Carl – ebenfalls Mitglied der katholischen Ripuaria – kennen gelernt hatte. Nach neunmonatiger Tätigkeit als Fürsorgearzt erreicht er Anfang 1921 die nächst höhere Position und wird Stadtarzt.[10] Hinfort ist das Kölner Gesundheitsamt der Ort, von dem aus er seine vielfältigen Arbeiten tätigt. Vorbild ist ihm dabei sein Vorgesetzter, Professor Dr. Peter Krautwig, der sich 1897 als praktischer Arzt und Kinderarzt in Köln niedergelassen hatte und acht Jahre später Beigeordneter geworden war – eine politische Ausweitung seines Berufs mit weitreichenden Folgen. Denn bisher hatte allein der Staat für die Gesundheitspflege gesorgt, freilich primär durch die Gesundheitspolizei und die Bekämpfung ansteckender Krankheiten. Nun aber trat erstmals in Köln die Kommune hinzu. Hier hatte es bereits in der Vergangenheit für Kinder Ferienkolonien, Milchstationen und nebenamtliche Schulärzte gegeben, auch Wohlfahrtsstellen für Lungenkranke und Behinderte. Als Krautwig dann aber 1905 alle diese vorbeugenden Dienste und Einrichtungen unter einem Dach zusammenfasste, war dies die Geburtsstunde des ersten deutschen Gesundheitsamtes. 1920 werden Dienste dieses Amtes in ein „Gesundheitsfürsorgeamt" ausgegliedert. Das Gesundheitsamt bleibt weiter für Angelegenheiten der Gesundheitspolizei, die Verwaltung und Bewirtschaftung von Kranken- und Wohlfahrtsanstalten und für die Verwaltung der städtischen Bäder zuständig.

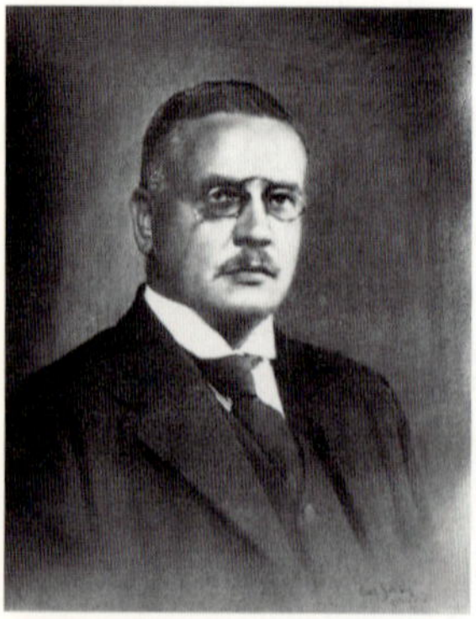

Peter Krautwig (1869–1926)

1921 gibt Krautwig als Hauptberichterstatter auf dem ersten Deutschen Gesundheitsfürsorgetag Anregungen, die Schule machen. Vielerorts werden Gesundheitsämter gegründet, kommunale Fürsorgeärzte eingestellt und neue sozialhygienische Einrichtungen geschaffen.[11] In diesem Jahr ist nach Einstellung zweier Ärzte Franz Vonessen ebenfalls Stadtarzt im Kölner Gesundheitsamt geworden. Da überrascht ihn ein Angebot aus dem Ruhrgebiet.

Bottroper Intermezzo

Im März 1921 schlägt der Erste Bürgermeister der Stadt Bottrop, Dr. Baur, Franz Vonessen vor, sich dort um die Stelle eines Dezernenten des Gesundheitsamtes zu bewerben. Doch das angebotene Gehalt ist dem Arzt zu niedrig und die in Aussicht gestellte Wohnung zu klein. Zudem hat er kurz zuvor erst eine schöne Etagenwohnung in der Kölner Vorgebirgsstraße gemietet. Der Bürgermeister stellt ihm daraufhin eine Verbesserung der Wohnungssituation und das Jahresgehalt eines Beigeordneten in Höhe von 12.000 Mark (nach acht Jahren verdoppelt) in Aussicht. Es würde ihn „besonders freuen, einen in Köln vorgebildeten Herrn u. einen Mann Ihrer Denkungsart für die hiesige Stelle zu gewinnen."[12]

Doch Vonessen lehnt nach einigem Zögern ab. Er will nicht so plötzlich in Köln aufhören, nachdem er dort einige Arbeiten gerade erst begonnen hat. Auch ist ihm die neuerlich angebotene Wohnung zu klein. „Gerade die Wohnungsfrage ist aber", so schreibt er, „augenblicklich für uns von großer Bedeutung, da meine Frau in einigen Monaten ihrer Niederkunft entgegensieht. Und wer in der heutigen Zeit der Wohnungsnot eine so schöne Wohnung besitzt wie wir, mitten im Grünen gelegen, für den ist es doppelt schmerzlich, eine schlechtere Wohnung dagegen einzutauschen. Ich bin mir vollauf bewußt, daß alle derartigen Bedenken für andere Bewerber absolut keine Rolle spielen würden. Aber ich bin in der Lage, mehr darauf zu sehen, weil ich mich bereits hier in einer gesicherten Position befinde."[13]

Wenig später erfüllt sich das Familienglück: Hedwig Vonessen bringt am 12. August Tochter Gisela zur Welt. Ihre Lehrerinnentätigkeit am Lyzeum in Neuß hat sie, die eine der ersten Abiturientinnen in Mönchen-Gladbach gewesen war, inzwischen aufgegeben.

Glanz und Elend der Nachkriegszeit

Die Domstadt hat inzwischen manche äußeren Erfolge zu verzeichnen. Im Juni 1919 wurde die 120 Jahre zuvor von den Franzosen geschlossene Universität mit einem Festakt im Gürzenich wieder eröffnet, im August Kriegsminister Winston Churchill zum Zeichen der Aussöhnung in der Stadt empfangen. Jetzt, im Jahr 1921, stimmen die Stadtverordneten dem Vorschlag ihres Oberbürgermeisters Konrad Adenauer zu, an der Stelle des niedergelegten Festungsrayons einen Grüngürtel mit Erholungsanlagen anzulegen. 1923 entsteht das Müngersdorfer Stadion als größte Sportanlage Europas. Tourismus, Handel und Gewerbe hoffen auf Zuwachsraten. Ein Jahr später wird mit dem Hochhaus am Hansaring Europas derzeit höchster „Wolkenkratzer" fertig gestellt, am rechten Rheinufer nördlich von Deutz die erste Kölner Messe eröffnet. Auf der „Allgemeinen Nahrungs- und Genußmittelausstellung" (ANUGA) zeigen 350 Aussteller aus dem ganzen Reich ihre Produkte. Und frohgemut singt man auf dem Deutzer Schützenfest Willi Ostermanns kölsche Lieder.[14]

Franz Vonessens Engagement ist von Fröhlichkeit weit entfernt. In einem Referat über „Die Zerrüttung der Gesundheit und die Förderung der Gesundheit in der Familie" beklagt er im Rückblick auf das Jahr 1914 das soziale Elend der Nachkriegszeit: „Damals ein kraftstrotzendes Volk, ein blühender Wirtschaftskörper, ein geistig-sittlich und körperlich gesunder Stamm; und zehn Jahre später dasselbe Volk, ohnmächtig, wirtschaftlich darniederliegend, infolge der seelischen Stürme, des aufreibenden Kampfes um des Lebens nackte Notdurft zermürbt, haltlos, verzweifelnd."[15]

Auf die politischen Ursachen des Krieges geht der Arzt nicht ein. Ihn beschäftigen die gesundheitlichen Folgen, besonders die schwere Beeinträchtigung der körperlichen Entwicklung vieler Jugendlicher: Krankheiten aufgrund von mangelhafter Ernährung, Bekleidung und Wohnung. Er führt Beispiele an: In deutschen Städten macht die zur Verfügung stehende Milchmenge für Kranke und Kinder nur ein Zehntel bis ein Sechstel des vorherigen Quantums aus. In Köln konnte selbst diese Versorgung bisher nur durch „eine großzügige Hilfsaktion der Stadt erreicht werden, welche die Milch für die Bedürftigen zu verbilligtem Preise oder ganz umsonst bereitstellte". Und im vergangenen Winter liefen Jungen und Mädchen „ohne Überkleider nur mit einem durchsichtig dünnen Kleidchen oder einem dünnen Waschanzug bekleidet. Andere mussten selbst in der kalten Jahreszeit aus Mangel an Schuhen barfuss laufen, von der Unterwäsche gar nicht zu reden." Besonders zu beklagen ist die Ausbreitung von Krankheiten aufgrund von überfüllten Wohnungen und unversorgten Haushalten: „In einer Schule in dem dicht bevölkerten alten Stadtteil von Köln wurde festgestellt, daß 10 % der Kinder ihr Bett mit zwei bis vier Personen teilen mußten, und gar nicht selten schliefen Kinder aus Mangel an Betten auf dem Boden oder auf Stühlen."

Die Wirtschaftslage ist im Winter des Jahres 1922/23 besonders katastrophal. Hungernde stürmen Lebensmittelgeschäfte. Die Inflation hat vermehrt Preiswucher und Plünderungen zur Folge. Die ersten drei Monate des folgenden Jahres bringen in Köln „ein Mehr an Tuberkulosefällen von 38 % gegenüber den gleichen Monaten des Vorjahres". Vonessen resümiert: „Den Höhepunkt der Not brachte das Jahr 1923, wo infolge der bekannten Verhältnisse die Not in den Kreisen der Arbeitslosen, der Sozial- und Kleinrentner, aber auch in weitesten Kreisen des Mittelstandes und der kinderreichen Familien ein nie gekanntes Maß erreichte."

Viele Kranke haben in diesen Jahren kein Geld für Arzt und Arznei und erst recht nicht für einen Krankenhausaufenthalt. Auch den Versicherungsträgern fehlen die Geldmittel, um ihre sozialen und sozialhygienischen Einrichtungen ausreichend weiterzubetreiben. So gehen viele Menschen trotz zum Teil schwerer Krankheiten weiter ihrer Arbeit nach. Im Oktober 1923 stellt Dr. Franz Vonessen auf Veranlassung seines Chefs Professor Krautwig durch eine Nachfrage bei der größten Kölner Krankenkasse – der „Allgemeinen Ortskrankenkasse" – fest, dass die Zahl der Krankgemeldeten im Verhältnis zur Gesamtzahl der Mitglieder „nur die Hälfte des durchschnittlichen Krankenbestandes der Vorjahre" ausmacht. Die Zahl der krankgemeldeten Tuberkulösen ist trotz der rapide angestiegenen Erkrankungen sogar auf ein Fünftel der früheren Zahlen gesunken.

Eine Besserung der Verhältnisse ist noch nicht in Sicht. Voller Verzweiflung und Mitgefühl stellt Vonessen fest: „Der Kranke muß eben arbeiten, bis er zusammenbricht." Bei der Allgemeinen Ortskrankenkasse steigt der Prozentsatz der Krankmeldungen im ersten Halbjahr 1924 von 1,96 Prozent auf 4,34 Prozent. Und die

Armenärzte der Stadt Köln melden, dass die Zahl der vom Wohlfahrtsamt unterstützten Kranken im Vergleich zum Vorjahr um 50 Prozent gestiegen ist. Und nur 47 Prozent der Menschen in Köln stehen laut Vonessen in Lohn und Brot.

Dass viele in Apathie versinken oder „unter der Last der Entbehrungen und dem seelischen Druck ihren sittlichen Halt verlieren" und dadurch ihre Gesundheit zusätzlich gefährden oder gar ruinieren, schmerzt Vonessen sehr. Aber er will sich nicht zum Richter aufschwingen, denn er verkennt nicht den Zusammenhang, „daß auch hier die Ursache in letzter Linie in der drangvollen Not, in den ganzen Zeitverhältnissen liegt". Die Frage, ob hier nicht auch soziale Ungerechtigkeit mit im Spiele ist, wird von ihm nicht erörtert.

Kleine Fortschritte kann er trotz der desolaten Situation feststellen: Die Versicherungsanstalten zum Beispiel können Heilverfahren allmählich wieder in stärkerem Maß finanzieren, besonders bei Tuberkulosekranken. Wirksame gesundheitspolitische Maßnahmen kann er allerdings nur im Blick auf die Zukunft vorschlagen. Dabei liegt ihm besonders die Aufklärung der Menschen am Herzen: „Die Grundlage der hygienischen Volksaufklärung ist schon in der Volksschule zu legen und in den Berufsschulen und höheren Schulen weiter auszubauen. Fortsetzen und weiter vertiefen muß sich sodann die Aufklärung in den Vereinen der Jugendlichen beiderlei Geschlechts, in Müttervereinen, Berufsvereinen (Arbeiter-, Beamtenvereinen usw.) gleich welcher Konfession und politischen Richtung." Natürlich sollen auch die Ärzte und Fürsorgerinnen ihr entsprechendes Wissen in die Familien hineintragen – in die Familien! Damit ist Vonessen bei einem für ihn entscheidenden Stichwort: „Es gilt, die Selbsthilfe der Familie anzuregen, nicht etwa der Familie alle und jede Last abzunehmen, sondern nur soweit zu helfen, als die Familie es tatsächlich aus eigenen Kräften nicht leisten kann. (...) Wir wollen dem Schwachen helfen, daß er innerlich, aus sich selbst heraus gesund und stark werde, wollen den Starken lehren, seine Kraft und Gesundheit zu schützen und zu bewahren."

Fürsprecher der Gefährdeten

Am Ende seines Referats über „Die Zerrüttung der Gesundheit und die Förderung der Gesundheit durch die Familie" spricht Franz Vonessen mit großem Verständnis über eine Minderheit, über die in diesem Jahrzehnt eine folgenreiche Diskussion begonnen hat, die Nerven- und Geisteskranken: „Daß unter all diesem Elend die Nervenkraft der Bevölkerung versagt, daß die Leute seelisch zusammenbrechen, kann nicht wundernehmen. So wird denn auch von vielen Seiten eine erhebliche Zunahme der geistigen Erkrankungen gemeldet." Und es sei wohl kein Zufall, dass viele hoffnungslos verarmte ältere Menschen hier besonders betroffen seien. Er plädiert mit allem Nachdruck für eine engagierte Gesundheitspflege der Hilfsbedürftigen: „Seien wir wahre Führer und Erzieher des Volkes zu Gesundheit, Glück und Wohlfahrt! Tuen wir unsere Pflicht in der Aufklärung, in jeglicher Unterstützung der Hilfsbedürftigen. (...) Aber auch du, deutsches Volk, tu auch du deine Pflicht!"

Die „Fürsorgestelle für Nervöse"

Über „Irrenanstalten" hinaus wird in Deutschland in den zwanziger Jahren ein System der offenen Fürsorge für Geisterkranke entwickelt. 1922 hatte das Kölner Gesundheitsfürsorgeamt eine entsprechende Stelle eingerichtet. Um Rat suchende Personen nicht durch Begriffe wie „Irrenpflege" abzuschrecken, wählte man die Bezeichnung „Städtische Fürsorgestelle für Nervöse", die auch nicht in der psychiatrischen Klinik „Lindenburg", sondern im Bürgerhospital eingerichtet wurde. Zur Klientel gehören Geisteskranke, Epileptiker, Schwachsinnige, psychotische und schwer erziehbare Kinder, verwahrloste Jugendliche, Alkoholkranke und Nervenkranke aller Art. Finanziell Minderbemittelte werden kostenlos beraten und zum Teil auch wirtschaftlich unterstützt.

1923 wachsen der „Fürsorgestelle für Nervöse" weitere Aufgaben zu. Kinder und Jugendliche, für die das Fürsorgeerziehungsverfahren eingeleitet werden soll, werden hier zuvor begutachtet, Kinder werden in Erholungs- oder Psychopathenheime entsandt und Arbeitsfähigen wird Arbeit vermittelt. Der Besuch der Fürsorgestelle kommt nicht immer freiwillig zustande, sondern gelegentlich auf Druck von städtischen Ämtern oder Schulärzten. Doch von Plänen, psychisch Kranke zu sterilisieren, ist man in Köln in dieser Zeit noch weit entfernt. Auch Franz Vonessen spricht und schreibt scheinbar unberührt von den Diskussionen über „lebensunwertes“ Leben, die im Zusammenhang mit dem Schicksal von Geisteskranken und anderen Behinderten in letzter Zeit geführt werden.[16]

Das „lebenswerte“ und das „lebensunwerte Leben“

Tendenzen, „minderwertigen“ Menschen den Tod zu empfehlen oder sie zu töten, hatte es schon vor dem Aufkommen des Nationalsozialismus gegeben. Im 19. Jahrhundert verfocht der Sozialdarwinismus das Prinzip der Auslese im Kampf ums Dasein. Charles Darwin selbst hatte es für schädlich gehalten, dass die „Menschheit Zufluchtsstätten für Schwachsinnige, Krüppel und Kranken baue“. „Stirb zur rechten Zeit“, ließ Friedrich Nietzsche 1892 seinen „Zarathustra“ sagen. „Viel zu viele leben, und viel zu lange hängen sie an ihren Ästen. Möchte ein Sturm kommen, der all dies Faule und Wurmfreßne vom Baume schüttelt!“[17]

Besonderes Aufsehen erregte im Jahr 1920 eine kleine Schrift mit dem Titel „Die Freigabe der Vernichtung lebensunwerten Lebens – ihr Maß und ihre Form“. Sie stammte aus der Feder zweier hoch renommierter Wissenschaftler: des Leipziger Strafrechtslehrers Karl Binding und des Freiburger Arztes und Psychiaters Alfred Hoche. Es gebe Menschen, so Binding, für die der Tod eine Erlösung sei, für sie selbst und für die Gesellschaft die Befreiung von einer Last, an deren weiterer Erhaltung „jedes vernünftige Interesse dauernd geschwunden ist“. Die Freigabe zur Tötung dürfe nur im Rahmen eines streng justizförmigen Verfahrens erfolgen. Dabei müsse der Lebenswille des Betroffenen, „auch des kränksten und gequältesten und nutzlosesten Menschen“, respektiert werden. Es gebe allerdings unheilbar „Blödsinnige“ und „unrettbar Verlorene, die weder den Willen zu leben noch zu sterben hätten“, Existenzen, „die das furchtbare Gegenbild echter Menschen bilden und fast in jedem Entsetzen erwecken, der ihnen begegnet“. Sie von ihrem grausamen Schicksal zu befreien und unheilbar Kranken auf ihren eigenen Wunsch hin einen sanften Tod zu gönnen, stellt für Binding eine „Pflicht gesetzlichen Mitleids“ dar. Auch für den nach eigenen Aussagen prinzipiell von Mitleid bestimmten Arzt Alfred Hoche gab es „geistig Tote“ ohne Gefühl und Regung. Hier stelle Mitleid nur den „unausrottbaren Denkfehler“ dar, eigenes Fühlen zu projizieren. Wo kein Leiden vorhanden sei, sei Mitleid unangebracht. Die Vorstellung der Pflege solcher „leerer Menschenhülsen“ empfand der Arzt und Psychiater als „peinlich“. Er möchte auf solche „Ballastexistenzen“ verzichten. Sodann wählte er Formulierungen, die nationalsozialistische Ideologen später dankbar aufgriffen. Er wollte keine „Schwächlinge aller Sorten“ erhalten wissen, denn die deutsche Aufgabe dulde keine „halbe, Viertels und Achtels-Kräfte“. Und er spricht von der „Bedeutungslosigkeit der Einzelexistenz gemessen an den Interessen des Ganzen“.[18] Doch die Ideologie der Nationalsozialisten lag Hoche, der seit 1902 als Professor an der Freiburger Universität lehrt, völlig fern: 1933 wird er aus Protest gegen sie seinen Lehrstuhl aufgeben.

In der Diskussion konnte der Begriff „Sterbehilfe“ sehr verschieden verstanden werden:

als ärztlicher Beistand ohne Lebensverkürzung;

als Sterbenlassen ohne eventuell mögliche Lebensverlängerung;

als Lebensverkürzung als erwünschte oder unerwünschte Nebenwirkung;

als gezielte Lebensverkürzung durch Unterlassung der ärztlichen Behandlung;

als Tötung des Kranken/Sterbenden auf bzw. ohne Verlangen oder – im Falle der Entscheidungsunfähigkeit des Kranken/ Sterbenden – auf bzw. ohne Verlangen der Angehörigen.

Diese letzte Art der Sterbehilfe konnte dann auch die Vernichtung „lebensunwerten Lebens“ implizieren.

In den Kirchen beteiligen sich nur wenige an dieser Diskussion, am deutlichsten 1928 der protestantische Theologe Helmuth Schreiner: „Ja, es ist eine bittere Ironie, daß nun ausgerechnet dieselbe Kultur, die vom Morgen bis an den Abend die ‚Majestät Mensch' anbetet, in der Forderung der Vernichtung von Menschenleben ihr eigenes Ziel wieder auflöst. So bleibt uns nichts übrig, als langsam, Schritt für Schritt den Gegenstoß zu führen. Dazu gehört hier zunächst die Erkenntnis, daß die Verfechter der Tötung minderwertigen Lebens gar nicht imstande sind, das durchzuführen, was sie wollen. Gibt es überhaupt einen Maßstab für das, was minderwertig ist? Ein objektives Kriterium gewiß nicht. Die Gesetzgebung könnte aber bei Regelung dieser Frage ohne ein solches gar nicht auskommen. Würde sie es dennoch wagen, dann wäre sie auf das subjektive Ermessen von Medizinern und Juristen angewiesen. Ein völlig unerträglicher Zustand, nicht zuletzt für diese selber." Schließlich kommt Schreiner auf mögliche tiefere Ursachen der Euthanasie-Forderungen zu sprechen: „Gerade die ‚Vollwertigen' haben die Hebel der Zerstörung unserer Volkskraft angesetzt. Nun kommt das große Erschrecken über sie. Sie fürchten sich vor sich selbst und suchen den Grund draußen anstatt drinnen in sich selbst und einer innerlich aufgelösten Kultur."[19]

Caritas, Eugenik und soziale Hygiene

Im Jahre 1928 hält Vonessen auf dem „Deutschen Caritastag" in Dresden einen Vortrag über „Die Zusammenarbeit zwischen öffentlicher und caritativer Gesundheitsfürsorge vom Standpunkt des Arztes". Der 1897 gegründete „Deutsche Caritasverband" mit seinen 28 Diözesancaritasverbänden ist für den katholischen Gesundheitspolitiker ein wichtiger Partner. Lobend erwähnt er seine vielfältigen Einrichtungen: Mütter- und Säuglingsheime, Zufluchtsstätten für uneheliche Schwangere und Wöchnerinnen, Heime für gefährdete Mädchen, Krüppelheime, Erholungsheime für Kinder und Erwachsene. „Allerdings", so Vonessen, „könnten manche dieser Heime wohl noch besser und erfolgreicher wirken, wenn sie sich in Einrichtung und Betrieb mehr auf neuzeitlich sozialhygienische Forderungen einstellten." Die „moderne Caritaswissenschaft" habe hier ja Wege gewiesen.[20]

In diesem Zusammenhang nennt Vonessen ohne jeden Vorbehalt die Namen Mayer und Harmsen. Das mag manche Zuhörer erstaunen; denn der Moraltheologe Dr. Joseph Mayer, Assistent am Institut für Caritaswissenschaft in Freiburg und Hauptschriftleiter der „Caritas, Zeitschrift für Caritaswissenschaft und Caritasarbeit", hat im Vorjahr sein lebhaft diskutiertes Buch „Gesetzliche Unfruchtbarmachung Geisteskranker" veröffentlicht. Darin hat er diese und andere Menschen nicht nur als minderwertig bezeichnet, sondern auch ihre Sterilisation gefordert: „Die Geisteskranken, die moralisch Irren und andere Minderwertige haben so wenig ein Recht, Kinder zu erzeugen, als sie ein Recht haben, Brand zu stiften." Sie vermehrten sich „quantitativ viel schneller als die Tüchtigen". Mayer dehnt diese angebliche Gefahr auch auf „andersrassige" Menschen aus. Man habe ausgerechnet: „Falls am Ende des völkermordenden Dreißigjährigen Krieges genauso viel Neger nach Deutschland verpflanzt worden wären, als Weiße da waren, und die beiden Rassen hätten sich in Deutschland mit ihresgleichen verheiratet, (...) dann würden jetzt nach 300 Jahren unter 1.000 Bewohnern des deutschen Bodens nur noch 9 Weiße sein." Nach diesem Ausflug in die „Rassenhygiene" kehrt er zu den ihm bedrohlich erscheinenden erblich belasteten Geisteskranken zurück. Sie befänden sich „in ihrem Triebleben auf der Stufe der unvernünftigen Tiere". Mayer geht noch einen Schritt weiter und überschreitet die Grenze hin zur „Euthanasie": „Wenn darum ein Mensch der ganzen Gemeinschaft gefährlich ist und sie durch irgendein Vergehen zu verderben droht, dann ist es löblich und heilsam, ihn zu töten, damit das Gemeinwohl gerettet wird."[21] Mayers Buch ist mit bischöflicher Druckerlaubnis erschienen und findet bei katholischen Seelsorgern an deutschen Heil- und Pflegeanstalten allgemeine Zustimmung.[22]

Neben Mayer prägt der Biologe und Theologe Dr. Hermann Muckermann[23] die Diskussion über den Umgang mit „Minderwertigen". Er propagiert die von Francis Galton unter dem Einfluss seines Vetters Charles Darwin begründete „Eugenik". Sie sei

– so Galton – „die Wissenschaft, die sich mit allen Einflüssen befaßt, welche die angeborenen Eigenschaft einer Rasse verbessern und welche diese Eigenschaften zum größtmöglichen Vorteil der Gesamtheit zur Entfaltung bringen." [24] Ähnlich wie man im Jahrhundert zuvor Seuchenkrankheiten durch Schutzmaßnahmen zu unterbinden suchte, wollen Mayer und Muckermann nun im Gefolge der neuen Wissenschaft erbliche Krankheiten dadurch bekämpfen, dass sie die Fortpflanzung von Krankheitsträgern verhindern helfen. Wie sich solch ein Bestreben auf die Schwachsinnigenanstalten, Krüppel-, Taubstummen- und Blindenheime der Caritas auswirkt, wird sich erst in der Folgezeit zeigen. Doch schon jetzt eifert Muckermann: „Wir haben zu viel Alkoholiker, zu viel Geschlechtskranke, zu viel Tuberkulöse, zu viel Geisteskranke, zu viel Kinder in den Hilfsschulen, zu viel ethisch Unzuverlässige. Ihre Zahl in Zukunft einzudämmen, ist eine ganz wichtige Aufgabe. (...) Man muß heute ja geradezu minderwertig geworden sein, damit man Hilfe findet."[25]

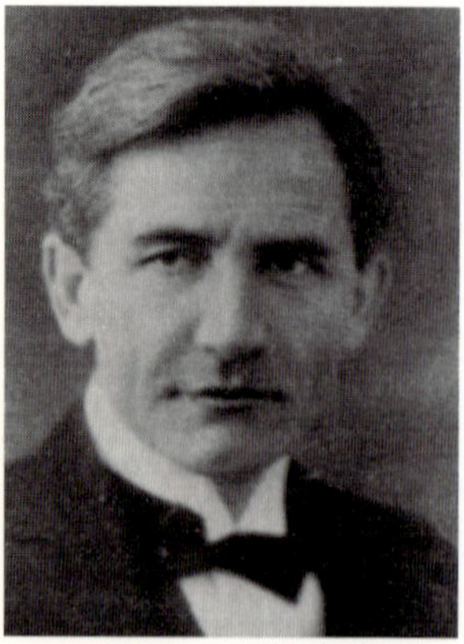

Hermann Muckermann (1877–1962)

In Franz Vonessens Vorträgen und Publikationen ist von solchen eugenischen Bestrebungen oder gar von „Rassenhygiene" nichts zu hören und zu lesen. Er betont vorbeugende Maßnahmen ganz anderer Art und stellt damit zugleich die soziale Dimension aller Gesundheitspolitik heraus: „Denn die Gesundheitsfürsorge baut sich auf den Ergebnissen der sozialen Hygiene auf, welche die vielfachen Beziehungen zwischen Gesundheit und sozialer Lage wissenschaftlich durchforscht; sie will die Nutzanwendungen hieraus auf das praktische Leben übertragen, Schädigungen der Gesundheit infolge der sozialen Verhältnisse verhüten und durch vorbeugende Arbeit die Volksgesundheit heben."[26]

Auch der von Franz Vonessen erwähnte Hans Harmsen ist ein ebenso überzeugter wie einflussreicher Eugeniker. Der promovierte Mediziner und Nationalökonom, seit 1926 Geschäftsführer des „Deutschen Evangelischen Krankenhausverbandes", ist seit

1928 auch Leiter des „Referats Gesundheitsfürsorge“ im „Centralausschuß der Inneren Mission“, einer der Caritas vergleichbaren Einrichtung der evangelischen Kirche. Schon zuvor war er in der 1915 gegründeten „Deutschen Gesellschaft für Bevölkerungspolitik“ aktiv gewesen, die 1926 in der „Christlichen Arbeitsgemeinschaft für Volksgesundung“ aufging. Harmsen setzt in allen Gremien eine „eugenetische Neuorientierung“ der Wohlfahrtspflege durch und bereitet so den Boden für die Akzeptanz von Sterilisierungen im Bereich der evangelischen Kirche. In einer von ihm angeregten „Fachkonferenz für Eugenik“ sprechen sich die Teilnehmer 1931 dafür aus, „daß die ohne Einspruch des Betreffenden vorgenommene Sterilisierung nicht als Körperverletzung im strafrechtlichen Sinne anzusehen“ sei.[27]

Die päpstliche Enzyklika „Casti connubii“

Die Hinwendung katholischer Einrichtungen sowie mancher Theologen und Biologen zur „Eugenik“ wird durch die päpstliche Enzyklika „Die christliche Ehe“ („Casti connubii“) vom 31. Dezember 1930 gestoppt. In diesem von Pius XI. verfassten – für alle Katholiken unbedingt verbindlichen! – Rundschreiben wird dem Staat jedes Recht auf negative eugenische Maßnahmen abgesprochen. Zu verwerfen seien die Bestrebungen, Menschen von der Ehe auszuschließen, von denen nach wissenschaftlichen „Mutmaßungen“ infolge von Vererbung bei durchaus vorhandener Ehetauglichkeit angeblich nur eine „minderwertige Nachkommenschaft“ zu erwarten sei. Verwerflich seien vor allem auch Zwangssterilisationen, die aus fragwürdigen „rassenhygienischen“ Gründen angestrebt würden – und nicht etwa als „Körperstrafe für vergangene Verbrechen“ oder um „künftigen Vergehen solcher Schuldigen vorzubeugen“. Eine weltliche Obrigkeit, die so handele, nehme gegen alles Recht und alle Gerechtigkeit eine Gewalt in Anspruch, die sie nie gehabt habe und „rechtmäßigerweise auch nicht haben“ könne.[28]

„Eugeniker“ wie Muckermann halten die Enzyklika „Casti Connubii“, die die erbbiologischen Thesen der Sterilisationsbefürworter als Mutmaßungen bezeichnet, wissenschaftlich für teilweise überholt. Muckermann erklärt, die Erbprognose habe „in bestimmten Fällen eine Sicherheit erreicht, die sonst zumal auch für ärztliches Handeln oder für andere bedeutende Entschließungen der Menschen als völlig hinreichend gilt.“ Vielleicht werde bald „über die Frage der ethischen Erlaubtheit der Sterilisierung Übereinstimmung erreicht“ sein. Außerdem macht sich Muckermann die bei „Eugenikern“ verbreitete These vom „Notstand“ des deutschen Volkes zu eigen. Es gebe viel zu viele Geisteskranke und andere „ethisch Unzuverlässige“. Ihre Zahl einzudämmen sei eine ganz wichtige Aufgabe. Das für den Körper eines Einzelwesens zugelassene operative Prinzip sei erst recht auf den Gesamtkörper eines Volkes anzuwenden. So zielten Inhaftierung und Todesstrafe ja auch nicht einfach auf Vergeltung, sondern vornehmlich auf den Schutz der menschlichen Gesellschaft.[29]

Die weltweite Sterilisationspraxis

Auch in vielen anderen Ländern wird „Eugenik“ propagiert, werden Menschen sterilisiert, teilweise auch gegen ihren Willen. In den USA wurden die Disziplinen „race-hygienics“ und „eugenics“ 1914 bereits an 75 Prozent aller großen Universitäten gelehrt. In Schweden und in der Schweiz wird die Sterilisation Geschäftsunfähiger oder Entmündigter auch dann für zulässig erklärt, wenn nur Eltern oder Vormünder zustimmen. In Estland kann auch ein Amtsarzt oder Anstaltsleiter einen entsprechenden Antrag stellen, ebenso in einigen US-amerikanischen Bundesstaaten. In Kalifornien werden sogar auf Antrag des Anstaltsleiters Zwangssterilisationen an nicht entmündigten Anstaltsinsassen vorgenommen. Im katholischen Italien dagegen bleiben solche Maßnahmen verboten, ebenso in England. Hier stehen im Katalog der Grundrechte persönliche Freiheit und das Recht auf den eigenen Körper („habeas corpus“) an erster Stelle.[30] Dieser Grundsatz gilt prinzipiell auch für Deutschland, wo Gesetzesentwürfe über Zwangssterilisation bis 1933 keine parlamentarische Mehrheit finden werden.[31]

Leitender Stadtarzt

Am 26. April 1926 starb der von seinem Schüler Franz Vonessen zeitlebens hoch verehrte Professor Dr. Krautwig,[32] erst 56 Jahre alt, während einer Dienstreise an einem Schlaganfall. Dank seiner unermüdlichen Initiativen betrug der Zuschuss der Stadt Köln in den beiden vorherigen Jahren allein für die sozialhygienische Gesundheitsvorsorge 1.833.793 Reichsmark. Bei 691.300 Einwohnern machte dies 2,65 Reichsmark pro Kopf der Bevölkerung aus.

Für Krautwigs Stelle des Gesundheitsdezernenten und Leiters der Gesundheitsamtes interessierte sich Dr. Karl Coerper, Sohn des ehemaligen Kölner, später Barmer evangelischen Pfarrers Friedrich Coerper. Er arbeitete seit 1920 als Kreiskommunalarzt im Landkreis Düsseldorf und gleichzeitig als Dozent an der dortigen Sozialhygienischen Akademie. Von dort aus suchte und fand er Kontakt zu Franz Vonessen, der seiner Bewerbung mit gemischten Gefühlen entgegengesehen haben mag, war ihm doch selbst – freilich nur in Bottrop – eine solche Bewerbung angetragen worden.[33] Im Oktober 1926 wurde Coerper Beigeordneter der Stadt Köln, wenig später Leiter des Gesundheitsamtes und damit auch Vonessens direkter Vorgesetzter, der ihn am 1. Januar 1929 zum Leitenden Stadtarzt befördert – zum Chef der Krankenhausabteilung des Gesundheitsamtes.

Vonessen kümmert sich über den Krankenhausbereich hinausgehend auch weiterhin um Einzelfälle. So veranlasst er die Städtische Fürsorgestelle für Lungenkranke, einem schwer tuberkulosekranken Bauarbeiter, der mit seiner Familie in einem einzigen Raum lebt, eine bessere Wohnung zu besorgen. Dabei kommt es zu Streitigkeiten zwischen dem zuständigen Stadtarzt und dem behandelnden Arzt, die er schlichten muss.[34]

Auch Gremienarbeit nimmt zu: Vonessen ist ständiger Stellvertreter im Vorsitz des Städtischen Versicherungsamtes. Als Vertrauensarzt der Landesversicherungsanstalt Rheinprovinz überprüft er zusammen mit Kollegen Anträge auf Heilverfahren und Invalidenrenten. Durch seine Veröffentlichungen über Sozialhygiene und Sozialmedizin wird der Deutsche Caritasverband in

Berlin auf ihn aufmerksam und will ihn als auswärtig Mitwirkenden bei der Planung eines verbandseigenen Instituts für Gesundheitsfürsorge gewinnen. Es kommt zu Korrespondenzen und Gesprächen in Köln, doch nach intensiver Beschäftigung mit der Materie zieht er sich schließlich mit der Begründung zurück, zukünftige Chefärzte und andere sachkundige Mitarbeiter seien zu wenig in die Anfangsplanung einbezogen worden.[35]

Leben in Braunsfeld

Noch führt die Familie Vonessen ein relativ ruhiges, bürgerliches Leben. Franz Vonessen hat inzwischen ein Haus im Stadtteil Braunsfeld gekauft. Es steht in der Braunstraße 39 am Rande des Stadtwalds. Hier gibt es eine Waldschänke mit gepflegter Gastronomie und Festsälen, Tennisplätze und Liegewiesen, einen Kahnweiher und einen Rehpark. Die Anfänge des Stadtteils Braunsfeld gehen auf den Ziegeleibesitzer Ferdinand Braun zurück, der 1864 hier ein großes Grundstück erwarb, auf dem er auch Ziegelarbeiter ansiedelte. Villen am Waldrand kamen hinzu. Nach dem Ersten Weltkrieg wurden Häuser für britische Offiziersfamilien gebaut, die seit 1926, dem Ende der Besatzungszeit, zumeist in den Besitz von zahlungskräftigen Kölnern übergingen.

Die Familie Vonessen hat angenehme, meist katholische Nachbarn. Im Gemeindeleben der Braunsfelder Pfarrei St. Joseph ist sie fest verankert. Sonntags nimmt sie regelmäßig um sieben Uhr an der Frühmesse teil. Als Pfarrer wirkt hier seit sieben Jahren Dr. Joseph Frings, der spätere Erzbischof. Er hat den Bau eines Mehrzweckheims mit Räumen für die Jugend und Dienstwohnungen für Kaplan und Küster veranlasst. Fast 5.000 Menschen gehören mittlerweile zur Pfarrei.[36] Die Kirchgänger der evangelischen Minderheit feiern im „Braunsfelder Hof" und in einem Betsaal ihre Gottesdienste. Trotz zahlreicher jüdischer Familien existiert in diesem Stadtteil keine Synagogengemeinde, wohl aber eine jüdische Waisenstiftung.

In Braunsfeld hat sich auch der fanatische Nationalsozialist Joseph Grohé niedergelassen, der als 20-Jähriger nach gewalttätigen Auseinandersetzungen Köln für eine Weile verlassen musste. Seit 1925 ist der kaufmännische Angestellte, neunter Sohn eines katholischen Kleinkaufmanns aus dem Hunsrück, besoldeter Geschäftsführer des Gaus Rheinland der NSDAP.[37]

Jenseits des Stadtwalds in Lindenthal wohnt Dr. Konrad Adenauer, Oberbürgermeister seit 1917. Franz Vonessen schätzt seinen obersten Dienstherrn,[38] den die Zentrumsfraktion 1926 sogar zum Kanzlerkandidaten küren wollte. Doch Adenauer lehnte auch aufgrund pateiinterner Konflikte ab und stärkte durch zahlreiche wirtschaftliche und kulturelle Initiativen das Ansehen Kölns wie auch seine kommunalpolitische Macht. Unter seiner Ägide war im Vorjahr schon eine Jahrtausendausstellung präsentiert, die Musikhochschule gegründet und ein Flughafen am „Butzweiler Hof" in Betrieb genommen worden. 1926 wurden nach dem Abzug der englischen Besatzungstruppen die Kasernen im Stadtteil Riehl zu einem Alten- und Siechenheim umgebaut, entstanden neue Siedlungen und erhielt die Stadt eine Gasfernversorgung. 1929 setzt Adenauer den Bau der größten Kabelbrücke der Welt zwischen Köln und dem rechtsrheinischen Stadtteil Mülheim durch. Allerdings gerät die verschuldete Stadt nach dem New Yorker Börsenkrach im Oktober 1929 wie viele andere in erhebliche Schwierigkeiten. Zunehmende Arbeitslosigkeit und ein totaler Baustopp sind die Folgen.[39]

Die Familien Adenauer und Vonessen

Die beiden Familien sind entfernte Nachbarn. Die Eltern grüßen sich höflich. Konrad Adenauer hatte drei Jahre nach dem Tod seiner ersten Frau Emma, geb. Weyer, die neunzehn Jahre jüngere Tochter Gussie seines Nachbarn in der Max-Bruch-Straße geheiratet, des Kölner Dermatologen und Universitätsprofessors Ferdinand Zinsser. Die Familien kennen sich schon lange. Musikabende mit Stücken für Klavier, Geige, Cello und mit zweistimmigen Volksliedern vertieften die nachbarschaftlichen Beziehungen. Gussie Adenauer regt ihren Mann zum Besuch von Konzerten und Theateraufführungen an. Seine religiösen Auffassungen teilt sie.

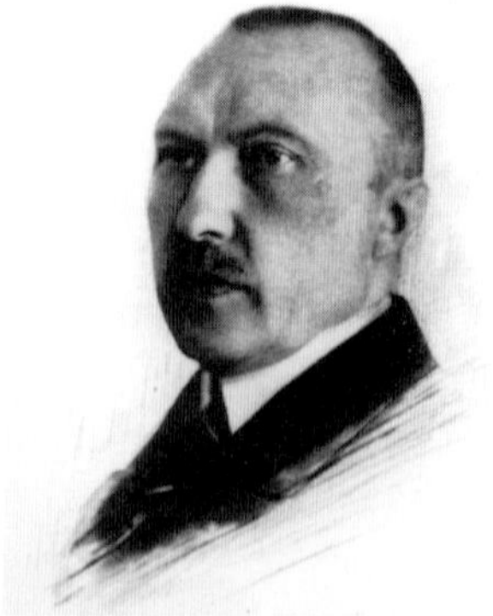

Konrad Adenauer
(1876–1967)

„Nur wenn wir selbst christlich leben und in unseren Familien christliches Leben herrscht", hatte er 1922 als prominenter Teilnehmer des Münchner Katholikentages gesagt, „haben wir das Recht, dafür einzutreten, daß diese Grundsätze auch im öffentlichen Leben Geltung haben."[40] Ebenso wie die Familie Vonessen geht auch die Familie Adenauer sonntags regelmäßig in die Kirche, die kirchlichen Feiertage und Heiligenfeste werden sehr ernst genommen. 1923 wurde Sohn Paul geboren, 1925 und 1928 die Töchter Lotte und Libet. Vonessens Kinder Gisela und Marielene sind begeistert von gelegentlichen Kinderfesten im Hause des Oberbürgermeisters. Einmal darf Gisela an der Seite der Hausherrin in einer Kutsche durch die Stadt fahren, Marielene ist mit der gleichaltrigen Lotte befreundet.[41]

Noch verläuft Konrad Adenauers Leben regelmäßig, fast bürokratisch genau. Um viertel vor neun läßt er sich ins Rathaus kutschieren. Um 1 Uhr 45 kehrt er zur Mittagspause in die Max-Bruch-Straße zurück und kommt dann in der Regel erst spät aus dem Dienst. Er ist diszipliniert und besonders daheim gütig und humorvoll, doch aufgrund häufiger, durch einen Unfall verursachter Kopfschmerzen gelegentlich auch launisch und reizbar.[42]

Ähnlich hatte Franz Vonessens Vater die männlichen Mitglieder seiner Sippe charakterisiert – und damit wohl auch seinen Sohn: „Eine grosse Ordnungsliebe ist bei vielen stark ausgeprägt; sie streift zuweilen an Pedanterie. Der Charakter ist ernst, gewissenhaft und offen. Die Offenheit geht häufig zu weit. (...) Der Vonessen, wie er früher war und heute noch ist, ist wohlmeinend und hilfsbereit, aber leider nicht höflich, sondern schroff, und dadurch verletzt und zerstört er, wo er helfen und fördern wollte." Eine gewisse gesellige Veranlagung und Neigung sei damit aber keineswegs ausgeschlossen.[43]

Franz Vonessen wird noch in seiner Abschiedsrede vor dem Kölner Stadtrat so heiter wie selbstkritisch auf seine in frühen

Jahren zuweilen vorschnelle und schroffe Art zu sprechen kommen, mit der sich Adenauer als sein damaliger Chef zu befassen hatte: „Ich bekam nämlich sehr bald persönliche Beziehungen zu ihm durch die Beschwerden, die wegen meines Übereifers in der neuen Tätigkeit einliefen. Da hatte das Stadtoberhaupt das Bedürfnis, sich mal selbst mit dem jungen Mann zu unterhalten."[44]

Am Vorabend des „Dritten Reichs"

Mit der Zeit bürgerlicher Ruhe ist es für die Familie Vonessen im Jahre 1931 bald vorbei. NS-Terror macht sich breit. Auch die Kirche bekommt die Feindschaft von NSDAP und Hitlers Sturmabteilung (SA) handgreiflich zu spüren, soziale Gegensätze brechen auf, und beruflich gerät der Leitende Stadtarzt in Schwierigkeiten.

Brutale Gewalt der Nationalsozialisten

Die NSDAP wird 1930 bei der Reichstagswahl hinter der SPD zweitstärkste Partei.[45] In Köln bleibt das Zentrum vorn, doch die NSDAP-Stimmen sind sprunghaft von 1,6 Prozent auf 17,6 Prozent gestiegen. Die Ortsgruppe verzeichnet über 5.000 Mitglieder. Im Stadtrat ist sie mit vier Vertretern zu finden. Dort vertritt sie vorwiegend Mittelstandsinteressen. Ihr Auftreten in der Stadt ist rabiat und brutal. Im September 1930 erschießen Nationalsozialisten einen Arbeiter, überfallen und misshandeln ein SPD-Mitglied, und bei einer NS-Demonstration in Köln-Kalk wird ein weiterer Arbeiter durch Schüsse schwer verletzt. Im Oktober wird ein Mitglied des Kommunistischen Jugendverbandes erschossen, und im Januar 1931 findet erneut ein Arbeiter durch NS-Gewalt den Tod.

Auch die Universität bleibt nicht verschont. Obwohl die NS-Studentengruppe verboten ist, ruft die „Sektion Universität" der NSDAP zu einer „nationalen Kundgebung" vor der Universität in der Claudiusstraße auf. Dabei werden sozialistische Studenten, die

Flugblätter verteilen, von SA- und NSDAP-Mitgliedern misshandelt.[46]

Dies alles geschieht mit Billigung des NSDAP-Gauleiters Robert Ley, eines promovierten Chemikers, der zuvor wegen antisemitischer Reden seinen Arbeitsplatz bei den Bayer-Werken in Leverkusen-Wiesdorf verloren hatte. Als preußischer Landtagsabgeordneter tobte er seit 1928 nach Worten seines eigenen Fraktionsführers gelegentlich „wie ein wütender Derwisch" herum.[47] Seit den letzten Septemberwahlen ist er Mitglied des Reichstags.

Ambivalenz und Attacken – die katholische Kirche

Nachdem der Breslauer Kardinal Bertram und die bayrischen Oberhirten unter Führung von Kardinal Faulhaber[48] die nationalistische Bewegung kurz zuvor für unvereinbar mit dem katholischen Glauben erklärt haben, warnt auch der Kölner Kardinal Schulte[49] zusammen mit den Bischöfen seiner Kirchenprovinz am 5. März 1931 „mit tiefem Ernst" vor ihr. Er will sich nicht in die Politik einmischen und geht deshalb auf ihre politisch motivierten Gewaltakte nicht ein – die freilich die Braunsfelder Pfarrei und mit ihr auch Dr. Vonessen bereits zwei Tage später zu spüren bekommen.

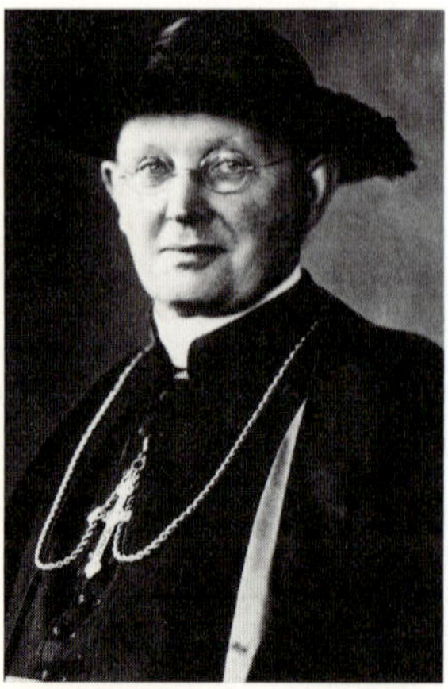
Kardinal Joseph Schulte (1871–1941)

Am Abend des 7. März kehrt der Arzt sehr erregt von einer Versammlung im Pfarrsaal zurück und berichtet seiner Familie von einer „durch SA-Rabauken inszenierten Saalschlacht".[50] Unter den zahlreichen Verletzten befand sich auch Pfarrer Frings, der mitten in einem Vortrag war. „Plötzlich wurde die Tür aufgerissen, und fünf bis sechs Männer in ihren brauen SS-(SA-)Uniformen und Hakenkreuzbinden stürmten auf das Podest und beschimpften Pfarrer Frings. Der aber zeigte sich wenig beeindruckt und schon gar nicht verängstigt. Dies brachte den Anführer derart in Rage, dass er einen Stuhl nahm und

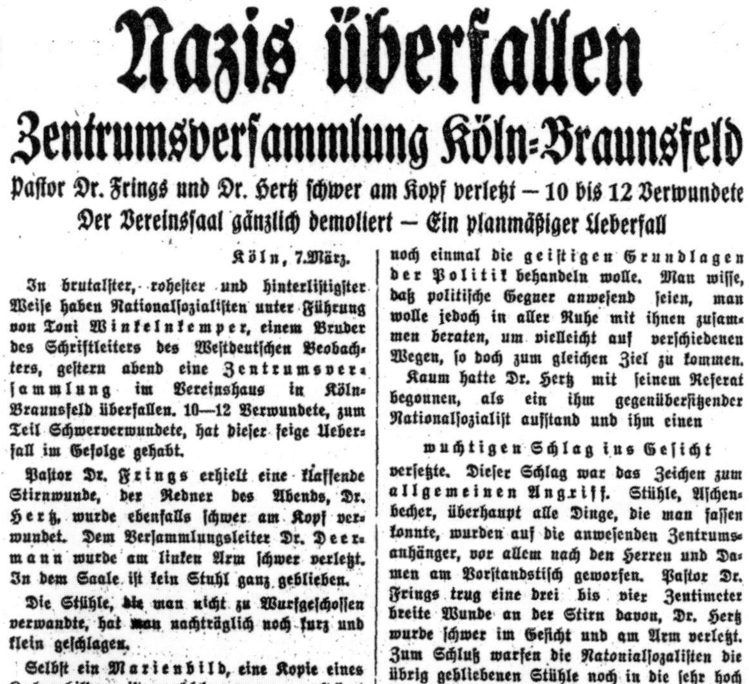

Nazis überfallen

Zentrumsversammlung Köln-Braunsfeld

Pastor Dr. Frings und Dr. Hertz schwer am Kopf verletzt — 10 bis 12 Verwundete
Der Vereinssaal gänzlich demoliert — Ein planmäßiger Ueberfall

Köln, 7. März.

In brutalster, rohester und hinterlistigster Weise haben Nationalsozialisten unter Führung von Toni Winkelnkemper, einem Bruder des Schriftleiters des Westdeutschen Beobachters, gestern abend eine Zentrumsversammlung im Vereinshaus in Köln-Braunsfeld überfallen. 10—12 Verwundete, zum Teil Schwerverwundete, hat dieser feige Ueberfall im Gefolge gehabt.

Pastor Dr. Frings erhielt eine klaffende Stirnwunde, der Redner des Abends, Dr. Hertz, wurde ebenfalls schwer am Kopf verwundet. Dem Versammlungsleiter Dr. Deermann wurde am linken Arm schwer verletzt. In dem Saale ist kein Stuhl ganz geblieben.

Die Stühle, die man nicht zu Wurfgeschossen verwandte, hat man nachträglich noch kurz und klein geschlagen.

Selbst ein Marienbild, eine Kopie eines Lochnerbildes, ist vollkommen zerstört worden.

Die Verletzten begaben sich zum größten Teil ins Dreifaltigkeitskrankenhaus, wo sie verbunden wurden. Das Ueberfallkommando traf leider zu spät ein, es konnte nur noch einen der Burschen festnehmen.

Der Bezirk Braunsfeld der Zentrumspartei hatte zu der Versammlung nur seine Mitglieder durch Rundschreiben eingeladen. Als Redner war Dr. Hertz vorgesehen, der über das Thema: „Sowjetstern und Hakenkreuz“ sprechen sollte. Schon bei Beginn der Versammlung merkte man, daß zahlreiche Gegner anwesend waren. Man benachrichtigte jedoch mit Absicht die Polizei nicht, da man glaubte, sich in aller Ruhe mit den politisch anders Denkenden auseinandersetzen zu können. Der Vorsitzende Dr. Deermann betonte in seinen einleitenden Worten, daß man nach der Besprechung aktueller politischer Themen heute noch einmal die geistigen Grundlagen der Politik behandeln wolle. Man wisse, daß politische Gegner anwesend seien, man wolle jedoch in aller Ruhe mit ihnen zusammen beraten, um vielleicht auf verschiedenen Wegen, so doch zum gleichen Ziel zu kommen.

Kaum hatte Dr. Hertz mit seinem Referat begonnen, als ein ihm gegenübersitzender Nationalsozialist aufstand und ihm einen

wuchtigen Schlag ins Gesicht

versetzte. Dieser Schlag war das Zeichen zum allgemeinen Angriff. Stühle, Aschenbecher, überhaupt alle Dinge, die man fassen konnte, wurden auf die anwesenden Zentrumsanhänger, vor allem nach den Herren und Damen am Vorstandstisch geworfen. Pastor Dr. Frings trug eine drei bis vier Zentimeter breite Wunde an der Stirn davon, Dr. Hertz wurde schwer im Gesicht und am Arm verletzt. Zum Schluß warfen die Natonialsozialisten die übrig gebliebenen Stühle noch in die sehr hoch hängenden Kronleuchter, die ebenfalls vollständig zerstört wurden. Es ging den Burschen also nicht nur um einen Ueberfall auf die Versammlung, man wollte auch planmäßig die ganze Einrichtung des Saales zerstören. Als das leider zu spät alarmierte Ueberfallkommando eintraf, hatte die ganze Bande schon Reißaus genommen. Nur einer der Burschen konnte noch gefaßt werden.

In Braunsfeld besteht bekanntlich nur eine kleine Notkirche. Das Vereinssälchen ist unter den größten finanziellen Opfern errichtet worden. Noch heute hat die Gemeinde an der Schuldenlast zu tragen. Darüber, daß der Ueberfall vollständig planmäßig bis in alle Einzelheiten vorbereitet war, darüber besteht nicht der geringste Zweifel. Es ist die allerhöchste Zeit, daß ganz durchgreifende Maßnahmen gefaßt werden, um endlich diesem Rowdytum der Nationalsozialisten ein Ende zu machen.

Artikel aus dem Westdeutschen Beobachter vom 8. März 1931

damit auf Pfarrer Frings einschlug. Dabei verletzte er ihn an der Stirn. Frings wurde ins Dreifaltigkeitskrankenhaus an der Aachener Straße gebracht, wo die stark blutende Platzwunde genäht wurde." So erzählt eine Zeitzeugin.[51] Am nächsten Morgen erscheint der Pfarrer mit einem Pflaster auf der Stirn in der Messe. Der Vorgang bewegt die Familie Vonessen[52] und erregt überhaupt allgemeines Aufsehen.

Die Situation der Juden

Die bedrängte Lage der Juden ist in der Kirche in diesen Monaten noch kein Thema. Dabei hat es bereits 1928 neben Grabschändungen Hetzkampagnen gegeben, die auf ihrem Höhepunkt eine jüdische Familie geschäftlich zu ruinieren drohten.[53] Das ändert sich erst, als sich die Kölner Synagogengemeinde im März 1932 Hilfe suchend an Kardinal Schulte wendet. Rabbiner Dr. Joseph Rosenthal wird wegen Abwesenheit des Kardinals von Generalvikar Dr. Emmerich David empfangen, dem er umfangreiches Material über NS-gesteuerte Hetzkampagnen vorlegt. Kardinal Schulte schreibt ihm am 10. März, er habe von den „überaus rohen und jeder Gesittung hohnsprechenden Beschimpfungen" seiner Glaubensgemeinschaft mit Bedauern Kenntnis genommen: „Ich kann Ihre innere Empörung und Entrüstung nur teilen und sehe in diesen Vorkommnissen eine erneute ernste Mahnung an alle Gutgesinnten, der zunehmenden Verwilderung der Sitten in unserem Volk ohne Säumen mit aller Energie entgegenzuwirken. In größter Hochachtung bin ich Ihr stets ergebenster (gez.) Kardinal Schulte, Erzbischof von Köln". Veröffentlicht wird dieses Schreiben, in dem freilich Ross und Reiter nicht deutlich benannt werden, nicht. Der Kardinal will sich nicht in die Politik einmischen – wiewohl er andererseits im Vorjahr in seiner Erklärung vom 5. März die NS-bewirkte Stärkung des Zusammengehörigkeitsgefühls „in unserem armen, geknechteten Vaterland" positiv gewürdigt hatte.[54]

Auslandspläne

Angesichts der bedrohlichen Situation erwägt Franz Vonessen 1931 eine Bewerbung im Ausland und schreibt deshalb am 19. Januar Rat suchend an den im Reichsarbeitsministerium tätigen, ihm durch Mitarbeit beim Caritas-Projekt bekannt gewordenen Ministerialrat Dr. Bauer: „Am gestrigen Sonntag wie gewöhnlich die in der Woche eingelaufenen Fachzeitschriften studierend, fand ich im Deutschen Ärzteblatt Nr. 2 die Aufforderung zur Bewerbung um die Stelle eines Sozialversicherungsmediziners beim Internationalen Arbeitsamt in Genf. (...) Für diese Stelle interessiere ich mich sehr." Er würde sich am liebsten sofort bewerben, fragt aber den Ministerialrat, ob er aufgrund seiner etwas anderen Vorbildung überhaupt Chancen habe. Dann zählt er Aktivitäten auf, die seiner Meinung nach für ihn sprechen: sozialhygienische Vorlesungen an der sozialwissenschaftlichen Fakultät der Kölner Universität zwischen 1924 und 1926 in Vertretung von Professor Krautwig; ständige Verbindung und Zusammenarbeit mit Sozialversicherungsträgern; vertrauensärztliche Tätigkeit für die Landesversicherungsanstalt; Veröffentlichungen auf dem Gebiet der Sozialhygiene und -medizin. Doch Medizinalrat Dr. Bauer teilt ihm bedauernd mit, dass er ihn zwar im Arbeitsministerium vorgeschlagen habe, dort aber wohl ein Krankenkassenspezialist und Chefarzt einer großen Krankenkasse vorgezogen werde. Das letzte Wort spreche freilich der Direktor des Internationalen Arbeitsamtes. Vonessen sieht daraufhin von einer Bewerbung ab.[55]

Das „Zähmungs"-Konzept der Zentrumspartei

In den Wahlkampfwochen des Frühjahrs 1932 wachsen in Franz Vonessen die politischen Befürchtungen. Während einer Dienstreise macht er seinen Chef Dr. Coerper auf die zahlreichen aggressiven NS-Plakate aufmerksam. Er empfindet sie als bedrohlich, wagt aber, sich über sie lustig zu machen.[56] Am 24. April bestätigen sich seine Befürchtungen: Die Kölner NSDAP erhält bei den preußischen Landtagswahlen 27,1 Prozent der Stimmen. Das Zentrum kann zwar die bisherige Position halten, hat aber in Köln gegenüber der Nazi-Partei mit 28,8 Prozent nur noch eine hauchdünne Mehrheit. Reichsweit gerät das Zentrum in ein Dilemma, als Reichspräsident Paul von Hindenburg eine neue Regierung mit NSDAP-Beteiligung forciert. Zwar lehnt der Parteivorstand des Zentrums dies anfänglich ab, doch nach dem Rücktritt des Reichskanzlers und Zentrumspolitikers Heinrich Brüning[57] im Mai und erst recht nach den überwältigenden NS-Erfolgen bei den Reichstagswahlen im Juli 1932 setzen sich regierungsgewohnte Verfechter einer „Realpolitik" durch, die die Nationalsozialisten durch Mitwirkung bei der Regierung „zähmen" wollen.

Auch in Köln spricht sich der von Franz Vonessen hoch geschätzte Oberbürgermeister Konrad Adenauer bei internen Zentrumsverhandlungen für eine schwarz-braune Koalition aus, wobei er die Frage von Beitritt oder Duldung offen lässt. Das Treffen findet am 2. August 1932 im Haus des Bankiers Kurt Freiherr von Schröder statt. Adenauer notiert auf Schröders Briefpapier das Ergebnis des Gesprächs: Das Zentrum sei bereit, eine Regierung aus Nationalsozialisten und Deutschnationalen zu tolerieren und „ganz unvoreingenommen nur nach (ihren) Taten zu beurteilen".[58]

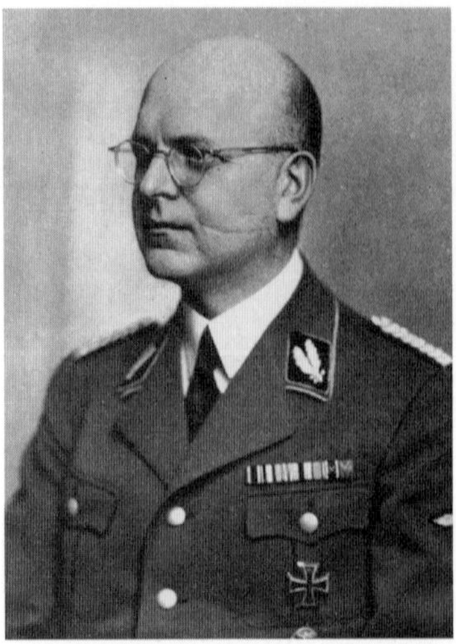

Kurt Freiherr von Schröder (1889–1966)

So wird – vorübergehend – dem ultrakonservativen Zentrumspolitiker Franz von Papen der Weg geebnet. Doch dieser Übergangskanzler und nach ihm der parteilose General Kurt von Schleicher[59] können Hitler auf seinem Weg zur Macht nicht aufhalten – auch wenn von Papen ihn Anfang 1933 dabei noch einmal einengen will. Unweit der Wohnung Vonessens und in noch größerer Nähe zu Adenauers Haus in der Max-Bruch-Straße kommt es am 4. Januar am Stadtwaldgürtel 35 zu einem Ereignis, das als „die Geburtsstunde des Dritten Reichs" bezeichnet werden wird. Ex-Kanzler von Papen arrangiert hier in Schröders Bankiersvilla ein geheimes Treffen mit Hitler, das nach zwei Stunden im Blick auf eine noch zu konkretisierende Regierungsbildung vorerst nur mit einem freundlichen Händedruck endet. Am 28. und 29. Januar kommt es dann in Berlin zu einer folgenreichen Vereinbarung: In einem anzustrebenden gemeinsamen Kabinett soll Hitler Kanzler und von Papen Vizekanzler werden. Sozialdemokraten, Kommunisten und Juden sollen aus allen führenden Positionen entfernt werden und Geldzuwendungen aus Wirtschaftskreisen die neue Macht fördern helfen.[60]

Die „Machtergreifung"

Am 30. Januar 1933 unterbricht der Rundfunk sein Programm für eine wichtige Meldung. Reichspräsident von Hindenburg hat soeben Hitler zum Reichskanzler ernannt. Wenige Minuten später hängen die ersten Hakenkreuzfahnen in Kölns Straßen. Extrablätter des NS-Blattes „Westdeutscher Beobachter" triumphieren am Tag danach: „Gegner, kaum zu sehen, schwiegen erdrückt von der Wucht des gefürchteten Geschehens." Auch im Hause Vonessen ist die Stimmung gedrückt.[61]

Am 31. Januar versammeln sich Kölner SA und SS und der jetzt mit ihnen verbündete deutschnationale „Stahlhelm",[62] umrahmt von Fahnen und Standarten, in der Deutzer Messehalle. Gauleiter Grohé dankt Hindenburg für die Ernennung Hitlers. Die Veranstaltung endet mit einem riesigen Fackelzug in die Kölner Innenstadt.

Die „Hitlerjugend" (HJ) bestimmt von nun an auch das Straßenbild in Braunsfeld. Marielene Vonessen schaut erwartungsvoll auf die Gleichaltrigen, die hinter einem Wimpel durch die Straßen ziehen, Lieder singen und Heimabende veranstalten. Sie möchte da mitmachen. Der Vater schweigt. Die Tochter ahnt die Ablehnung und fragt kein zweites Mal. In diesen Tagen hat die Achtjährige in Braunsfeld ein Erlebnis, das einen bleibenden Eindruck in ihr hinterlässt. Ein Mädchen, jünger als sie, starrt sie hinter einem Gartenzaun an und beginnt dann zu schreien. Jetzt hätten sie die Macht, jetzt müssten die anderen sich fürchten, jetzt hätten die anderen nichts zu lachen. Es werde ihnen noch schlecht ergehen, man werde Rache an ihnen nehmen. Die Achtjährige weiß nicht, warum da jemand Rache an ihr nehmen will, was sie getan haben soll. Die Bedrohung lässt sie verstummen, sie schleicht davon.[63]

Wahlkampf in Köln

Oberbürgermeister Adenauer, der den Nazis in der Domstadt als Verkörperung des „schwarzen Köln" gilt, ist für sie Hauptangriffsziel. Ihren besonderen Zorn erregt er im Februar durch seine Weigerung, Hitler während seiner Wahlkampfreise in Köln zu empfangen. Noch dazu verbietet er Flaggenschmuck an öffentlichen Gebäuden und lässt Hakenkreuzfahnen an der Deutzer Brücke wieder entfernen. Als er sich dann in seiner Eigenschaft als Staatsratspräsident des Bundeslandes Preußen auch noch weigert, der von den Nazis gewünschten Auflösung des Landtags zuzustimmen, wird er von Schmäh- und Drohbriefen heimgesucht. Die Familie Vonessen erlebt spürbar mit, wie sein Privatleben in Mitleidenschaft gezogen wird. Sogar angelieferte Brötchen werden in seinem Haus auf Sprengstoff hin untersucht, „Schutzhaft" wird befürchtet.[64]

Bereits am 3. Februar hatte das NS-Blatt „Völkischer Beobachter" erklärt, alle bürgerlichen Parteien hätten nun ihre Existenzberechtigung verloren. Falls sie „nur etwas Einsicht in die politische Entwicklung und etwas politische Vernunft besitzen" sollten, müssten sie darauf verzichten, überhaupt noch am kommenden Wahlkampf teilzunehmen, der sowieso der letzte sein würde.

Nach all diesen Vorkommnissen ist es für treue Zentrumswähler durchaus riskant, sich noch zu ihrer Partei zu bekennen.[65] Im März wird die NSDAP bei den Kommunalwahlen mit 39,6 Prozent stärkste Partei. Zwar kann sie Adenauer aufgrund der Mehrheitsverhältnisse im Stadtrat nicht legal entmachten, jedoch den seiner Partei angehörenden Regierungspräsidenten Hans Elfgen so unter Druck setzen, dass er ihn beurlaubt. Nach diesem Erfolg erklärt Gauleiter Grohé Adenauer kurzerhand für „abgesetzt". Um drohender Verhaftung zu entgehen, schleicht der Geschasste vor Morgengrauen an schlafenden SA-Wachen vorbei aus dem Haus und sucht in Berlin Schutz – ausgerechnet beim preußischen Innenminister Hermann Göring, der ihn mit den Vorwürfen der Kölner Parteigenossen konfrontiert. Von ihnen wird er wegen angeblicher Veruntreuung von Geldern als „Verbrecher“ angeprangert. Er kann die Vorwürfe nicht entkräften, weil ein von ihm selbst beantragtes Strafdienstverfahren ignoriert wird.[66]

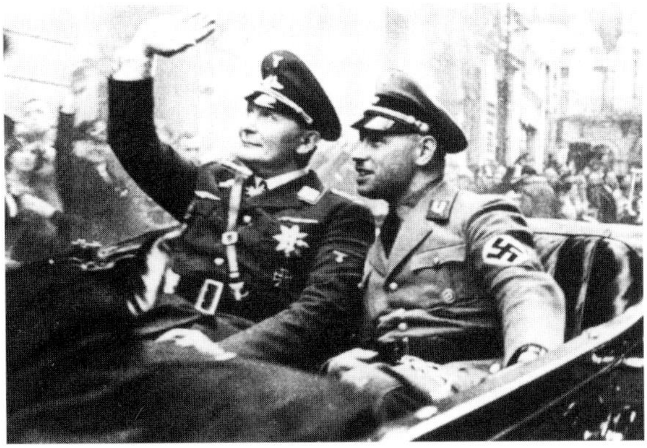

Hermann Göring (1893–1946) und Joseph Grohé (1902–1987) bei Görings Besuch am 27. Juni 1934 in Köln

Sinneswandel in Zentrum und Kirche

In den Reichstagswahlen erreichte das Zentrum nur noch 13,9 Prozent der Stimmen, die NSDAP dagegen mit 43,9 Prozent zusammen mit den Deutschnationalen (8 Prozent) die absolute Mehrheit. Doch für das geplante Ermächtigungsgesetz („Gesetz zur Behebung der Not von Volk und Reich“), das Hitler noch auf legalem Wege erreichen will, braucht er eine Zweidrittelmehrheit – und damit auch die Stimmen der in dieser Frage tief gespaltenen Zentrumspartei. An der Spitze einer Minderheit von prinzipiellen Gegnern steht Ex-Kanzler Brüning. Die Mehrheit mit dem Parteivorsitzenden und Prälaten Dr. Ludwig Kaas will der Regierung nach Gewährleistung bestimmter Sicherheiten eine Chance geben. In der Wohnung des Verbandssekretärs der Katholischen Arbeiterbewegung (KAB) Bernhard Letterhaus diskutieren die Wortführer beider Seiten. Ergebnis: Am 23. März stimmt das Zentrum geschlossen dem Ermächtigungsgesetz zu. Nun kann die Reichsregierung ohne Zustimmung des Reichstages und des Reichsrates und ohne Gegenzeichnung des Reichspräsidenten Gesetze erlassen. Interne Diskussionen des Zentrums dringen kaum in die Öffentlichkeit, und die Parteiführung hüllt sich weitgehend in Schweigen. Am 28. März ändert auch die Fuldaer Bischofskonferenz unter Hinweis auf beruhigend klingende Reichstagsreden des Kanzlers ihre Meinung. Sie nimmt ihre früheren allgemeinen Verbote und Warnungen gegenüber dem Nationalsozialismus zurück, versichert der Regierung ihre Loyalität und fordert von den Gläubigen die grundsätzliche Ablehnung „alles rechtswidrigen oder umstürzlerischen Verhaltens“.[67]

Im Kölner Stadtrat reagiert die Zentrumsfraktion zwei Tage später ähnlich: „Die Regierung darf nicht gefährdet werden, da sonst die Folgen unabsehbar sind. (...) Der Geist katholisch-deutschen Volkstums mündet gerne in den christlich-nationalen Volksstaat und stellt Jahrhunderte lange Erfahrung staatsbejahender Arbeit zur Verfügung.“ Der von den Nazis aus Köln gejagte Oberbürgermeister Adenauer empfindet diesen Kotau als „eine Gemeinheit“.[68]

Wie mag der schweigsame Arzt und Familienvater Franz Vonessen diese Ereignisse und Entwicklungen beurteilt und verarbeitet haben? Die Zentrums-nahe „Kölnische Volkszeitung“, die er liest,[69] kann ihm da nur wenig Trost spenden. Zu allem Unglück muss sie Ende März auch noch aufgrund nationalsozialistischer Intrigen vorübergehend ihr Erscheinen einstellen.[70]

Die Gleichschaltung

Der von Reichsjustizminister Franz Gürtner aus der Elektrotechnik entlehnte Begriff der „Gleichschaltung“ wird schon bald nach der Installierung des Ermächtigungsgesetzes in die Politik übernommen. Die Gesetze „zur Gleichschaltung der Länder mit dem Reich“ vom 31. März und 7. April 1933 beendigen die parlamentarische Regierungsweise in den Ländern. Dem folgt ebenfalls am 7. April das „Gesetz zur Wiederherstellung des Berufsbeamtentums“, das in Wirklichkeit die Entlassung aller Beamten vorsieht, die nicht die berufsmäßige „Eignung“ besitzen, nicht „ari-

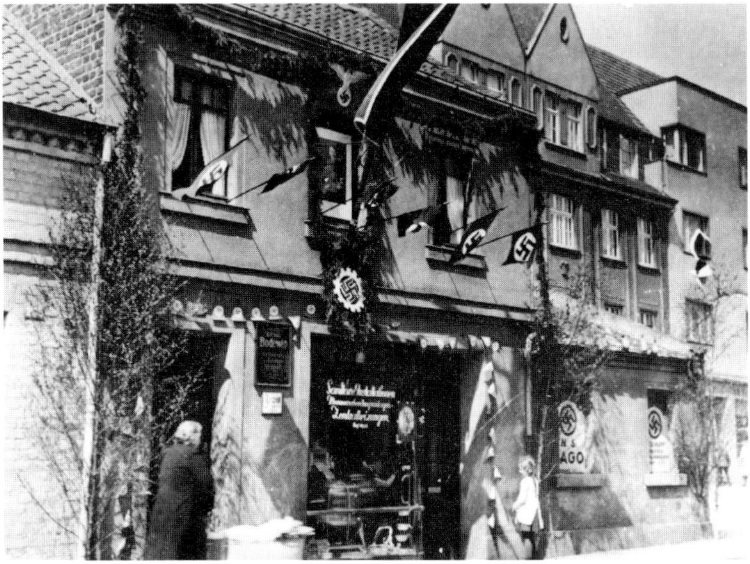

Dekoration des Hauses der Firma Gerhard Bodewig auf der Kitschburgstraße in Köln-Braunsfeld zum „Führer-Geburtstag" am 20. April 1933

scher Abstammung" sind oder nicht die Gewähr dafür bieten, „daß sie jederzeit rückhaltlos für den nationalen Staat eintreten".[71]

Dieses Gesetz wird jetzt für Franz Vonessen, wenn auch vorerst nur indirekt, spürbar. Am 24. April schlägt ihm sein „Berufsverein der höheren Kommunalbeamten Deutschlands, Ortsgruppe Köln" vor, der „Beamtenfachschaft" beizutreten. Voraussetzung sei Parteilosigkeit – mit Ausnahme des Stahlhelms und der NSDAP. Um gewissenhafte Ausfüllung des Anmeldeformulars wird gebeten. Nach einigem bürokratischem Hin und Her stellt sich im Juni 1933 heraus, daß der genannte Berufsverein inzwischen zur Beamtenabteilung der NSDAP mutiert ist. Im November beantragt Vonessen dennoch die Aufnahme. Vorgesehen ist die Angabe der Parteinummer. Er korrigiert: „Ich bin nicht Mitglied der NSDAP", unterschreibt aber den Satz: „Ich versichere, daß ich deutscher (arischer) Abstammung bin und keiner Geheimverbindung (Loge) sowie keiner anderen politischen Partei angehöre."[72]

Die Zentrums-Partei, die er bisher gewählt hatte, ist inzwischen von der politischen Bildfläche verschwunden. Hetzkampagnen, Drangsalierungen und Prügeleien durch Nazis hatten sie schon während des März-Wahlkampfes demoralisiert, die ambivalente Haltung und der Zickzackkurs ihrer Wortführer sie weiter geschwächt. Im Juni klagte ihr Parteihistoriker, Reichstagsabgeordneter und Geheimer Justizrat Karl Bachem: „Vom Zentrum hört und sieht man nichts mehr." Der „Westdeutsche Beobachter" triumphiert: „Selbstauflösung des Zentrums vollzogen." Im Protokollbuch der Kölner Partei wird das Ende larmoyant festgehalten: „Die Zentrumspartei ist nicht mehr, sie hat sich aufgelöst mit dem 1. August 1933 nach 62-jährigem Bestehen. Große Opfer hat sie für Deutschland und das deutsche Volk gebracht, das letzte, das gewaltigste Opfer brachte sie durch die Selbstauflösung. Es lebe Deutschland!"[73]

Franz Vonessen hat seine politische Heimat verloren. Als Katholik wird er zusätzlich durch die Haltung der Bischöfe verunsichert, die inzwischen einen Vertrag mit dem NS-Staat akzeptiert haben, der, wie es heißt, einem „Gleichklang der Herzen" entspringen soll, in Wirklichkeit aber nur die brüchige Grundlage für eine fragwürdige Koexistenz liefert: das Reichskonkordat.

Der „Handschlag mit dem Papsttum" – das Konkordat

Das am 20. Juli 1933 zwischen dem Deutschen Reich und dem Vatikan abgeschlossene Konkordat ist vor allem das Werk von Eugenio Pacelli, dem früheren Nuntius von Berlin und späteren Papst Pius XII., der 1930 nach Rom zurückgekehrt war. Vorbild dafür waren die Lateranverträge, die der Vatikan 1929 mit der faschistischen Regierung Italiens abgeschlossen hatte. Sie zielten auf den Rückzug der Kirche aus der Politik, aber auch auf ihre rechtliche Absicherung. Mit ähnlicher Zielsetzung hatte der von Hitler beauftragte Vizekanzler von Papen mit dem Zentrumsführer Prälat Kaas verhandelt. Von dem daraufhin geschlossenen Konkordat wurde die deutsche Bischofskonferenz erst im Nachhinein informiert. Doch mit ihrer Zustimmung war zu rechnen. So telegraphierte denn auch Kardinal Faulhaber an Hitler: „Was die alten Parlamente und Parteien in 60 Jahren nicht fertigbrachten, hat Ihr staatsmännischer Weitblick in sechs Monaten weltgeschichtlich verwirklicht. Für Deutschlands Ansehen nach Osten und Westen und vor der ganzen Welt bedeutet dieser Handschlag mit dem Papsttum, der größten sittlichen Macht der Weltgeschichte, eine Großtat von unermeßlichem Segen. (...) Uns kommt es aufrichtig aus der Seele: Gott erhalte unserem Volk unseren Reichskanzler."[74] In diesen Sätzen erfüllt sich nun in der Tat der Wortsinn des Konkordats.

II. Verweigerung und stiller Widerstand

Die Schockwirkung des „Erbgesundheitsgesetzes“

Die Pläne zur Vernichtung „lebensunwerten Lebens“ sind in den Anfangsjahren des „Dritten Reichs“ selbst innerhalb des NS-Machtapparates noch nicht mehrheitsfähig. An ihre Stelle treten sehr bald Gesetze, die „erbkranken“ Nachwuchs verhindern sollen – durch Sterilisierung von „erbkranken“ Jugendlichen und Erwachsenen, den potentiellen Müttern und Vätern.

Das vorläufige Scheitern der „Euthanasie“-Pläne

Adolf Hitler hatte 1929 auf dem Nürnberger Parteitag erklärt: „Würde Deutschland jährlich eine Million Kinder bekommen und 700.000 bis 800.000 der Schwächsten beseitigen, dann würde am Ende das Ergebnis vielleicht eine Kräftesteigerung sein.“[75] Ein Jahr später begann Dr. Hans Frank, Leiter des „Bundes der nationalsozialistischen deutschen Juristen“ und Leiter des Rechtsamts der NSDAP, an der Legalisierung solcher Massenmordphantasien zu arbeiten: „Im Strafrecht vertreten wir die schärfsten Formen der Reinerhaltung unseres sittlichen Lebens und der Rasse: Tod dem lebensunwerten Leben! Ausschaltung der Vermehrbarkeit verbrecherischer Charaktersubstanzen ohne jede Rücksicht!“[76] Kurz nach Beginn des „Dritten Reichs“ erklärte dann auch der preußische Justizminister Hanns Kerrl die „Euthanasie“ im Sinne Hitlers für zulässig.[77] Einen entsprechenden Gesetzentwurf brachte er in die von Reichsjustizminister Franz Gürtner berufene Strafrechtskommission ein. Obwohl unter Ausschluss der Öffentlichkeit verhandelt wurde, fand Kerrl jedoch hier bis auf eine Ausnahme noch keine Zustimmung. Gürtner entgegnete, man würde „an die Grundlage dessen rühren, was das Christentum der Menschheit gepredigt“ habe – das wäre „die Verwirklichung Nietzscheanischer Gedanken“.[78]

Anstelle der noch nicht zum Zuge kommenden Euthanasiepläne einiger NS-„Vordenker“ sollten nun Sterilisierungsmaßnahmen den angeblich kranken deutschen „Volkskörper“ vor „minderwertigem“ Nachwuchs und „unnützen Kosten“ schützen.

Die „finanzielle Belastung“ der „Minderwertigen“

Das Kostenargument war in den vorigen Jahren vielfach vorbereitet und ausgebreitet worden. Im November 1931 war der preußische Gesundheitsrat zusammengetreten. Sein Thema: „Die Lage der öffentlichen Gesundheitspflege unter der Einwirkung der gegenwärtigen wirtschaftlichen Verhältnisse und der Sparmaßnahmen.“ Der Sozialmediziner Adolf Gottstein wies warnend auf die weit verbreitete Meinung hin, die Heilkunde suche „doch nur den Minderwertigen auf Kosten der Schaffenden das Leben zu verlängern“. Er bejahte die Vorschläge der „Vereinigung für Krüppelfürsorge“, Mittel nur für diejenigen aufzuwenden, „die erwerbsfähig gemacht werden können, nicht aber für diejenigen, die später doch einer Unterstützung bedürfen“.[79] Der Kieler Arzt Dr. Struve, Sozialdemokrat und Mitglied des preußischen Staatsrats, gab zu überlegen, ob man angesichts der wirtschaftlichen Not überhaupt noch „in der alten Weise für minderwertige Personen im Fürsorgeschutz tätig sein“ könne, wenn schon für gesunde Eltern und Kinder kein Geld mehr zur Verfügung stehe. Die „erbgesunde Familie“ sei der einzige Träger des Volkes der Zukunft. Für den Staatsrat formulierte Struve wenig später Thesen, in denen er rhetorisch auch einen Arbeitslosen zu Wort kommen ließ mit der Frage: „Muß man denn wirklich erst minderwertig geworden sein, um Hilfe zu finden?“[80]

Gern zitierte er auch den renommierten katholischen Theologen Hermann Muckermann: „Die zur Verfügung stehenden Mittel sind in erster Linie für vorbeugende Fürsorge zu verwenden und dann erst für Menschen, die man nie mehr für Arbeit und Leben

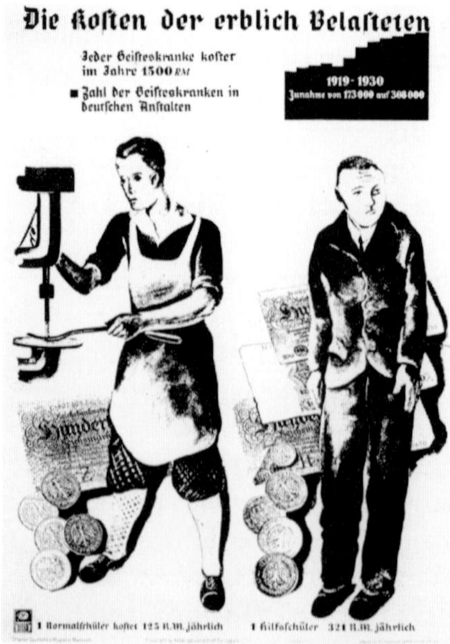

Die Kosten der erblich Belasteten
Jeder Geisteskranke kostet im Jahre 1500 RM
Zahl der Geisteskranken in deutschen Anstalten
1919 - 1930
Zunahme von 173 000 auf 308 000
1 Normalschüler kostet 125 R.M. jährlich
1 Hilfsschüler 321 R.M. jährlich

Die Kosten der erblich Belasteten, Plakat

zurückgewinnen kann, für die es also nur darauf ankommt, daß sie auf menschenwürdige Art bis zu ihrem Tode aufbewahrt werden." Struves Resümee: „Wir müssen nun aber auch das Jäten und Roden lernen! Warum sollen Erbkranke sich und der Gesellschaft zur Last fallen, immer wieder ungehemmt neue Erbkranke erzeugen? Hier erwachsen uns aus einer völlig veränderten Wirtschaftslage und aus neuen Kenntnissen neue Verpflichtungen."[81]

So wie von Muckermann war auch aus dem Raum der evangelischen Kirche Zustimmung zu der nationalsozialistischen „Erb-ge-sundheits"-Propaganda gekommen. Auf der „Fachkonferenz für Eugenik" der Inneren Mission in Treysa hatte Hans Harmsen angesichts der miserablen Wirtschaftslage das Konzept einer „differenzierten Fürsorge" vorgestellt, wonach nur die potentiell Leistungsfähigen volle Unterstützung verdienten, während den Übrigen nur eine „menschenwürdige Versorgung und Bewahrung" zu gewähren sei. Zwangssterilisation und Menschenwürde schlossen sich für Harmsen dabei nicht aus.[82] Es gab wenigstens zwei Menschen in diesem Kreis, die sich wenige Monate vor der Verabschiedung des „Erbgesundheitsgesetzes" diesem Denken verweigerten: Otto Ohl, Geschäftsführer des rheinischen Provinzialausschusses für Innere Mission, und Paul-Gerhard Braune, Leiter der nahe Berlin gelegenen Hoffnungsthaler Anstalten. Sie erblickten in der Befürwortung der Unfruchtbarmachung von Menschen „eine Bankrotterklärung unserer pädagogischen Fähigkeiten und ein Ausweichen vor einer der schwersten Aufgaben, die uns gestellt sind, der Nächstenliebe".[83] Ganz anders dagegen urteilt Dr. Heinrich Wichern, Chefarzt des Städtischen Krankenhauses Bielefeld in seinem Buch „Erbkrankheit und Weltanschauung", das er seinem Großvater Johann Hinrich Wichern, dem Hamburger Pionier der Inneren Mission, widmet: Ein Erbkranker gleiche „bei seiner Fortpflanzung im Hinblick auf eine größere Reihe von Geschlechterfolgen in seiner verheerenden Wirkung einer Granate, die beim Platzen ihre Splitter ausstreut und auf diese Weise viele Menschen treffen kann."[84]

Franz Vonessen, der schon auf die Diskussion über die „Euthanasie" – soweit erkennbar – mit keinem Wort eingegangen war, propagiert die uneingeschränkte Fürsorge für Schwache, auch Epileptiker und Geisteskranke. Deren unsachgemäße Unterbringung liege auch in Zeiten notwendigen Sparzwangs „weder im Interesse der Kranken noch der Allgemeinheit".[85] Da er an den Kranken nicht sparen wollte, hatte er in den Veröffentlichungen der letzten Jahre umso intensiver auf andere Möglichkeiten hingewiesen – vor allem in seinem Bereich, den Krankenanstalten. Er plädierte für eine stärkere Zentralisierung von Arzneimittel- und Lebensmitteleinkäufen, für die Umstellung von Koks- auf billigere Gaszentralheizungen und für eigene Anstaltswäschereien. Er ging bis ins Detail und empfahl etwa die eigene Herstellung von Mineralwasser oder die Verkleinerung von Röntgenaufnahmen. Und er betonte, dass trotz der angespannten Wirtschaftslage solche Einsparungen möglich seien, „ohne die berechtigten Interessen der Kranken zu schädigen".[86] Deshalb kritisierte er auch die finanziellen Kürzungen in der „Krüppelfürsorge" und bezweifelte, dass deren Aufgaben noch zweckentsprechend durchgeführt werden könnten. Auch beklagte er, dass die Fürsorge für Nervöse und Geisteskranke und ihre Unterbringung erheblich reduziert und verschlechtert worden und auf die notwendigsten Fälle beschränkt sei, bei Psychopathen sogar kaum noch angewandt werde.[87] Verantwortlich für diese Veränderungen ist Dr. Walther Auer, seit Sommer 1932 Leiter der „Fürsorgestelle für Nervöse". Schon 1924 hatte er geschrieben, die Unfruchtbarmachung von „Blödsinnigen, Geisteskranken und Epileptikern usw." sei „vom eugenischen Standpunkt aus durchaus zu befürworten".[88]

Anders als Franz Vonessen schloss sich die überwältigende Mehrheit der medizinisch und krankenpflegerisch Tätigen in Deutschland den „erbbiologisch“ oder ökonomisch begründeten Maßnahmen an, die nun in Gang gesetzt wurden. Die Grundlage dazu liefert ein „Erbgesundheitsgesetz“, das Hitlers Kabinett am 14. Juli 1933 „zur Verhütung erbkranken Nachwuchses“ beschlossen hatte. Entgegen einem Vorentwurf des Preußischen Staatsrates sieht es auch Zwangsmaßnahmen vor. „Während die erbgesunden Familien größtenteils zum Ein- und Keinkindersystem übergegangen sind“, so die amtliche Begründung, „pflanzen sich unzählige Minderwertige und erblich Belastete hemmungslos fort, deren kranker und asozialer Nachwuchs der Gesamtheit zur Last fällt. (...) Dazu kommt, daß für Geistesschwache, Hilfsschüler, Geisteskranke und Asoziale jährlich Millionenwerte verbraucht werden, die den gesunden, noch kinderfrohen Familien durch Steuern aller Art entzogen werden.“[89]

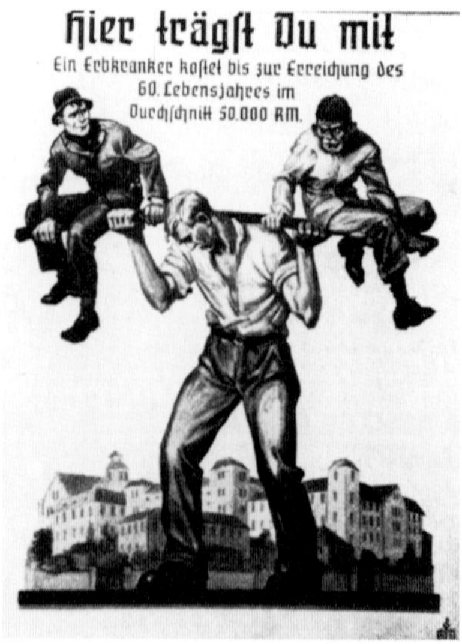
Hier trägst Du mit
Ein Erbkranker kostet bis zur Erreichung des 60. Lebensjahres im Durchschnitt 50.000 RM.
„Hier trägst du mit“, Plakat

Das Gesetz schreibt acht Diagnosen von Erbkrankheiten fest: angeborener Schwachsinn, Schizophrenie, zirkuläres (manisch-depressives) Irresein, erbliche Fallsucht, erblicher Veitstanz, erbliche Blindheit, erbliche Taubheit und schwere erbliche körperliche Missbildung. Darüber hinaus gilt „schwerer Alkoholismus“ als einzige nicht ausdrückliche Erbkrankheit als Grund für eine Sterilisation.[90] Richtschnur für die Anwendung dieses Gesetzes ist der in Zusammenarbeit mit dem Innenministerium verfasste Kommentar von Gütt/Rüdin/Ruttke, der jedem Kassenarzt zum Sonderpreis von drei Reichsmark zugänglich gemacht wird.[91] Für die Regelung der Sterilisierungsverfahren sollen „Erbgesundheitsgerichte“ geschaffen werden. Ärzte im Staatsdienst werden ihnen gegenüber zu Anzeige und Antragstellung verpflichtet, alle anderen nur dazu aufgefordert.

Vizekanzler von Papen überzeugte Hitler mit dem Vorschlag, das Gesetz erst einige Tag nach Abschluss des Konkordats – am 20. Juli – zu veröffentlichen, da von katholischer Seite Widerspruch zu erwarten sei.[92]

Kirchliche Kasuistik

Der deutsche Episkopat erhofft sich in der Konkordatsfrage Wegweisung vom Vatikan. Für den Breslauer Erzbischof Adolf Bertram wird mit dem in der Enzyklika „Casti connubii“ ausgesprochenen Verbot der Sterilisation nicht nur ein Kirchengesetz, sondern auch ein naturrechtliches Prinzip deklariert. In einem Brief an den Apostolischen Nuntius Cesare Orsenigo bemerkt er am 4. August 1933, die Sterilisation eines Erbkranken greife nach seiner Auffassung „tief in dessen persönliche Freiheit ein“. Der Heilige Stuhl möge dem deutschen Episkopat „einen Wink geben“, wie in der Angelegenheit weiter zu verfahren sei.[93]

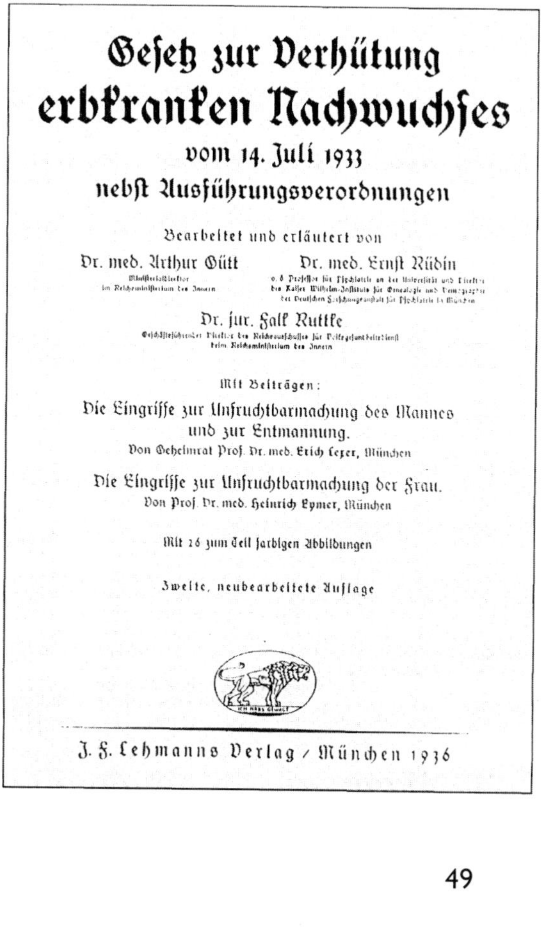

Gesetz zur Verhütung erbkranken Nachwuchses

vom 14. Juli 1933

nebst Ausführungsverordnungen

Bearbeitet und erläutert von

Dr. med. Arthur Gütt
Ministerialdirektor im Reichsministerium des Innern

Dr. med. Ernst Rüdin
o. ö. Professor für Psychiatrie an der Universität und Direktor des Kaiser Wilhelm-Instituts für Genealogie und Demographie der Deutschen Forschungsanstalt für Psychiatrie in München

Dr. jur. Falk Ruttke
Geschäftsführender Direktor des Reichsausschusses für Volksgesundheitsdienst beim Reichsministerium des Innern

Mit Beiträgen:

Die Eingriffe zur Unfruchtbarmachung des Mannes und zur Entmannung.
Von Geheimrat Prof. Dr. med. Erich Lexer, München

Die Eingriffe zur Unfruchtbarmachung der Frau.
Von Prof. Dr. med. Heinrich Eymer, München

Mit 16 zum Teil farbigen Abbildungen

Zweite, neubearbeitete Auflage

J. F. Lehmanns Verlag / München 1936

Am 3. November informiert der Eichstädter Bischof Konrad von Preysing Erzbischof Bertram über eine Besprechung im Reichsinnenministerium, bei der es zu keiner Annäherung der Positionen gekommen sei. Von Preysing betonte dort, die Kirche könne sich mit der „Anwendung eines schlechten Mittels für einen guten Zweck" nicht einverstanden erklären. Die Vertreter des Innenministeriums schlugen daraufhin eine pragmatische Kompromisslösung vor: Für katholische Ärzte und Schwestern bestehe lediglich „Meldepflicht". Beamtete Ärzte allerdings seien verpflichtet, die Sterilisation Erbkranker zu beantragen.[94]

Staatliche Reglementierungen werden vorbereitet, doch im November noch nicht fixiert. Deshalb rät der Kölner Generalvikar Dr. Emmerich David katholischen Amtsärzten am 9. November auf verschiedene Anfragen hin, sie sollten ihre Vorgesetzten darum bitten, zu einer Stellungnahme zur Durchführung des „Erbgesundheitsgesetzes" „erst nach dem zwischen Staat und Kirche darüber zu treffenden Vereinbarungen bzw. nach Erlass der Ausführungsbestimmungen veranlasst zu werden".[95]

Franz Vonessen als kommunaler – nicht staatlich beamteter – Arzt kann vorerst aufatmen. Doch ein Gespräch mit dem Kölner Generalvikar David verstärkt seine Unsicherheit; David rät ihm mit den Worten „Es ist besser, wenn ein Katholik das macht!", gegebenenfalls dem „Erbgesundheitsgesetz" Genüge zu tun.[96] In den letzten Tagen des Jahres 1933 fragt ihn Dr. Coerper, wie er zu dem Gesetz stehe. Er erklärt ihm, er wolle sich erst bei der zuständigen kirchlichen Behörde letzte Gewissheit verschaffen und sein weiteres Vorgehen in jedem Fall von ihrer Entscheidung abhängig machen. „Mein Vorgesetzter tat", so erinnert er sich später in einem Brief an den Generalvikar, „als ob er das gar nicht anders erwarte und auch nichts dagegen einzuwenden habe. Von einem anderen Kollegen hörte ich nachher, dass er Herrn Dr. Coerper auf eine ähnliche Frage erklärt habe, er wolle sein Gewissen nicht belasten, und dass er darauf von Dr. Coerper die Zusicherung erhalten habe, er denke gar nicht daran, jemand in Gewissenskonflikte zu bringen. In einem eigenartigen Gegensatz hierzu steht die Tatsache, dass Herr Dr. Coerper sich unmittelbar nach der erwähnten Besprechung mit mir zu einer Konferenz aller

Fürsorgerinnen unseres Amtes begab, wo er die Erklärung abgab, alle Fürsorgerinnen seien zur Mitarbeit und zur Meldung der ihnen in ihrer Tätigkeit bekannt werdenden Erbkranken verpflichtet und wer hier nicht mittun zu können glaube, möge freiwillig von sich aus die Konsequenzen ziehen! Dabei sieht das Gesetz eine Anzeigepflicht für Fürsorgerinnen nicht vor!"[97]

Am 1. Januar 1934 tritt das von Hitlers Kabinett beschlossene „Erbgesundheitsgesetz" in Deutschland in Kraft. In Rundfunk und Zeitungen wird es propagiert, in allen Gesundheits- und Wohlfahrtsämtern werden entsprechende Merkblätter ausgelegt. Die Kölner Erzdiözese reagiert – wie alle anderen – prompt und lässt in allen Sonntagsmessen verkünden: „Es ist nicht erlaubt, sich selbst zur Sterilisation zu stellen oder Antrag zu stellen auf Sterilisation eines anderen Menschen. Das ist Lehre der katholischen Kirche." Erzbischof Schulte fügt hinzu: „Dankbar erkennen wir jede Rücksichtnahme auf diesen Grundsatz."[98]

In dieser kirchlichen Äußerung bleibt die „Anzeigepflicht" unerwähnt, die der Staat für alle im medizinischen Bereich Tätigen durchsetzen möchte. Viele Katholiken sind ratlos. Ist die Anzeige nun kirchlich erlaubt oder nicht? Die Gegenseite nutzt die Situation aus. So berichtet die Zeitung „Der Alemanne", das „Kampfblatt der Nationalisten Ostbadens", mit Genugtuung über eine Unterredung des Erzbischofs Dr. Konrad Gröber und anderer Würdenträger mit dem „Referenten der badischen Regierung für den katholischen Kultus". Gröber hatte in Übereinstimmung mit dem deutschen Episkopat erklärt, die Anzeigepflicht bedeute noch keine „Mitwirkung" bei der Sterilisationspraxis und sei deshalb vom katholischen Standpunkt aus als nicht verboten zu betrachten. So kann denn auch das NS-Kampfblatt Ostbadens erfreut feststellen, der Erzbischof werde „trotz Wahrung des prinzipiellen katholischen Standpunktes der Durchführung des für den Bestand des deutschen Volkes unerlässlichen Notstandsgesetzes zur Verhütung erbkranken Nachwuchses keinerlei Schwierigkeiten in den Weg legen".[99]

Am 20. Januar 1934 findet eine Unterredung zwischen Erzbischof Gröber und anderen hochrangigen Kirchenvertretern mit Hitler statt, bei der im Blick auf das „Erbgesundheitsgesetz" die Sonderregelungen – vor allem die Befreiung katholischer Ordensschwestern von der Mitwirkung – bestätigt werden, aber auch gewisse Verpflichtungen, so etwa die Erfüllung der Meldepflicht und die Versetzung missliebiger Priester.[100]

Die berufliche Degradierung

Vonessens berufliche Existenz ist nicht nur durch das neue „Erbgesundheitsgesetz" gefährdet, sondern auch durch das schon länger wirksame, staatliche Gängelung fördernde „Gesetz zur Wiederherstellung des Berufsbeamtentums". So hatte ihm denn auch Adenauers Amtsnachfolger Dr. Günter Riesen im Dezember 1933 mit Hinweis auf dieses Gesetz mitgeteilt, er habe beim Preußischen Innenministerium seine Versetzung in ein Amt von geringerem Rang beantragt.

Dass Dr. Vonessen aus der Sicht des NS-Staates politisch „unzuverlässig" ist, war längst bekannt. Schließlich hat er im November 1933 eine regelmäßige „Spende zur Förderung der Nationalen Arbeit" mit dem Hinweis abgelehnt, er trage schon durch Mehreinstellung von Hauspersonal zur Verringerung der Arbeitslosigkeit bei.[101] Und dass er kein NSDAP-Mitglied ist, hat er schon vorher zu Protokoll geben müssen. Dass außerdem seine Kinder der „Hitlerjugend" fernblieben, wird wohl ebenfalls registriert worden sein.

Zum Jahreswechsel ringt er sich nach mehreren Briefentwürfen zu einer Erwiderung durch und schreibt dem Oberbürgermeister am 2. Januar 1934: „Ich bin mir bewusst, mein Amt stets pflichtgemäss nach besten Kräften und zum Wohle der Allgemeinheit versehen zu haben. Wenn trotzdem die Verwaltung aus Gründen, die nicht in meiner Amtsführung und meinem dienstlichen wie ausserdienstlichen Verhalten liegen, es für nötig erachtet, mir eine andre Tätigkeit zuzuweisen, und glaubt aus dienstlichen Gründen mir eine Stelle von gleichem Rang wie bisher nicht übertragen zu können, so bin ich mit der Versetzung in ein Amt von geringerem Rang einverstanden." Allerdings empfindet er das als „besondere Härte" und bittet „im Vertrauen auf das vom Führer betonte gegenseitige Treueverhältnis zwischen dem Beamten und seiner Behörde“ um Begründung der geplanten Versetzung. Dem preußischen Innenministerium gegenüber betont er, dass ihn diese Absicht sehr schmerzlich berühre, wiederholt aber im März seine Bereitschaft, sich dem zu fügen. Von dem Recht auf Versetzung in den Ruhestand will er keinen Gebrauch machen. Am 12. März wird ihm daraufhin kommentarlos mitgeteilt, dass er nun in das Amt eines Stadtarztes im Dienst der Stadt Köln versetzt sei.[102] Dr. Coerper weist ihm eine Stelle in der Nähe des „Königsforstes“ auf der anderen Rheinseite zu. Er braucht anderthalb Stunden, um sie von Braunsfeld aus mit der Straßenbahn zu erreichen.

Der Degradierte reagiert mit einer kleinen Verweigerungsaktion. Als der „Zellenwart“ der NS-Volkswohlfahrt, Ortsgruppe Braunsfeld, ihn zur Mitgliedschaft auffordert, lehnt er ab. Der „Ortsgruppenamtsleiter“ schickt ihm daraufhin eine Werbeschrift, teilt ihm mit, dass ab sofort eine monatliche Spende von zehn Mark laufend bei ihm kassiert werde, und hakt abschließend nach: „Indem wir Sie nochmals auf die überaus wichtigen Aufgaben der NSV aufmerksam machen, begrüssen wir Sie mit deutschem Gruss – Heil Hitler!“[103]

Inzwischen bemüht sich der Katholik Franz von Papen als Stellvertreter des Reichskanzlers im Blick auf das „Erbgesundheitsgesetz“ um Kompromisslösungen für die Kirche. In einem vertraulichen Schreiben an Erzbischof Bertram weckt er am 16. März 1934 Hoffnungen: „Hinsichtlich der Ärzte wird sich die Möglichkeit ergeben, daß nur ein innerlich auf dem Boden des Gesetzes stehender Arzt die Anträge zu stellen braucht.“[104] Die Ereignisse dieses Jahres in Köln sind kaum dazu angetan, Vonessens Abneigung gegenüber dem NS-Regime zu mildern. Veranstaltungen der katholischen Jugend in Kölner Kirchen werden trotz des Konkordats von der Hitlerjugend massiv gestört. Der kurz zuvor entmachtete Gestapo-Chef Rudolf Diels wird neuer Regierungspräsident. Hermann Göring wird Ehrenbürger der Stadt. Die Professoren und Studenten der neuen Universität in Köln-Lindenthal müssen die Hakenkreuzfahne am Eingang mit erhobener Hand grüßen. 78,7 Prozent der Kölner stimmen in einer Volksbefragung für die Zusammenlegung der Ämter des Reichspräsidenten und des Reichskanzlers.[105]

Gewissensnot und drohendes Berufsverbot

Franz Vonessen geht in seinen Veröffentlichungen 1933 bis 1936 mit keiner Silbe auf die eugenische Diskussion ein. Er wehrt lediglich den Vorwurf ab, die Gesundheitsfürsorge widme sich „gerade den anrüchigen Bestandteilen des Volkes" und vernachlässige die wertvollen: „Wenn dieser Vorwurf auch nur zu einem kleinen Teil berechtigt sein sollte, so wird gerade die Mitarbeit auf dem Gebiet der Erblichkeitsforschung geeignet sein, die richtige Einstellung der Gesundheitsfürsorge zu diesen Fragen herbeizuführen." Zwei Jahre zuvor schon hatte er seine Einstellung gegenüber Schwachen, auch Epileptikern und Geisteskranken, sehr deutlich zum Ausdruck gebracht: Deren unsachgemäße Unterbringung liege auch in Zeiten notwendigen Sparzwangs weder im Interesse der Kranken noch der Allgemeinheit.[106] Doch im Sommer 1934 wird ihm erschreckend klar, dass er einer förmlichen Stellungnahme zum „Erbgesundheitsgesetz" nicht mehr lange ausweichen kann. Der folgenschwere Anlass: Jetzt wird ein neues Gesetz in die Wege geleitet, das letztlich auf die Verstaatlichung des Gesundheitswesens zielt.

Das „Gesetz zur Vereinheitlichung des Gesundheitswesens"

Bisher war an die Menschen appelliert worden, die öffentlichen Gesundheitsleistungen durch ein gesundheitsgerechtes Verhalten zu ergänzen. Nun wurde der Führungsanspruch von Partei und Staat auch auf diesen Bereich ausgedehnt. Im November 1933 war deshalb beim Reichsministerium des Inneren eine „Reichszentrale für Gesundheitsführung" gegründet worden. Für ihren Initiator, Innenminister Wilhelm Frick, stellte die „Volksgesundheitspflege" ein „Staatsgrundgesetz" dar. „Rassenhygiene" und Bevölkerungspolitik standen für ihn dabei im Vordergrund. Zu diesem Zweck strebte er eine Medizinalabteilung in seinem Ministerium an und ernannte zu ihrem Leiter Dr. Arthur Gütt, den Urheber des „Gesetzes zur Verhütung erbkranken Nachwuchses", der sich gern mit dem erfolgreichen Seuchenbekämpfer Robert Koch verglich. „Es ist aber von keiner geringeren Bedeutung" – so Gütt – „wenn die deutsche Regierung nun dazu überging, aus den Lehren der Vererbung und Auslese, der Rassenhygiene, ihre Folgerungen zu ziehen."[107]

Am 3. Juli 1934 wird das „Gesetz zur Vereinheitlichung des Gesundheitswesens" von Hitlers Kabinett verabschiedet. Sein entscheidender Satz: „Die Gesundheitsämter sind staatliche Einrichtungen." Ihnen obliegen die ärztlichen Aufgaben der Gesundheitspolizei, der Erb- und Rassenpflege einschließlich der Eheberatung, der Schulgesundheitspflege, der Mütter- und Kinderberatung sowie der Fürsorge für Tuberkulöse, für Geschlechtskranke, körperlich Behinderte, Sieche und Süchtige. Zu den Pflichten des Gesundheitsamtes gehört auch die amts-, gerichts- und vertrauensärztliche Tätigkeit, soweit sie den Amtsärzten übertragen ist.[108] „Mit dem Durchbruch der nationalsozialistischen Weltanschauung", verkündet Gütt einen Tag nach Verabschiedung des Gesetzes auf einer Pressekonferenz, „wurde der Grundsatz, das Einzelindividuum hinsichtlich seines gesundheitlichen Wertes nicht für sich allein, sondern in Beziehung auf Volk und Rasse in der Gesamtheit zu beurteilen, Allgemeingut des Volkes." Vornehmliche Aufgabe der Gesundheitsämter sei es nun, Erb- und Rassenpflege zu treiben.[109]

Am 1. April 1935 wird das Gesetz in Kraft treten. Im Klartext heißt das auch: Die Gesundheitsämter müssen dann Zwangssterilisationen vorbereiten und durchführen helfen.

Vonessens Dilemma

Höchst alarmiert schreibt Franz Vonessen einen Brief an Generalvikar Dr. David, den er dann – wohl im Blick auf eine spätere Unterredung – doch nicht der Post anvertraut: „Es wird nämlich eine grosse Anzahl von Ärzten, die heute im Dienst der Kommunen stehen und bisher nicht ‚Amtsärzte' im Sinne des Gesetzes zur Verhütung erbkranken Nachwuchses waren, zum 1. April 1935 in den Staatsdienst übernommen werden; sie werden dann also voraussichtlich die Funktionen erhalten, die heute allein den staatlichen Amtsärzten obliegen, und müssen damit rechnen, in Zukunft vom Staat zu unmittelbarer Mitarbeit an der Ausführung des Gesetzes zur Verhütung erbkranken Nachwuchses herangezogen zu werden." Ja mehr noch: „Diese bisherigen Kommunalärzte haben, soweit der Staat sie übernehmen will, sogar nicht einmal die Möglichkeit, das ihnen übertragene staatliche Amt abzulehnen, es sei denn, dass sie sich aller bisherigen Rechte einschließlich des Pensionsanspruchs begeben wollen, was für die allermeisten aus wirtschaftlichen Gründen unmöglich ist."

Vonessen bittet jetzt den Generalvikar um eine „authentische Entscheidung" darüber, „ob und unter welchen Voraussetzungen die Mitarbeit eines staatlichen Beamten an der Ausführung des genannten Gesetzes moralisch zulässig ist". Er zweifelt nicht an der gleich bleibenden kirchlichen Ablehnung der Sterilisation, beschreibt aber auch das Dilemma ärztlicher Staatsbeamter: „Auf der einen Seite sind sie durch die Entscheidung der Kirche gebunden, auf der anderen Seite sind sie durch ihren Amtseid zur Ausführung des Gesetzes verpflichtet." Gewiss werde es nur im Einzelfall möglich sein, dem Gewissenskonflikt auf legalem Wege auszuweichen.

Sodann kommt er auf einen ethisch ähnlich gelagerten Fall zu sprechen. Seines Wissens habe die Kirche trotz strikter Ablehnung der Ehescheidung entsprechende Entscheidungen katholischer Richter geduldet, und er fragt nun, ob wohl analoges Verhalten bei katholischen Ärzten „ohne persönliche Verfehlung erlaubt" sei. In diesem Falle könne die Mitwirkung des Arztes nicht selten größeres Unheil dadurch verhüten, daß er „einer zu weit gehenden Auslegung und Ausdehnung des Gesetzes entgegentritt". Schon jetzt seien ihm in diesem Zusammenhang mehrere Fälle bekannt geworden.[110]

Die umstrittene Erblichkeit

Auch entschiedene Sterilisationsbefürworter sind sich über Art und Umfang der Erbkrankheiten keineswegs einig. Für sie ist das manisch-depressive Irresein eine klassische Erbpsychose. „Umso auffälliger ist es", so Hans Luxenburger, „daß wir über den Erbgang noch weniger Bescheid wissen als bei der Schizophrenie."[111] In Bezug auf die „erbliche Epilepsie" gab er selbst in dem in Zusammenarbeit mit dem Innenministerium herausgegebenen Handbuch für Erbkrankheiten zu, eine Diskussion über den Erbgang sei verfrüht. Auch Art und Umfang des „erblichen Schwachsinns" ist wissenschaftlich umstritten. Erst recht sind es die Intelligenztests, die zum Teil auch „Normale" überfordern. Deshalb lehnte beispielsweise das Erbgesundheitsobergericht Berlin den amtlichen Test mit der Begründung ab, etwa zehn Prozent aller bisher untersuchten Rekruten müssten auf dieser Grundlage als „schwachsinnig" gelten. Doch obwohl die psychiatrischen Diagnosen oft unsichere Grenzfälle betreffen, werden sie reichsweit von den verantwortlichen Sterilisationsbefürwortern in der Regel zu Ungunsten der Betroffenen gewertet.[112]

Einer der prominentesten Kritiker des „Erbgesundheitsgesetzes" ist Professor Dr. Karl Bonhoeffer, der Vater des evangelischen Theologen und späteren Widerstandskämpfers Dietrich Bonhoeffer. Für Karl Bonhoeffer, Psychiater und Klinikchef der Berliner Charité, ist vor allem sehr fraglich, inwiefern Schwachsinn durch „Anlage" und „Hirndefekt" oder durch „mangelhaften Schulbesuch, Entbehren geistiger Anregung, unregelmäßiges Leben, schlechte Familienverhältnisse usw." verursacht wird. Unbestreitbar gebe es „gewisse Formen angeborenen Schwachsinns leichten Grades". Diese fielen aber nicht unter das – von Bonhoeffer ohnehin kritisierte – Sterilisationsgesetz, weil diese Menschen „brauchbare Arbeitskräfte in einfacher Berufstätigkeit" seien. Außerdem will er den nicht sterilisierungspflichtigen Bereich um „erbbiologisch unbedenkliche Debilität" erweitern und warnt vor dem „Schematismus der Intelligenzprüfungen".[113]

Vorbereitung von Zwangssterilisierungen

1934 waren im Deutschen Reich bereits 62.436, in Köln 2.555 Sterilisierungen durchgeführt und 4.874 bzw. 245 entsprechende Anträge abgelehnt worden. Und in Köln war neben dem Psychiater de Crinis noch ein weiterer prominenter Befürworter des „Erbgesundheitsgesetzes" in eine einflussreiche Stellung gelangt: der Marburger Universitätsprofessor Hans Naujoks als Leiter der Frauenklinik. Anfang 1935 muss Franz Vonessen wieder einmal zur Kenntnis nehmen, dass ein Kollege sich zu einer Initiative im Sinne des Gesetzes bereit findet. Der Kreisarzt und Medizinalrat Dr. Engering stellte am 5. Januar beim Erbgesundheitsgericht Köln für Sophie K. einen Antrag auf Unfruchtbarmachung wegen „angeborenen Schwachsinns leichteren Grades". Sophie arbeitete nach dem Besuch von Volks- und Hilfsschule in einer Fabrik. Die Mutter protestierte und schrieb an das Gericht: „Daß sie in der Schule vorangekommen ist, beweist das Entlassungszeugnis. Auch jetzt haben wir uns bei der Lehrerin der Berufsfortbildungsschule erkundigt, die auch mit unserer Tochter zufrieden ist. (...) Aber auch sonst haben wir nicht bemerkt, daß unsere Tochter gestört ist. Sie ist doch in einer Fabrik beschäftigt und geht ihrer Arbeit schön nach."

Trotz des Protestes der Eltern beschließt das Gericht am 28. Februar unter Mitwirkung des Amtsgerichtsrates Nesseler, des Medizinalrates Dr. Schrammen und des approbierten Arztes Dr. Offergeld die Zwangssterilisation des Mädchens. Die Eltern legen Beschwerde ein. Man könne Sophie die kleineren Kinder anvertrauen, schreibt die Mutter. „Manche Mutter ist nicht so besorgt um ihre Kinder, wie meine Tochter um ihre Geschwister besorgt ist." Sophie sei durch das Gericht und durch Androhung polizeilichen Zwanges eingeschüchtert worden. Nach Zurückweisung der Beschwerde durch das Erbgesundheitsobergericht bittet die Mutter um den Eingriff in der Sommerferienzeit; Sophie sei „die einzige Ernährerin der neunköpfigen Familie".[114]

Ein zweiter Fall: Nachdem der katholische Jurist und Schularzt Dr. Dr. Walther Auer, zuständig sowohl für Nervösenfürsorge und Erbgesundheitsgericht wie auch für Schulen, die 15-jährige Hilfsschülerin Paula W. am 1. April 1935 wegen „angeborenen Schwachsinns" angezeigt hatte, stellt er am 9. Juli den Antrag auf „Unfruchtbarmachung". Noch am selben Tag stellt auch Dr. Coerper als Amtsarzt den Antrag ans Erbgesundheitsgericht und bittet darum, Dr. Auer als Sachverständigen zu hören. Jahrzehnte später wird Paula W. berichten, was dann ihrer Erinnerung nach geschah: „Meine Mutter bekam ein Schreiben, sie müsse dann und dann mit mir zum Gericht. Das war am Reichensperger Platz. Ich war furchtbar ängstlich, zumal wo viele Menschen waren. Da saß der Richter, und ich stand mit meiner Mutter vor ihm, und da fragte der Richter mich, also es ist lächerlich, er fragte mich: ‚Wieviel Pfund hat ein Kilo?' Und weil der mich vorhin schon mal angeschrieen hat, habe ich nichts mehr gesagt. Hab ich nur dagestanden." Paula W. wurde von ihrer Mutter verteidigt und bekam dann noch vom Richter zu hören, sie sei ja „eine halbe Engländerin". (Die Mutter hatte sie adoptiert.) Außerhalb des Gerichtssaales sagte Paula als Erstes: „Mama, ein Kilo hat zwei Pfund."[115]

„Rassenhygiene" – Gefahr für die farbigen Kinder

Franz Vonessen wird noch mit weiteren NS-Plänen zur „Gesundung" des deutschen „Volkskörpers" konfrontiert: der Unfruchtbarmachung von farbigen Kindern. Im April 1934 hatte der Regierungspräsident in Düsseldorf die Amtsärzte und Gesundheitsämter angewiesen, bei „Mischlingskindern" nachzuprüfen, ob die Voraussetzungen des Gesetzes zur Verhütung erbkranken Nachwuchses vorlägen. Gegebenenfalls sei „das Erforderliche zu veranlassen".

In Köln waren sechs, im Rheinland insgesamt 385 von ihnen registriert. Am 7. Februar 1935 war es dann zu einer reichsweiten Sitzung des „Sachverständigenrates für Bevölkerungs- und Rassenpolitik" gekommen, auf der Vertreter des Auswärtigen Amtes, des Innen-, Justiz- und Reichswehrministeriums konkrete Schritte berieten. Eine Legalisierung des Sterilisierungsvorhabens würde im Ausland Aufsehen erregen, und so bedauerte der Leiter des „Rassenpolitischen Amtes" der NSDAP, Dr. Walther Groß, „daß Deutschland heute noch nicht über den verschwiegenen und zuverlässigen Apparat verfügt, um in solchen Sonderfällen stillschweigend aus völkischem Verantwortungsbewußtsein unbemerkt Rechtsbrüche zu begehen".[116]

Die Nazis waren nicht die Ersten, die die Menschenrechte der „Bastardkinder“ verletzen wollten. Nach der Niederlage im Ersten Weltkrieg hatten Nationalisten und Rassenfanatiker die Parole von der „schwarzen Schmach am Rhein“ verbreitet. Deutsche Frauen hatten von farbigen Soldaten vor allem der französischen Besatzungsmacht Kinder empfangen. Das hatte die Reichstagsparteien – mit Ausnahme der USPD – sogar dazu gebracht, von „Kulturschande“ zu sprechen. Die Jugend werde „geschändet“, das Volk „verseucht“ und die Würde der Deutschen und der weißen Rasse zertreten. „Sollen wir schweigend dulden“, fragte ein Arzt namens F. Rosenberger 1920 in der „Ärztlichen Rundschau“, „daß künftig an den Ufern des Rheins statt der hellen Lieder weißer schöngesichtiger, gutgewachsener, geistig hochstehender, regsamer, gesunder Deutscher die krächzenden Laute grauscheckiger, niedrigstirniger, breitschnauziger, plumper, halbtierischer, syphilitischer Mulatten ertönen?“[117] Selbst Reichspräsident Friedrich Ebert (SPD) meinte 1923, die „Verwendung farbiger Truppen niederster Kultur als Aufseher über eine Bevölkerung von der hohen geistigen und wirtschaftlichen Bedeutung der Rheinländer“ sei „eine herausfordernde Verletzung der Gesetze europäischer Zivilisation“.[118] Hitler brachte es in seinem Buch „Mein Kampf“ für simple NS-Gemüter auf einen einfachen Nenner: „Meise geht zu Meise, Fink zu Fink, Storch zu Störchin.“ Gegen Artenmischung sträube sich die Natur. Falls der Mensch das missachte, folge danach „körperlicher und geistiger Rückgang und damit der Beginn eines, wenn auch langsam so doch sicher fortschreitenden Siechtums“.[119]

Mag der Kelch dieser Lektüre an Franz Vonessen auch vorübergegangen sein – die „rassenhygienischen“ Veröffentlichungen politischer und medizinischer Provenienz blieben ihm sicherlich nicht verborgen. Bereits 1933 hatte der Mediziner Dr. Hans Macco in einer weit verbreiteten Schrift („Rassenprobleme im Dritten Reich“) propagiert, was wenige Jahre später in die Tat umgesetzt werden sollte: „Für uns gibt es nur eins: Ausmerzung von allem Fremden, ganz besonders in diesen durch brutale Gewalt und Unmoral entstandenen Schäden. So stelle ich als Rheinländer die Forderung auf: Sterilisierung aller Mulatten, die uns die Schwarze Schmach am Rhein hinterlassen hat! Diese Maßnahme muß innerhalb der nächsten zwei Jahre durchgeführt sein, sonst ist es zu spät, und noch in Jahrhunderten wird sich diese Rassenverschlechterung geltend machen."[120]

Die Suche nach religiösem Rückhalt

Am Sinn verantwortlicher freiwilliger Sterilisierung zweifelt Franz Vonessen nicht, an der Handhabung des „Erbgesundheitsgesetzes" aber umso mehr. Bei der Frage, ob Zwang im Extremfall zu verantworten sei, will er sich dem Ratschluss seiner Kirche anvertrauen – oder auch fügen. Dies macht er seinem Vorgesetzten Dr. Coerper deutlich, der ihm bereits im Januar 1935 nahe gelegt hatte, die Qualifikation eines staatlichen Medizinalbeamten zu erwerben. Der so Umworbene wusste, worauf das hinauslief, und lehnte ab, um nicht in die Situation zu kommen, „als Amtsarzt die Aufgaben des Gesetzes zur Verhütung erbkranken Nachwuchses auszuführen". Er ziehe es deshalb vor, sich mit einem weniger bedeutungsvollen Aufgabenbereich, als es seinem Dienstalter und seiner bisherigen Dienststellung entspräche, zufrieden zu geben. „Wiederum" – so erinnert sich Vonessen später – „gab der Vorgesetzte sich hiermit ohne Widerspruch zufrieden und ich musste aus seinen Worten entnehmen, dass er keine Einwendungen gegen meine Begründung habe." Am 29. März erklärte Dr. Coerper ihm bei einem erneuten Gespräch überraschenderweise, er wolle ihm für sein nun staatlich verankertes Amt als Bezirksstadtarzt auch die „Erb- und Rassenpflege" zuordnen. Auf Vonessens erneute Ablehnung hin erklärte er ihm, er werde sich dann wohl mit einer Stellung zweiten Ranges im Gesundheitsamt zufrieden geben müssen.[121]

Franz Vonessen sucht kirchlichen Rat bei dem Bonner Moraltheologen Professor Fritz Tillmann. Tillmann stellt das Votum der Bischöfe in Frage, das im Blick auf Sterilisationen die Anzeige erlaubt, die Antragstellung aber ablehnt: „Nun aber erhebt sich ganz von selbst die Frage, mit welchem Rechte der Schlagbaum nach diesem ersten Instanzenzug niedergehen soll und nicht erst nach dem zweiten oder gar dem dritten. Kann man nicht mit Recht sagen, dass der erste Schritt eigentlich der entscheidende ist, weil er ja das ganze Verfahren erstmalig aufrollt und weil es ohne ihn weder eingeleitet noch durchgeführt wird? Der erste Schritt zieht von selbst und notwendig den zweiten und den dritten und, bei bejahender Entscheidung des dritten, auch den vierten nach sich." Tillmann unterscheidet nun zwischen direkter, „formeller", und bloß „materieller" Mitwirkung". Zwar müsse zum Beispiel auch assistierende Anwesenheit bei einer Sterilisation – materielle Mitwirkung – „für gewöhnlich als unerlaubt bezeichnet werden", könne aber „sittlich erlaubt werden, wenn sie durch entsprechend gewichtige Gründe gerechtfertigt" werde. Solche Gründe könnten „Rücksichten auf das wahre Gemeinwohl und Rücksichten auf das berechtigte Einzelwohl" sein – falls zum Beispiel ein Arzt Schlimmeres verhüten könne oder selbst existentiell gefährdet sei.[122]

Unter den deutschen Bischöfen ist der Eichstädter Bischof von Preysing der einzige, der zwar Tillmanns logischen Überlegungen zustimmt, jedoch fern aller theologischen Kasuistik daraus entgegengesetzte Konsequenzen zieht. Für ihn stellt die „Anzeige" bereits eindeutig eine „Mitwirkung" dar. Das sei die „Ansicht des Gesetzgebers selbst". Er habe sie in die Ausführungsverordnung des „Erbgesundheitsgesetzes" aufgenommen. Dies lasse „zweifelsfrei darauf schließen, daß er der Meinung ist, daß die Anzeige zur Ausführung beiträgt". Rein logisch ist für Konrad von Preysing bereits die Anzeige eine unerlaubte Mitwirkung – und theologisch erst recht: „Es gilt nach den moraltheologischen Grundsätzen als unerlaubte Mitwirkung, einem zur Sünde entschlossenen Täter durch die Bezeichnung der Objekte, an denen er sich vergehen will, die Tat erst möglich zu machen" – zum Beispiel „einem Bankräuber das Kellergewölbe anzugeben, in dem der Tresor sich befindet".[123]

Berufsverbot für einen pommerschen Gesinnungsgenossen

Während Franz Vonessen in Köln noch um seine berufliche Existenz bangt, hat ein katholischer Assistenzarzt namens Spahn im fernen Pommern die seine bereits verloren. Bis Januar 1935 war er in einer Heilanstalt in Lauenburg tätig gewesen. Doch sein Vorgesetzter hatte seine Weigerung, bei Zwangssterilisationen mitzuwirken, der Verwaltung des Provinzialverbandes mitgeteilt. Der Oberpräsident in Stettin hatte ihm daraufhin am 29. Januar 1935 in dürren Worten mitgeteilt, er sei „hiermit fristlos entlassen“, habe seine Dienstwohnung unverzüglich zu räumen und erstattete Umzugskosten zurückzuzahlen.

Der von Dr. Spahn engagierte Berliner Rechtsanwalt Dr. Hans Olbrich läuft vergeblich Sturm gegen diese Entscheidung. Am 2. April verweist er dem Oberpräsidenten gegenüber auf den ähnlich gelagerten Fall eines katholischen Arztes in Berlin, der vor dem Landesarbeitsgericht unter Hinweis auf das Konkordat einen Berufsverbots-Prozess gegen die Stadt Berlin gewonnen hatte. Olbrich gibt zu bedenken: „Jedenfalls wäre die einseitige Durchsetzung staatlicher Ziele unter Zwang und Strafen für gewissenhafte Katholiken nur möglich, wenn in unserem Vaterlande ein dem ‚Kulturkampf‘ ähnlicher Zustand herrschte, der aber nach dem ausdrücklichen Willen des Führers und seinen Gesetzen nicht da ist und nicht sein darf.“ Gegebenenfalls werde er, Olbrich, „eine Eingabe als Dienstbeschwerde dem Minister des Inneren und dem Führer zur Prüfung und Entscheidung vorlegen“.

Der Stettiner Oberpräsident gibt dem Rechtsanwalt am 25. April am immerhin noch formal geltenden Recht vorbei die Auskunft: „Ärzte, die nicht mit eigener Initiative und aus innerer Überzeugung bei der Durchführung des Gesetzes mitwirken, eignen sich nicht für den Provinzialdienst.“ Fast gönnerhaft fügt er hinzu, der Rechtsanwalt könne ja eine Dienstaufsichtsbeschwerde gegen ihn anstrengen. Olbrich tut das im Auftrag seines Mandanten und schreibt dem Reichsminister des Inneren am 4. Mai: „Gerade vom Standpunkt des deutschen Menschen, der auf charakterliche Gradlinigkeit und Zuverlässigkeit Wert legt, ist ein Arzt, der wie der Antragsteller aus innerster Gewissenstreue handelt, nur als vollwertiger Volksgenosse und brauchbarer Staatsdiener anzusprechen.“ Die Beschwerde bleibt unbeantwortet. Doch Dr. Spahn kann wirtschaftlicher Not durch eine erfolgreiche Bewerbung entrinnen: Er wird Arzt im Elisabeth-Krankenhaus in Köln-Hohenlind.[124]

Die Versetzung in den Ruhestand

Inzwischen ist Franz Vonessen der Entscheidung, welcher kirchlichen Interpretation des „Erbgesundheitsgesetzes“ er beruflich folgen soll, durch den Gang der Ereignisse enthoben. Denn am 1. April 1935 ist das längst beschlossene „Gesetz zur Vereinheitlichung des Gesundheitswesens“ in Kraft getreten, das alle Gesundheitsämter automatisch zu staatlichen Einrichtungen und ihre Ärzte zu Staatsbeamten macht, die gegebenenfalls zu jeder Art der Mitwirkung bei Zwangssterilisationen von Amts wegen verpflichtet sind.

Folgerichtig ergeht am 26. Juli im Auftrag des Oberbürgermeisters Dr. Coerpers schriftliche Anfrage an Vonessen: „Ich bitte um Mitteilung, ob Sie beabsichtigen, innerhalb eines Jahres das Kreisarztexamen abzulegen, und ob Sie gegebenenfalls in ihrem Bezirk die gesamten Aufgaben, die das Gesetz vorschreibt (...), durchzuführen bereit sind.“ Ausdrücklich werden dabei „die Grundsätze für die Errichtung und Tätigkeit der Beratungsstellen für Erb- und Rassenpflege“ erwähnt.[125] Gleich nach seinem Urlaub schreibt Franz Vonessen am 9. September dem Oberbürgermeister, er sei gerne bereit, die Kreisarztprüfung abzulegen, wiederholt aber die Coerper zuvor schon mündlich vorgetragene Bitte, davon abzusehen, ihm „die Stellung von Anträgen auf Unfruchtbarmachung sowie richterliche Mitwirkung im Erbgesundheitsgericht zu übertragen“. Es seien religiöse Gründe, die ihn dazu bestimmten.[126]

Bereits zwei Tage danach schlägt ihm Coerper vor, aus seiner Entscheidung selber Konsequenzen zu ziehen. Vonessen lehnt das ab; es sei Sache der Stadtverwaltung, wie sie weiter mit ihm umgehen wolle. Nach seinen eigenen Überlegungen befragt, hält er eine Beauftragung mit schul- und fürsorgeärztlichen Aufgaben ebenso für möglich wie seine Versetzung in den Ruhestand. Coerper hält Letzteres für die einzige Möglichkeit; Vonessen sei „als Beamter fürderhin untragbar“. Dieser verlangt daraufhin eine Verabschiedung „in vollen Ehren und mit dem vollen Ruhegehalt“. Bei einer erneuten Vorladung beruft er sich elf Tage später auf einen Runderlass, in dem die Aufgaben der Erb- und Rassenpflege „lediglich den weltanschaulich auf dem Boden der NSDAP stehenden Ärzten der Gesundheitsämter vorbehalten" seien. Coerper bestreitet das zunächst, muss sich dann aber nach Vorlage des Textes korrigieren. Nach einigem Hin und Her will er noch Vonessens persönliche Einstellung hören. „Darauf erwiderte ich" – so der Befragte im Brief an den Kölner Generalvikar – „ich müsse es mir versagen, persönlich eine Ansicht zu äussern, die der öffentlich verkündeten Lehrmeinung der Kirche entgegengesetzt sei. Ich hielte aber die Tendenz des Gesetzes zur Verhütung erbkranken Nachwuchses für richtig und sei auch bereit, in Ausführung des Gesetzes mitzuarbeiten bis an die Grenze, wo das kirchliche Verbot beginne. Herr Dr. Coerper erklärte, er habe Verständnis für diese meine Entscheidung und meine Erklärung genüge ihm." Handelt es sich hier um eine momentane Schwankung in Franz Vonessens Überlegungen? Oder um eine taktische Aussage, um Zeit zu gewinnen?

Mehrere Wochen lang hört er nichts mehr in dieser Angelegenheit. Dann erkrankt er unter dem Druck der jahrlangen seelischen Belastungen – im Anschluss an eine Angina an einer langwierigen Gehirnentzündung.[127] In dieser Zeit kommt ihm zu Ohren, daß die Stadtverwaltung die Frage seiner beruflichen Existenz der Gauleitung vorgelegt habe. Der zuständige Gauamtsleiter, so erfährt der Erkrankte, entschied dahin, es sei anzuerkennen, daß er ehrlich seine Meinung gesagt und seinen Standpunkt vertreten habe. Jedoch empfehle es sich nicht, im Gesundheitsamt zweierlei Ärzte zu beschäftigen: solche, die das Gesetz durchführten, und andere, die das nicht wollten. Er riet daher zu einem „Übereinkommen".[128]

Karl Coerper ist nicht geneigt, sich für Franz Vonessen einzusetzen. Er ist inzwischen ein eifriger Propagandist nationalsozialistischer Rassenhygiene geworden. Im Sommersemester 1935 hatte er als außerplanmäßiger Professor an der Kölner Universität eine entsprechende Vorlesung gehalten: „Einführung in die Erbgesundheitspflege. Vererbung und Erziehung, ihre Möglichkeiten und ihre Grenzen. (...) Vererbung kranker und gesunder Eigenschaften. Ausmerzung kranken Erbguts (Sterilisation). Pflege gesunden Erbguts."[129] Darüber hinaus ist er längst auch ein williger Vollstrecker antisemitischer NS-Politik: etwa durch Vertreibung eines „nichtarischen“ evangelischen Krankenhauspfarrers.[130]

Franz Vonessen weiß, dass er von Coerper keine Unterstützung zu erwarten hat. Nach langen Monaten erklärt er sich im Sommer 1936 – er ist immer noch amtsärztlich krankgeschrieben – mit der Pensionierung einverstanden.[131] Sie wird am 28. Dezember ausgesprochen und soll am 1. April 1937 in Kraft treten. Eine ausführliche Aufschlüsselung seiner Pensionsbezüge wird mitgeliefert. Unter Zugrundelegung eines Grundgehalts von jährlich 10.600 Reichsmark (RM) samt Wohnungsgeldzuschuss (1.080 RM) erhält Franz Vonessen ab 1.4.1937 ein Ruhegehalt von jährlich 7.124,80, sodass sich die Versorgungsbezüge samt Kindergeld für sechs Kinder und Sonderzuschlägen schließlich auf jährlich 9.128,10 RM belaufen. Der seit Januar regierende neue Oberbürgermeister Dr. Karl Georg Schmidt spricht ihm für die „in langjähriger Amtszeit geleisteten treuen Dienste aufrichtigen Dank und Anerkennung aus. Heil Hitler!“[132]

Die dem rheinischen Katholizismus nahe stehende „Kölnische Volkszeitung“, die den Untergang des Zentrums und andere Krisen überstanden hatte, bemerkt in ihrer Würdigung, Dr. Vonessen habe sich „durch Fleiß und Tüchtigkeit wie auch seine Hilfsbereitschaft der größten Beliebtheit in weiten Kreisen der Bevölkerung, besonders der minderbemittelten“, erfreut. In Fachkreisen sei er durch eine große Zahl wissenschaftlicher Arbeiten bekannt und zudem lange Jahre Mitarbeiter des Deutschen Caritasverbandes und Geschäftsführer der Vereinigung deutscher Kommunal-, Schul- und Fürsorgeärzte gewesen. „Eine schwere Krankheit, die ihn vor eineinhalb Jahren befiel, führt jetzt zu seiner Versetzung in den Ruhestand. Mit uns begleiten sicher viele Kölner den verdienten Arzt und Beamten heute mit ihren besten Wünschen, daß die angebahnte Genesung weiter fortschreite und ihm bald wieder gestatte, seine Kräfte zum Wohl der Kranken und Notleidenden einzusetzen.“[133]

Zwangssterilisierung in Kölner Krankenhäusern

Die Beihilfe der „Wissenschaftler“

Einen wesentlichen Beitrag zur „wissenschaftlichen“ Begründung der Zwangssterilisierung leisten die Psychiater der Kölner Universitätsklinik. Gustav Aschaffenburg, der jüdische Universitätsprofessor und Leiter der Psychiatrischen Abteilung der Klinik, war einer der ersten unter ihnen gewesen. Für ihn waren körperlich und chronisch Kranke, Landstreicher und Alkoholiker erblich belastete Volksschädlinge. Anfang 1934 war er nach antisemitischen Angriffen seiner drohenden Entlassung durch Antrag auf Emeritierung zuvorgekommen. Doch vorher hatte er sich noch um eine Vortragsreise nach Griechenland beworben – mit der Bitte, das „Erbgesundheitsgesetz“, das er propagierte, „auch im Ausland vertreten zu dürfen“.[134] Wenig später emigrierte er in die USA. Sein Nachfolger wurde der wegen NS-Aktivitäten aus Österreich geflohene Psychiater Max de Crinis. Er förderte erbbiologische Forschungen in Zusammenarbeit mit dem Rheinischen Provinzial-Institut für psychiatrisch-neurologische Erbforschung, das sich für „Euthanasie“ aussprach. 1935 avancierte de Crinis zum Führer der Dozentenschaft an der Kölner Universität. Sein Oberarzt ist der ebenfalls aus Österreich stammende Hermann Stefan, für den die Erblichkeit psychischer Erkrankungen auch ohne Nachweis gegeben ist.[135]

Karl Pesch, Oberarzt am Kölner „Hygiene-Institut“, seit 1930 zudem außerordentlicher Professor und seit 1932 zusätzlich Direktor des Kölner Museums für Volkshygiene, hält neben seinen Vorlesungen Vorträge auf NS-Parteiversammlungen und vor Standesbeamten. In seinen Sprechstunden im Gesundheitsamt untersucht er angeblich oder wirklich Erbkranke und stellt anschließend die Anträge auf „Unfruchtbarmachung“. Er ist nicht nur eifriger Befürworter des „Erbgesundheitsgesetzes“, sondern auch fanatischer Antisemit. „Der Jude wirkt immer zersetzend“, so seine Überzeugung. „Die Reinhaltung des Rassenguts ist eine der Voraussetzungen der Erhaltung des deutschen Volkes.“[136]

Die verschiedenen ideologischen Vordenker blieben nicht wirkungslos. Nach der Machtübernahme der Nationalsozialisten nahm die Zahl der Zwangssterilisierungen drastisch zu. 1934 bereits waren im Deutschen Reich 62.436 Zwangssterilisierungen durchgeführt und nur 4.874 entsprechende Anträge abgelehnt worden. 1935 sank die Zahl auf 17.760 bei 8.976 erfolgten Ablehnungen.[137] Köln war von dieser Entwicklung nicht ausgenommen. Seit 1934 wurden die Operationen in Köln ausschließlich in der Chirurgischen Universitätsklinik – der „Lindenburg" –, in der mit ihr verbundenen Universitäts-Frauenklinik sowie im Evangelischen Krankenhaus „Weyertal"[138] durchgeführt. Bis 1943 verzeichnet die „Lindenburg" 514 Operationen an Männern, die Frauenklinik 556 an Frauen und das Evangelische Krankenhaus 262 an Männern und 273 an Frauen.[139]

Jede Sterilisierung bedeutete einen gravierenden Eingriff in das Leben der Betroffenen.

Im September 1935 war die gerade erst 17-jährige Sophie K. wegen „angeborenem Schwachsinn" im Evangelischen Krankenhaus unfruchtbar gemacht worden. Im ärztlichen Bericht stand: „Der Eingriff verlief regelrecht. Die Wunde heilte in 10 Tagen ohne Nebenerscheinungen."

Für Paula W. hatte Dr. Coerper den Antrag eingereicht. Sie blieb nach der Operation zwei Wochen im Evangelischen Krankenhaus. „Der Arzt war sehr nett zu mir", erinnert sie sich Jahrzehnte später, „kam jeden Abend zu mir ins Zimmer und sagte, wie leid ihm das tue. Aber operiert hat er."

Am 25. Mai 1936 geriet die 21-jährige Berta R. in die Mühlen der Erbgesundheits-„Justiz" – wiederum auf Initiative von Dr. Coerper. Nach einem „Intelligenztest" wurde auch ihr als angeblicher Hilfsschülerin „angeborener Schwachsinn" bescheinigt. Die spätere Vorlage des Entlassungszeugnisses einer Volksschule (Notendurchschnitt zwischen „gut" und „genügend") half ihr ebenso wenig wie der energische Protest ihres Ehemannes. Sie wurde im April 1937 mit Polizeigewalt in die Frauenklinik gebracht und dort zwangssterilisiert.[140]

Mit der Operation ist das Leiden der Opfer noch nicht zu Ende. Es wird ihnen verboten, eine weiterführende Schule zu besuchen, eine Ausbildung zu absolvieren oder eine Person zu heiraten, die nicht unfruchtbar gemacht wurde. So folgt der Verstümmelung die soziale und berufliche Ausgrenzung. Oft tragen die Opfer andauernde gesundheitliche Schäden davon.

Im Frühjahr 1937 wird in der Zentrale der Gestapo in Berlin eine „Sonderkommission 3" mit dem Auftrag gebildet, die unauffällige Sterilisierung Kinder von farbigen französischen Besatzungssoldaten des Ersten Weltkriegs durchzuführen. Das Reichsministerium des Inneren hält dazu die verfügbaren Daten bereit und auch den verächtlichen Namen: „Rheinlandbastarde". Andere Unterlagen – zum Beispiel Vormundschaftsakten – fordert die Sonderkommission bei den jeweiligen Amtsgerichten an. Drei Kommissionen mit Sitz in Wiesbaden, Ludwigshafen und Koblenz sollen die jeweils in Frage kommenden Entscheidungen treffen.[141]

Am 10. Juni dieses Jahres soll sich der aus Kandel stammende 17-jährige A. A. der Ludwigshafener Kommission stellen. Das Gesundheitsamt Germersheim hatte herausgefunden, dass der Vater nach Angaben der Mutter madegassischer Kolonialsoldat gewesen war. Der Junge erscheint jedoch nicht. Die Polizei ermittelt, dass A. A. auf einem Rheinschiff arbeitet, und so wird der Fall an die Koblenzer Kommission weitergeleitet. Die Gestapo soll nun den Jungen unter einem Vorwand von Bord holen – „vielleicht mit dem der staatsfeindlichen Betätigung". Dies geschieht, und die Koblenzer Kommission trifft aufgrund des Germersheimer Gutachtens ihre Entscheidung: A. A. soll im Evangelischen Krankenhaus Köln-Sülz, Weyertal 78, unfruchtbar gemacht werden.

In seinem standardisierten Bericht an die Koblenzer Kommission („Einschreiben, geheim") bestätigt Professor Dr. Hermann Nieden, Chefarzt des Krankenhauses und der Chirurgischen Abteilung, dass der Junge unfruchtbar gemacht worden sei: „Bei dem Eingriff wurden die Samenleiter durchtrennt, Resektion eines 6 cm langen Stückes des vas deferens beiderseits. Injektion von 1. p. M. Rivanol in das zentrale Ende. Die Wunde heilte in 8 Tagen ohne Nebenerscheinungen. Erfolg der Operation sicher. Der Operierte wurde am 12. Juli 1937 als geheilt entlassen. Nachuntersuchung nicht erforderlich.“[142] Damit ist der Fall „Lfd. Nr. 357“ für den NS-Staat abgeschlossen.

Dr. Nieden ist Protestant, und als solcher befindet er sich im Einklang mit den evangelischen Institutionen in Köln und im Reichsgebiet. Zwar empfehlen die Richtlinien des „Centralausschusses für Innere Mission“ seit 1934 die Ablehnung der Fälle, in denen der Eingriff gegen den Willen der Betroffenen vorgenommen werden sollte, doch bereits im Februar 1934 hatten mehrere evangelische Krankenhäuser genau dies getan. Jüngster Fall: Im Juli 1937 wird ein „entsprungener“ Mann aus Dormagen nach polizeilicher Fahndung festgenommen und in Düsseldorf im Evangelischen Krankenhaus zwangssterilisiert.[143]

Der Arzt und Helfer

Der seelische Druck, der auf Franz Vonessen lastet, ist quälend und schwer. Unter Berufskollegen steht er im Blick auf die Sterilisationsfrage weitgehend allein, die zwiespältige Haltung der Amtskirche macht ihn eher ratlos, und die Sorge um die Familie plagt ihn angesichts seiner regimekritischen Haltung schon lange. So kann es nicht verwundern, dass er nun zwei Jahre lang schwerkrank darniederliegt und sich kaum um den Aufbau einer eigenen Praxis kümmern kann. Inzwischen sind linke Widerstandsgruppen zerschlagen, wird Hitler in Köln mehr und mehr umjubelt. Universitätslehrer haben ihm im Talar die Ehre erwiesen. 99,1 Prozent Ja-Stimmen für die Nazis zählte man 1936 im Wahlkreis Köln-Aachen. Der „Volksempfänger“ bringt den „Führer“ jetzt in fast jeden Haushalt.

Die Sorge der Familie

Die elfjährige Tochter Marielene erlebt die Zeit der Abwesenheit des Vaters intensiv nach: Er liegt immer wieder im Krankenhaus, verbringt viele Monate bei seinem Bruder Heribert in Kempen. Die Enzephalitis hat ihn in Lebensgefahr gebracht. Die Entzündung flackert immer wieder auf. Bald schwächer, bald stärker. Die Kinder ermessen nicht die volle Bedrohung, solange die Mutter ihre Fröhlichkeit und Resolutheit bewahrt. Doch als sie einmal zu weinen beginnt, erfahren sie, dass es nicht gut um den Vater steht. Oft besucht Marielene ihren Onkel Heribert in Kempen. Er ist Religionslehrer, katholischer Priester. Bei ihm haben vor Jahren noch die während der Inflationszeit verarmten Großeltern gewohnt. Von Kempen aus nimmt Marielene an einer Wallfahrt nach Kevelaer teil. Sie sieht Behinderte, Kranke, Arme, Verzweifelte, aber sie weiß nicht, dass die Eltern für die Genesung des Vaters eine Wallfahrt nach Lourdes gelobt haben – die freilich wegen des Krieges nicht stattfinden wird.[144]

Die Praxis

Nach seiner Genesung versucht Franz Vonessen im Herbst 1937 unter schwierigen Umständen – er wird von den Reichsversicherungskassen nicht zugelassen[145] – eine Privatpraxis aufzubauen. Er mietet eine Praxis am Hohenzollernring. Der Platz dort heißt seit neuestem Schlageter-Platz.[146] Die Praxis hat eine gute Lage. Franz Vonessen engagiert eine Sekretärin, kauft, da er lange Zeit als Lungenarzt gearbeitet hat, einen gebrauchten Röntgenapparat und wartet auf Patienten. Zwei sind es am Tag, manchmal drei, bald darauf sogar neun. „Und auf einmal", erinnert sich Tochter Marielene, „ist die Praxis übervoll, es gibt keine Sorgen mehr. Der Vater wird die Kredite zurückzahlen können. Die Angst ist gebannt."[147] Selbst NSDAP-Mitglieder finden sich in der Praxis ein, zumeist freilich nur solche, die sich innerlich schon wieder von der Partei gelöst haben. „Die wirklichen Partei-Anhänger", so der Arzt später, „fühlten sich bei mir nicht wohl und blieben meistens sehr bald weg. Sie merkten zu deutlich, welcher Geist bei mir herrschte. Sie äußerten gelegentlich zu meiner Helferin: ‚Bei Ihnen hier scheint man den Hitlergruß nicht gern zu haben!' Andere beschwerten sich über die Bilder, welche meine Warte- und Sprechzimmer zierten. Insbesondere ein Bild ‚Jesus heilt die Kranken' wurde von diesen Leuten beanstandet unter Hinweis auf das jüdische Milieu dieses Bildes. Aber ich reagierte auf solche Äußerungen überhaupt nicht."[148]

Mehr und mehr suchen im Jahr 1938 auch jüdische Mitbürger Dr. Vonessens Arztpraxis auf. Für ihn ist das keineswegs ungefährlich. Als Hitler am 30. März Köln besucht, um vor 60.000 Zuhörern eine Wahlrede zu halten, erscheinen Gestapo-Beamte in Ledermänteln in der Praxis. Vonessen erschrickt. Soll er sicherheitshalber verhaftet werden, weil seine Praxis an Hitlers Wegstrecke liegt? Doch die Beamten fragen nur, ob die anderen Mieter im Haus zuverlässig seien oder ob man „zur Vorsicht den einen oder anderen für die Tage des Hitlerbesuchs in Haft nehmen müsse". Als Vonessen abends diesen Vorfall zu Hause erzählt, kann man ihm seinen Schrecken noch anmerken.[149]

Die „Reichskristallnacht"

Bereits 1933 war die Familie Vonessen mit antisemitischen Hetzkampagnen hautnah in Berührung gekommen. Die Mutter hatte im Kaufhaus Tietz einkaufen und auch ihrer Tochter Marielene ein Heftchen mitbringen wollen. Doch sie war von braun Uniformierten rüde zurückgestoßen worden und tief verstört nach Hause zurückgekehrt.[150] Der Besitzer Alfred Leonard Tietz hatte sich nach wiederholten NS-Drohungen zuerst teilweise und dann ganz aus dem Geschäft zurückgezogen, das dann im September 1934 als „Westdeutsche Kaufhof Aktiengesellschaft" vollkommen „arisiert" wurde. Vor weiterer Verfolgung konnte sich die Familie Tietz nach Holland retten.

Im September 1935 hatten die „Nürnberger Gesetze" Jüdinnen und Juden zu Staatsbürgern zweiter Klasse degradiert sowie Ehen und außerehelichen Geschlechtsverkehr zwischen ihnen und Staatsangehörigen „deutschen oder artverwandten Blutes" verboten. 1938 wird die Stigmatisierung der Juden nun systematisch gesteigert. Sie müssen ihr Vermögen angeben, sofern es 5.000 Reichsmark übersteigt. Handwerksbetriebe und Fabriken müssen als jüdisch gekennzeichnet sein. Die Bevölkerung wird wiederholt aufgefordert, nicht in jüdischen Betrieben einzukaufen oder arbeiten zu lassen. Ab August müssen alle jüdischen Männer und Frauen in ihren Papieren die Vornamen Israel oder Sara hinzufügen. Im September wird jüdischen Rechtsanwälten und Ärzten die Zulassung entzogen. Letztere dürfen nur noch jüdische Patienten behandeln.

Im Oktober werden polnische Juden, die zum Teil schon lange in Deutschland leben, nach Polen abgeschoben. Daraufhin schießt der 17-jährige Herschel Grynszpan, dessen Eltern davon betroffen sind, am 7. November in Paris auf den Gesandschaftssekretär Ernst vom Rath, der zwei Tage später seinen Verletzungen erliegt. Das Attentat bietet Propagandaminister Joseph Goebbels sofort den willkommenen Anlass, die in München versammelten Führer der NSDAP zur Anstiftung von Pogromen zu ermutigen. Der Zeitpunkt ist günstig: Überall in Deutschland feiern Parteigenossen den 15. Jahrestag von Hitlers frühem Putschversuch. Eine beispiellose Hetze setzt nun auch in allen NS-Publikationsorganen ein, die zu den furchtbaren Ausschreitungen der „Reichskristallnacht" führt. Etwa 100 Synagogen werden in Deutschland zerstört, mindestens 8.000 jüdische Geschäfte verheert und zahllose Wohnungen demoliert. Handelswaren werden auf die Straßen geschleudert, Möbel, Spiegel und Bilder zerschmissen und wertvolle Gegenstände geraubt. Männer, auch Frauen und Kinder werden gequält und misshandelt, etwa einhundert Juden ermordet.[151]

In Köln werden die Synagogen in der Glockengasse, Roonstraße, St.-Apern-Straße, Körnerstraße, auf der Mülheimer Freiheit sowie der Betsaal in Deutz zerstört. Die Polizei versorgt neu angeworbene SA-Männer mit Beilen und Brecheisen. Jüdische Geschäfte werden zerstört, Möbel und Hausrat aus Wohnungen geworfen. Selbst Alte und Kranke werden von SA-Horden brutal misshandelt, der Frisör Moritz Spiro so sehr, dass er danach im Israelitischen Krankenhaus stirbt. Die zu Hilfe gerufene Polizei darf nur Diebstählen entgegenwirken, jüdische Menschen aber nicht beschützen. Die Feuerwehr muss sich darauf beschränken, den Brand von Synagogen nicht auf Nachbargebäude übergreifen zu lassen.[152]

Als die 13-jährige Marielene mit ihren Freundinnen mit der Straßenbahn zur Schule fährt, knirscht Glas in den Gleisen. Die

Mädchen sehen Geschäfte, in denen die Scheiben zerschlagen sind, sehen zertrümmerte Möbel, zerfetzte Lampen, zerschmetterte Gegenstände. Auch in Kölns Vororten dringen Randalierer in jüdische Häuser ein. Marielene kehrt entsetzt aus der Schule zurück, sieht in Braunsfeld die gleichen Zeichen der Zerstörung. Am Abend schickt der Vater sie in ein demoliertes Nachbarhaus, um die dort wohnende jüdische Familie Meyer zu fragen, ob sie Hilfe braucht. Das Mädchen schlägt den Mantelkragen hoch und kommt auf einem Umweg durch das unbebaute Nachbargrundstück an den Zaun, klettert darüber und nähert sich dem Haus. „Splitter über Splitter, Scherben über Scherben", so erinnert sie sich später. „Alles wild durcheinander. Ein Vertico, ein Stuhl zerbrochen, ein Spiegel zerschlagen, Bücher, Kleidung, Spielsachen, Tischdecken, Hauswäsche. Es liegt da alles wie tot." Sie klopft an die Tür, ans Fenster, ruft leise. Sie möchte helfen, sich verständlich machen. Aber nichts rührt sich. Die Familie Meyer konnte offensichtlich fliehen.[153]

Überall in Köln geschieht Ähnliches, besonders in der Innenstadt. „Das Volk zog zur Kämmergasse und zum Griechenmarkt", erinnert sich ein damals 16-Jähriger, „und man sah zu, wie den Juden die Geschäfte zerstört wurden und wie man die Menschen mit Tritten und Schlägen auseinandertrieb. Die Bevölkerung war geteilter Meinung, manche gingen mit einem verbissenen Gesicht hinweg und andere waren voll Zustimmung. Auch ich war erst schockiert, als man mit roher Gewalt gegen diese Menschen vorging, aber es hieß immer wieder: ‚Die Juden sind unser Unglück.' (…) Als man nun auch dem Nachbarn Moses ans Fell wollte, ging mein Vater in der Eigenschaft als Zellenleiter (…) dazwischen und bedeutete der johlenden Horde, daß dieser Mann im ersten Weltkrieg seine Pflicht getan hätte, und man bekäme es mit ihm zu tun, wenn man diesen Mann nicht in Ruhe ließe. Ja, auch dieses gab es damals, und Moses ist so lange nichts passiert, wie mein Vater noch zu Hause war."[154]

Systematisch versucht das NS-Regime den von ihm selbst in Gang gesetzten Terror zu verschleiern. Der „Westdeutsche Beobachter" bezeichnet die „Ereignisse" am 11. November als „Ausdruck einer gerechten Empörung der breitesten Schichten des deutschen Volkes" und „staunt" über die „bewundernswerte Disziplin", die von den Massen eingehalten worden sei. Doch bis in Regierungskreise hinein wird nun Unwillen über Räubereien und die Zerstörung von Eigentum geäußert. Goebbels, der propagandistische Urheber des Pogroms, fordert daraufhin in scheinheiliger Manier die Bevölkerung auf, von weiteren Aktionen „gegen das Judentum" abzusehen und die nächsten Schritte Regierung und Gesetzgebung zu überlassen.[155]

Hilfe zur Emigration

Immer mehr jüdische Patienten kommen nun in Dr. Vonessens Sprechstunde. Viele von ihnen, die jetzt auswandern wollen, bitten ihn um Atteste, die die Auswanderung erleichtern können. Er hilft, wo er kann. Das Belgische Konsulat ernennt ihn zum Vertrauensarzt, auch andere Konsulate senden Auswanderungswillige zu ihm. Bei den Nationalsozialisten gerät er nun immer mehr in Misskredit. Die Krankenkasse kündigt ihm die Mitgliedschaft für die gesamte Familie. Er protestiert erfolglos dagegen. Daheim verschafft sich die Familie gelegentlich auch mit politischen Witzen Luft: Eine Zeitung meldet, dass ein aus dem Zoo entsprungener Löwe von einem jungen Mann überwältigt und zurückgebracht wurde. Überschrift: „Heldenhafter Löwenbezwinger." Als sich herausstellt, dass der junge Mann Jude ist, korrigiert sich die Zeitung: „Dreister Judenlümmel belästigt harmlosen Löwen."[156]

Auch einer süddeutschen „arischen" Hausangestellten, die ihrer Dienstherrin nach Belgien nachfolgen möchte und von Dr. Vonessen, dem Vertrauensarzt des belgischen Konsulats, in Köln ein entsprechendes Gesundheitszeugnis erhält, wird die Einreise nach Belgien verwehrt. Franz Vonessen nimmt sie als Hausangestellte in sein Haus auf. Zu den Kindern entsteht „eine Freundschaft über Jahre hinweg".[157]

Jüdische Familien bemühen sich nun in Deutschland immer verzweifelter um die Emigration. Zwischen Ende 1938 und dem Kriegsbeginn 1939 fliehen etwa 80.000 von ihnen unter dramatischen Umständen aus Deutschland. Dokumente werden „frisiert",

Besitztümer herausgeschmugggelt, Bürokraten überlistet und Intrigen unterlaufen. Viele fliehen illegal über die Grenze – 1.500 allein in die Niederlande, die am 17. Dezember 1938 ihre Grenzen schließen. Die britische Regierung nimmt 10.000 jüdische Kinder auf, verweigert aber 21 Juden die Einreise nach Palästina. Die Flucht verzweifelter Familien führt nach Großbritannien, in die USA, nach Lateinamerika, trotz britischer Verbote nach Palästina sowie ins weit entfernte Schanghai.[158]

Weit entfernt von Emigrantenschicksalen genießt die Familie Vonessen im Sommer 1939 einen letzten friedlichen Sommerurlaub in einer Pension im Schwarzwald. Franz Vonessen hat die bisherigen Gefährdungen, wenn auch gesundheitlich angeschlagen, überstanden. Doch nun drohen ihm wie der ganzen Familie neue, vom NS-Regime provozierte tödliche Gefahren: eines Krieges, der infolge systematischen Kranken-, Juden- und Völkermords Täter und Opfer, Mitläufer und Widerstandskämpfer, Männer, Frauen und Kinder ins Verderben ziehen wird.

III. Kriegsjahre

Im August 1939 herrscht noch die Ruhe vor dem Sturm, auch in Köln. 40.000 Zuschauer bejubeln bei einem Leichtathletik-Länderkampf im Müngersdorfer Stadion den Sieg Deutschlands über Großbritannien. Vier Kinos zeigen einen neuen Film mit Heinz Rühmann („Lumpazivagabundus"), ein anderes „Hallo Janine" mit Marika Röck und Johannes Heesters. Doch mit dem Nichtangriffspakt zwischen Deutschland und der Sowjetunion rückt die Möglichkeit eines von der NS-Propaganda geschürten Krieges gegen Polen täglich näher. Am 26. August werden den wehrpflichtigen Männern der Jahrgänge 1898 bis 1900, sofern sie nicht in kriegs- oder lebenswichtigen Bereichen beschäftigt sind, Einberufungsbescheide zugestellt.[159]

Die deutsche Aggression

Noch vor Kriegsbeginn ist die Bevölkerung verpflichtet worden, für die Verdunkelung von Fenstern und Türen zu sorgen. Franz Vonessen hat deshalb Klappläden am Haus anbringen lassen. Am Morgen des 1. September 1939 können alle am Radio lauschenden Deutschen die Reichstagsrede des „Führers" hören, die in den lügenhaften Sätzen gipfelt: „Polen hat nun heute zum erstenmal auf unserem eigenen Territorium auch durch reguläre Truppen geschossen. Seit 5.45 Uhr wird jetzt zurückgeschossen! Und von jetzt an wird Bombe mit Bombe vergolten!"[160] In Köln verhaftet die Gestapo 22 Personen wegen des Verdachts von Widerstandsaktionen gegen die Mobilmachung.[161]

Der „Feindsender“ als Nachrichtenquelle für den Krieg im Norden

An diesem Morgen kauft Franz Vonessen in Braunsfeld erstmals ein Radio, den größten für ihn erreichbaren Apparat der Marke „Blaupunkt“. Die Kinder sind überrascht und erfreut. Endlich Schlager, endlich Unterhaltung, endlich Nachrichten, endlich so sein dürfen wie die anderen. Der Vater hat Anderes im Sinn. Er glaubt, nur mit einem derart teuren Gerät Nachrichten aus England empfangen zu können. Am Abend – die Familie sitzt nach dem Essen noch am Tisch – hört die 18-jährige Gisela als erste die Stimme aus London und teilt Minuten später schreckensbleich die Meldung mit, Deutschland habe das Abhören von „Feindsendern“ verboten. In besonders schweren Fällen werde das die Todesstrafe nach sich ziehen. Am nächsten Tag tauscht Franz Vonessen den „Blaupunkt“ gegen einen winzigen, unauffälligen „Volksempfänger“ ein, ein für 35 Reichsmark zu Propagandazwecken angepriesenes Massenprodukt. Abend für Abend sitzt die Familie nun bei heruntergelassenen Rolläden davor. Jeweils ein Mitglied lauscht, die Hände zu einer Hörmuschel geformt, der Stimme des englischen Sprechers und berichtet den anderen. Das Telefon ist aus Furcht vor eingebauten „Wanzen“ dreifach in Decken gehüllt.[162]

Nachdem Frankreich und England am 3. September Deutschland den Krieg erklärt haben, versucht Hitler vergeblich, am 6. Oktober mit einem Sonderfriedensangebot an England Zeit zu gewinnen.[163] Verhandlungsvorschläge des britischen Premierministers Neville Chamberlain weist er eine Woche später zurück. Er werde, so erklärt er am 21. Oktober vor Reichs- und Gauleitern, den Krieg gegen England entfesseln, auch mit Angriffen auf die Großstädte. Mit Anspielungen auf das mittelalterliche „Heilige Römische Reich Deutscher Nation“ erklärt er, er werde das alte Deutschland wieder schaffen, das auch Belgien und die Schweiz umfasse.[164] Goebbels teilt er mit, er habe Burgund zur Neuansiedlung für Südtiroler vorgesehen. „Er eilt in allen Maßnahmen der Entwicklung weit voraus“, bemerkt der Propagandaminister dazu. „Wie übrigens jedes Genie.“[165]

Bevor die Offensive im Westen beginnen könne, erklärt Hitler, müsse Deutschland die Kontrolle über Skandinavien und die nördlichen Seewege erlangen. Entsprechende Operationen werden von der Marine begonnen. Britische Kriegsschiffe verminen daraufhin am 8. April 1940 die Gewässer rund um die norwegische Hafenstadt Narvik. Zwar wird die Stadt von den Deutschen erobert, schließlich auch die Hauptstadt Oslo, doch die deutsche Marine erleidet schwere Verluste. Ein Großteil ihrer Schiffe ist für den Rest des Jahres nicht mehr einsatzfähig.[166]

Und so berichtet der von der Familie Vonessen heimlich eingeschaltete „Feindsender" im Wesentlichen von Seegefechten in der Nordsee.[167] Deutsche Marinesoldaten werden in den NS-Medien erstmals als „Heldentote" gemeldet – „gefallen für Führer, Volk und Vaterland". Eine Frau in Köln, der eine solche Nachricht über ihren Sohn zugestellt wird, wird von zahllosen anonymen Anrufern darüber informiert, dass der Totgesagte laut Feindsender unter den Geretteten und Gefangenen ist. Der Totengottesdienst wird dennoch in tiefer Trauer gefeiert. Weder der Pfarrer noch die scheinbar verzweifelte Mutter noch andere Mittrauernde dürfen verraten, dass sie genauso gut informiert sind wie wohl auch die Behörden.[168]

Besuch eines entlassenen KZ-Häftlings

Im März 1940 besucht Karl Maria Stepan, der ehemalige katholische Landeshauptmann der Steiermark, den in Braunsfeld in der Wiethasestraße wohnenden Regierungsrat Joseph Hendrickx. Stepan war als Nazigegner kurz nach der im Vorjahr erfolgten „Eingliederung" Österreichs ins KZ Dachau eingeliefert und erst wenige Wochen zuvor wieder entlassen worden. Hendrickx besucht mit ihm für einige Stunden seinen Nachbarn und Freund Franz Vonessen. Die Rolläden werden heruntergelassen und Kissen über das Telefon gelegt. Am nächsten Tag teilen die Eltern auch den Kindern mit, was sie von Stepan erfahren haben. „Was er unter dem Siegel der Verschwiegenheit erzählte", so später Marielene, „war so unvorstellbar, daß es das, was die Eltern den Nazis bisher zugetraut hatten, weit übersteigt". Die 15-Jährige weiß nun: „Die andersdenkenden Deutschen werden nicht nur gefangen gehalten, sie werden gequält, geschlagen, gedemütigt, entwürdigt, auf viehische Weise gefoltert." Stepan hatte bei seiner Entlassung aus dem KZ unterschreiben müssen, er sei korrekt behandelt worden. Man hatte ihn davor gewarnt, auch nur ein einziges Wort über Dachau zu erwähnen. „Aber er fühlt sich verpflichtet, die Wahrheit zu verbreiten."[169]

Es ist das erste Mal, dass die Familie authentische Nachrichten aus einem Konzentrationslager bekommt. Das KZ Dachau war bereits 1933 als Erstes auf Veranlassung des damaligen kommissarischen Münchener Polizeipräsidenten Heinrich Himmler in einer ehemaligen Pulverfabrik errichtet worden. Nach der „Reichskristallnacht" waren zahlreiche jüdische Männer – aus Köln etwa 800 – hier eingeliefert und mit dem Ziel der Auswanderung zum Teil wieder entlassen worden. Jetzt werden etwa sechstausend Kommunisten, Sozialdemokraten, Angehörige bürgerlicher Parteien und Juden auf der Grundlage des „Dachauer Modells" malträtiert. Ab 1941 werden hier Hunderte von Häftlingen durch Unterdruck- und Unterkühlungsversuche qualvoll getötet.[170]

Helfer der gefährdeten Juden

Das Leben wird nun auch in Köln immer gefährlicher. Nach den ersten britischen Bombenangriffen im Mai 1940 sterben allein in der Nacht zum 2. März 1941 21 Menschen, 900 werden obdachlos. In den Kellern der Privathäuser legen die Bürger Durchbrüche zu den Nachbargebäuden an, um Fluchtmöglichkeiten für den Ernstfall zu schaffen. Die in Köln sesshaft gewordenen Sinti und Roma werden zusammen mit über 1.500 aus anderen Orten vom Bahnhof Deutz-Tief aus in polnische Ghettos und Lager verschleppt.

Ab Herbst 1941 müssen Juden den Judenstern tragen, Emigrationen werden prinzipiell unterbunden, bereits erstellte Visa von der Gestapo für ungültig erklärt. Die „besseren" Stadtteile – auch Braunsfeld – sind jetzt „judenfrei". Am 22. Oktober erfolgt die erste Deportation von über tausend Personen nach Lodz/Litzmannstadt. Zu den medizinischen Begleitpersonen gehört auch Dr. Herbert Lewin, langjähriger Chefarzt im Israelitischen Krankenhauses in Köln-Ehrenfeld. Zwei weitere Deportationen folgen im Oktober und Dezember, die eine nach Lodz, die andere nach Riga. Nur mit 50 Kilogramm Gepäck, später 25 Kilogramm und 100 Reichsmark, später 50 Reichsmark müssen sie ihren Weg ins Ungewisse antreten – anfänglich noch mit vagen Hoffnungen auf ein erträgliches Leben.[171]

Immer seltener kann Dr. Vonessen den Bedrohten jetzt noch durch „weitherzige Atteste" helfen,[172] wird schließlich von der Gestapo wegen seiner „Weichherzigkeit" verwarnt. Daraufhin setzt er bei der Behandlung falsche Namen ein. Jüdische Menschen, denen er zu einem Versteck verhilft, versorgt er mit Lebensmitteln und Lebensmittelkarten der eigenen Familie.[173] Nach Fliegerangriffen Untergetauchten verhilft er zu solchen Karten, indem er sie als fliegergeschädigt unter falschen Namens- und Wohnungsangaben anmeldet.[174]

Kirchlicher Widerspruch gegen die „Euthanasie-Aktion"

Seit dem Jahr 1939 ist die Situation für „Erbkranke" durch die geplante „Euthanasie" immer bedrohlicher geworden.[175] Im Juli hatte in Berlin ein Treffen von „Fachleuten" stattgefunden, bei dem ein „Euthanasieprogramm" als „geheime Reichssache" vorgestellt und wenig später von Hitler sanktioniert wurde. Eine Organisation zur Durchführung des Programms wurde gegründet und nach ihrem Sitz in der Berliner Tiergartenstraße 4 mit dem Tarnnamen „T 4" versehen. Die Aktion begann mit Krankenmorden in den besetzten polnischen Gebieten und wurde danach im Deutschen Reich fortgesetzt.[176]

Ende Oktober 1939 bereits hatte der Leiter der katholischen Anstalt Liebenau in Südwestdeutschland dem Anstaltsberater der Caritas-Anstalten Württembergs mitgeteilt, er habe aus der Umgebung des Reichsgesundheitsführers erfahren, dass eine entsprechende Aktion bevorstehe. Den ersten Protest dagegen erhob

Erzbischof Gröber, der noch 1938 gegen seinen Willen aus der SS ausgeschlossen worden war. Nachdem dem Bischöflichen Ordinariat in Freiburg Todesfälle von Anstaltsinsassen gemeldet worden waren, versuchte Gröber sich durch Anfragen beim badischen Innenministerium Klarheit zu verschaffen. Daraufhin durften keine Patienten mehr in kirchliche Anstalten eingewiesen werden. Gröber protestierte auch dagegen – vergeblich.[177]

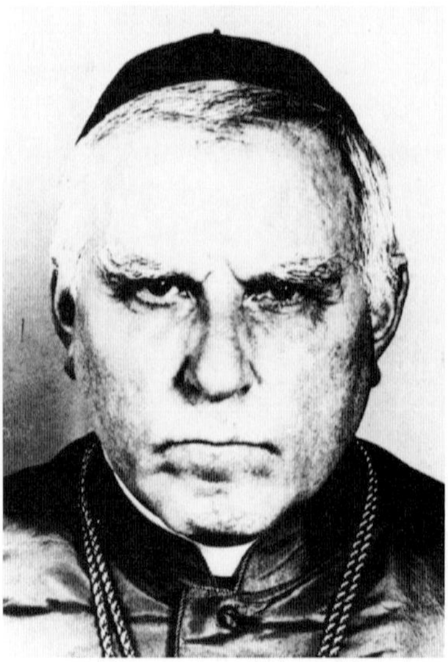
Clemens August Graf von Galen, Bischof von Münster (1878–1946)

Nachdem der Breslauer Kardinal Bertram, Vorsitzender der Fuldaer Bischofskonferenz, Anfang 1940 trotz Drängen des Münsteraner Bischofs Clemens August Graf von Galen mit seinem Protest noch gezögert hatte, verurteilte die im August stattfindende Bischofskonferenz unter seinem Vorsitz jede Vernichtung „lebensunwerten Lebens" und verbot den katholischen Heil- und Pflegeanstalten die Mitwirkung. Der Münchener Kardinal Faulhaber sammelte Beweise von „Euthanasie"-Vorgängen und konfrontierte das Reichsjustizministerium im November damit. Neben göttlichen Geboten verwies er auf die Verpflichtung der Bischöfe gemäß Artikel 16 des Reichskonkordats, in der Sorge „um das Wohl und Interesse des deutschen Staatswesens jeden Schaden zu verhüten, der es bedrohen könnte". Im Dezember wurde die Vernichtung „lebensunwerten Lebens" auch von Pius XII. verurteilt.

Nachdem Bischof von Galen im Juni 1941 gegen drohende Krankenmorde in Westfalen vergeblich mit Protest und Anzeige wegen Mordes reagiert hatte, informierte er im Juli mit einem Hirtenbrief erstmals die Öffentlichkeit und hielt am 3. August seine Aufsehen erregende „Euthanasie"-Predigt. Unverbrämt berichtete er der Gemeinde von seiner Anzeige gegen die Massenmorde in den Anstalten, in denen die Kranken wie ein unheilbar lahmes Pferd, „wie eine Kuh, die nicht mehr Milch gibt“, vernichtet würden. Er warf dem NS-Regime vor, gegen all zehn Gebote zu verstoßen, und forderte zum sozialen Boykott auf: „Mit jenen, die unschuldige Menschen, unsere Brüder und Schwestern, dem Tode überlieferten, mit denen wollen wir jeden vertrauten Umgang meiden (...), damit wir nicht mitschuldig werden und somit anheimfallen dem Strafgericht, das der gerechte Gott verhängen muß und verhängen wird.“[178]

Dem Vorbild von Galens folgend wenden sich nun viele katholische und auch evangelische Geistliche offen an ihre Gemeinden. Der Berliner Dompropst Bernhard Lichtenberg fordert darüber hinaus vom Reichsärzteführer Leonardo Conti Rechenschaft über die von ihm befohlenen oder gebilligten „Verbrechen, die des Herrn über Tod und Leben Rache über das deutsche Volk herausfordern“. In Lübeck werden drei junge Kapläne vom Volksgerichtshof hingerichtet. Dompropst Lichtenberg stirbt nach brutaler Haft im November 1943. Hitler entscheidet sich, die Verfolgung von Galens bis zum Kriegsende zurückzustellen.[179]

In der Regel befolgen Pflegekräfte in katholischen Pflegeanstalten das Verbot einer Mithilfe bei Vorbereitung oder Durchführung von Krankenmorden. In Ausnahmefällen gelingt die Rettung von Patienten. An manchen Orten erklären sich Schwestern zur Mithilfe – zu „Veronika“-Diensten – bereit (benannt nach einer Frau, die einer Legende zufolge Jesus, als er das Kreuz trug, ein Schweißtuch reichte). Sehr selten wird das „Euthanasie“-Programm offen befürwortet – so etwa von Joseph Mayer, der seit 1930 als Professor für Moraltheologie in Paderborn lehrt.[180]

Aus Kölner Kliniken werden zwar „Erbkranke“ auf Umwegen in Tötungsanstalten verbracht, doch kommt es in den Kliniken selbst zu keinem Krankenmord. Das mag unter anderem der Grund dafür sein, dass in der katholischen Kirche in Köln nur geringer Protest dagegen laut wurde. So werden der Rektoratspfarrer Karl Manstetten im September 1941 eine Woche und der Kaplan Karl Gehlen im Januar 1942 fünf Tage lang in Schutzhaft genommen, weil sie von Galens „Euthanasie“-Predigten vervielfältigt und verteilt hatten. Im Bereich der Erzdiözese Köln werden einige Geistliche aus gleichem Grund in ähnlicher Weise bestraft.[181]

Erfahrungen mit der deutschen Macht im Osten

Nach Hitlerdeutschlands erfolgreichen Eroberungszügen in Mitteleuropa, auf dem Balkan und in Griechenland beginnt im Juni 1941 der Feldzug gegen die Sowjetunion. Deutsche Truppen erobern Litauen, Lettland und große Teile Weißrußlands. Die Kesselschlacht bei Bialystok endet im Juli mit der blutigen Niederlage des Gegners. Panzerverbände unter General Heinz Guderian erreichen Smolensk, die 16. Armee schnürt Leningrad ab, die 18. rückt im August bis Nowgorod und Gebirgsjäger stoßen von Narvik über Nordfinnland in Richtung Murmansk vor. Im Herbst sind etwa drei Millionen sowjetischer Soldaten verwundet oder getötet worden. Ungefähr dieselbe Zahl ist in Kriegsgefangenschaft geraten. Ebenso wie sie wird auch die Zivilbevölkerung unter ständiger Verletzung des Völkerrechts grausam misshandelt.[182]

Diese Grausamkeiten hat die Bevölkerung in Polen schon seit 1939 zu erleiden, im „Warthegau“ genannten Gebiet der früheren Provinz Posen besonders durch den fanatischen Chef der Zivilverwaltung, Arthur Greiser.[183]

Protest gegen die Zerstörung religiöser Symbole im „Warthegau“

Franz Vonessens 18-jähriger Sohn Franz Klemens ist inzwischen zum „Reichsarbeitsdienst“ (RAD) eingezogen worden und befindet sich im August im Gebiet von Bad Wieniec im „Reichsgau Wartheland“. Am Ende seiner Dienstzeit erzählt er seiner Familie von seinen Erlebnissen. Spontan entwirft der Vater einen Brief an den „Reichsarbeitsführer“ in Berlin:

„Mein Sohn Franz Klemens ist am 16.11.41 aus dem RAD zurückgekehrt. Er gehörte der Abteilung K 1/37 in Osienciny an. Auf meine ausdrücklichen Fragen bestätigte er, was ich bereits vorher von anderer Seite gehört hatte, nämlich folgendes: In einer Nacht zog die ganze Abteilung los, jeder Zug für sich, mit dem Auftrag, Kruzifixe und religiöse Statuen zu zerstören. Dieser Befehl wurde so ausgeführt, dass die Statuen zerschlagen und die

Holzkreuze abgesägt und später im Lager als Brennholz verwandt wurden. Mein Sohn hatte den Auftrag, während dieser Zerstörungsaktionen Wache zu stehen, um Annäherung Fremder zu verhindern. Am übernächsten Tag hat mein Sohn eine Beschwerde über diese Unternehmung an den zuständigen Gruppenführer gerichtet. Die Beschwerde wurde verworfen."

Mit einer listigen Begründung versucht Franz Vonessen nun, diesen Vorfall als Verletzung der NS-Interessen zu brandmarken: „Ich stelle hierzu fest, daß die oben angegebene Abteilung des Reichsarbeitsdienstes sich in gröblichster Weise gegen das vom Führer aufgestellte Parteiprogramm, das ausdrücklich den christlichen Religionsgesellschaften Schutz zusichert, vergangen hat. In einer Zeit, wo die Regierung des Führers genötigt ist, die Behauptungen ausländischer Staatsmänner über angebliche kirchenfeindliche Einstellung u. Absichten des Führers öffentlich zurückzuweisen, muß eine solche Handlungsweise von Dienststellen des RAD geradezu als Sabotage am Werk des Führers angesehen werden."

Sodann weist Franz Vonessen darauf hin, dass zwei seiner Kinder – neben Franz Klemens die älteste Tochter Gisela – bereits im RAD waren und vier jüngere folgen würden. Daher habe er als Vater das Recht, Einspruch gegen kirchen- und religionsfeindliche Handlungen zu erheben, durch die der RAD „die ihm anvertrauten Arbeitsmänner mißbraucht". Sodann folgt die Bitte an den Reichsarbeitsführer, „die verantwortlichen Stellen zur Rechenschaft zu ziehen und dafür zu sorgen, dass solche schändlichen Handlungen in Zukunft unter allen Umständen verhütet werden".[184]

Glücklicherweise schickt der empörte Vater diesen tollkühnen Brief nicht ab. War doch die Beschwerde des Sohnes, die Katholiken seiner Abteilung würden durch den Befehl zur Zerstörung der religiösen Symbole gezwungen, „gegen ihre eigene Religion vorzugehen", schon riskant genug gewesen! Der Führer seiner Abteilung hatte ihm erwidert, er habe nicht das Recht, sich für andere, sondern nur für seine eigene Person zu beschweren. Außerdem habe auf Anfragen seines Vorgesetzten, „ob jemand aus Gewissensgründen gegen die beabsichtigten Maßnahmen eingestellt sei", niemand geantwortet. Durch seine falsche Behauptung einer zwangsweisen Maßnahme habe er sich „somit strafbar gemacht".[185]

Von „Gewissensgründen" sei nie die Rede gewesen, erzählte hingegen der Sohn den Eltern. Doch bestraft war er auch nicht worden. Man wolle „keine Märtyrer machen", hatte man ihm mündlich mitgeteilt. Schikanen blieben in der Folge nicht aus. Einen Tag vor seiner Entlassung am 16. November hatte er auf Befehl seines Vorgesetzten einen ebenso erschütternden wie subversiv ironischen Erlebnisbericht über einen brutalen RAD-Einsatz geschrieben: „Die Zeit unseres Einsatzes war kurz, und der Einsatz selbst hat nicht alle unsere Erwartungen erfüllt. Aber trotzdem hat er uns mehr gegeben an Erlebnissen und damit an Lehren, als es die langen Monate der Lagerzeit konnten. Vieles ist jetzt, wo der Einsatz der Vergangenheit angehört, schon vergessen. Aber es gibt Erlebnisse, die man nicht vergißt. Dazu gehört eines, das wir bei der Gefangenenbewachung hatten.

Wir hatten auf der Baustelle Mittag gemacht und wollten nachher weiterarbeiten. Aber kurz vor dem Ende der Mittagspause kam der Befehl, ins Lager zurückzukehren. Die Gefangenen, die während der Mittagspause stets auf einem kleinen Feld zusammengetrieben wurden, sollten also sofort abrücken; aber viele von ihnen hatten ihre Habseligkeiten, die sie immer bei sich führten, auf dem Arbeitsplatz zurückgelassen, da ja sonst nach der Mittagspause weiter gearbeitet wurde, und gingen unter Bewachung eines Arbeitsmannes zurück, um sie zu holen. Als sie nach einigen Minuten noch nicht zurück waren und dadurch den Abtransport der Gefangenen aufhielten, gab unser Oberfeldmeister den Befehl, dass alle Gefangenen sich platt auf den Boden zu legen hätten, bis ihre Kameraden zurück wären. Der Befehl wurde vom Dolmetscher übersetzt, und die Gefangenen folgten zögernd dem Befehl soweit, dass sie sich auf die Knie niederließen. Sie scheuten sich, sich platt hinzulegen, da auf dem sumpfigen Feld das Wasser teilweise handhoch stand und viele ältere Männer, sogar welche von offensichtlich ca. 50 Jahren, unter ihnen waren; wahrscheinlich auch, weil sie nur sehr mangelhaft bekleidet waren und sicher keine trockenen Sachen zum Wechseln hatten. Darauf gab der Oberfeldmeister den Befehl, die Gefangenen gewaltsam zum

Gehorsam zu zwingen. Als die meisten zögerten, drohte er mit strenger Bestrafung. Da wurden einige Gefangenen nun mit Gewalt ganz auf den Boden geworfen. Aber die meisten kauerten noch immer auf dem Boden, halb aufrecht und dicht aneinander gepreßt. Da ließ Oberfeldmeister Eckard durch den Dolmetscher verkünden, wenn die vier Gefangenen in 2 Minuten nicht zurück wären, würden sie alle erschossen. Zur Unterstützung seiner Worte wurden wir alle um die Gefangenen verteilt und mußten eine Patrone in den Lauf einführen. Die Gefangenen erhoben ein klägliches Wimmern, manche älteren Männer rannen die Tränen über die Backen, einige stießen flehentliche und unverständliche Laute aus. Sie preßten sich noch enger aneinander, als glaubten sie sich dadurch schützen zu können. Die nackte, gräßliche Todesangst stand ihnen auf den Gesichtern. Das Jammern und Wimmern wurde immer stärker und lauter. Da gab nach etwa einer Minute der Oberfeldmeister den Befehl, einen Schuß in die Luft abzugeben. Die Schüsse krachten, und in diesem Augenblick erschienen die vier Gefangenen am Waldesrand, unter Tränen der Erlösung wurden die Gefangenen begrüßt. Durch dieses Erlebnis lernten wir, wie hart wir Deutsche zu den russischen Soldaten sein müssen, die für den Bolschewismus gekämpft haben.

Verstärkt wurde dieses Erlebnis durch ein zweites, das wir einige Minuten später hatten. Hinter dem Bauernhof, der ganz nah beim Wald lag, stand ein Russe – vielleicht war es ein Gefangener, der dort arbeitete, – der die Frechheit besaß, unseren Oberfeldmeister nicht zu grüßen. Der bestrafte ihn dafür, indem er ihm mit einem Stock, den er bei sich trug, auf den Kopf und ins Gesicht schlug. Der Russe wußte zuerst nicht, was man von ihm wollte, und sah ganz erschrocken drein; aber als die Schläge immer dichter und härter prasselten, fiel dem dickfelligen Russen die Mütze endlich vom Kopf. Diesem Russen wurde der Anstand gründlich beigebracht. So war dieser Mittag so erlebnisgefüllt, dass wir ihn nicht schnell vergessen werden.“[186]

Franz Klemens Vonessen entgeht auch in der Folgezeit – abgesehen von zweimaligem Bunkerarrest – schärferer Bestrafung. In seiner Entlassungsurkunde – so seine Erinnerung – wird ihm bescheinigt werden, er sei für das Studium an einer deutschen

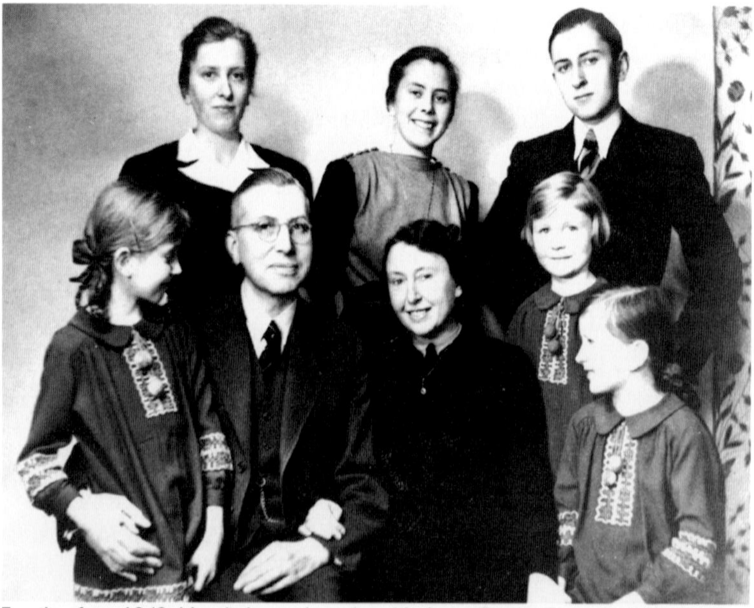
Familienfoto 1942. Von links nach rechts: Hedwig, Gisela, Franz und Hedwig Vonessen, Marielene, Hildegard, Franz Klemens, Brigitte

Universität ungeeignet, doch sie erreicht durch Versagen der Bürokratie ihr Ziel nicht. So kann er noch ein Semester lang studieren, bevor er im Frühjahr 1942 zum regulären Kriegsdienst eingezogen wird.[187]

Erlebnisse eines deutschen Försters in Polen

Eines Tages besucht ein Förster Dr. Vonessens Arztpraxis und erzählt ihm, er sei nach Polen versetzt worden, um dort die polnischen Wälder für Deutschland nutzbar zu machen. Er habe geglaubt, damit etwas Gutes zu tun, das Wild nicht überhand nehmen zu lassen und Holz für die deutsche Wirtschaft zu besorgen. Aber was er dann erleben musste, habe ihn erschüttert.

Marielene Vonessen hält später den Bericht des Försters, so wie ihn der Vater zu Hause weitererzählte, in ihren Erinnerungen fest: „Nein, er habe es sich nicht vorgestellt, was ihn dort erwartete. Die Polen, das seien doch auch Menschen. Aber wie würden sie behandelt? Sie hungern, sie hungern buchstäblich. Die Kinder stehen auf der Straße und betteln. Die Menschen haben zerschlissene Kleider. Sie müssen den Bürgersteig verlassen, wenn ein Deutscher kommt. Sie müssen grüßen, unentwegt grüßen, unterwürfig, sklavisch. Man schlägt auf sie ein, blindlings, rücksichtslos. Man verhaftet sie, sperrt sie in feuchte Keller, aus denen Schreie ertönen, schreckliche markdurchdringende Schreie. Selbst Kinder werden auf der Straße verhaftet. Eine Familie habe für ihn die Wohnung räumen müssen. Sie durften nichts mitnehmen. Er dachte sich, wovon leben die Menschen dann? Wie kommen sie zurecht? Er ließ nicht locker. Er ging der Sache nach. Er machte die Familie ausfindig. Die fünf Personen lebten in einem einzigen Raum, der nicht geheizt werden konnte. Sie trugen Lumpen auf dem Leib. Es ging ihnen elend. Nicht einmal der Trost, daß sie zusammenbleiben durften, war ihnen vergönnt. Die Mutter musste in einer Fabrik frönen, der Vater war längst zu irgendwelchen Zwangsarbeiten eingezogen. Die vier Kinder versuchten, einander beizustehen. Eins war wegen eines Diebstahls in eine Erziehungsanstalt gekommen. Der Förster habe versucht, diesen Kindern zu helfen. Ihnen beizustehen. Aber er wurde verwarnt. Polen, Polacken, das seien keine Menschen, Untermenschen sind es, die schlechter zu behandeln sind als das liebe Vieh. Polnische Schweine sind hochgeschätzt. Aber Polacken, das sei Verrat an Deutschland, die zu schonen, sich um sie zu kümmern, denen etwas zukommen zu lassen, während die Heimat hungert.“[188]

Die Zerstörung der Städte

Während die NS-Eroberungsfeldzüge immer verlustreicher fortgeführt werden, wird das „Reich“ immer stärker bombardiert. Hitler hatte im September 1939 mit Terrorangriffen aus der Luft auf Warschau begonnen. Im Frühjahr 1940 eskalierte der Bombenkrieg. Am 10. Mai wurde Winston Churchill Premierminister. Einen Tag später erklärte sein Kabinett, auf deutsche Zivilisten werde bei Bombenangriffen keine Rücksicht mehr genommen.[189]

Feuerstürme

Die ersten Angriffe auf Mönchen-Gladbach, Dortmund, Essen, Hamm, Aachen und Hannover zielten – wenn auch zum Teil ungenau – auf Militär- und Industrieanlagen und töteten einige hundert Zivilisten. Am 14. Mai 1940 bombardierten deutsche Verbände Rotterdam. Auch hier versuchten die Piloten, vor allem militärisch relevante Ziele zu treffen. Doch 825 Zivilisten starben. Am 5. Juni begannen die ersten deutschen Angriffe auf Flughäfen und Militäranlagen in England.[190] Einen Monat später erklärte Churchill, nichts anderes werde die Deutschen zur Vernunft bringen und in die Knie zwingen als „ein absolut verheerender Ausrottungsangriff mit überschweren Bombern". Noch vor dem deutschen Angriff auf Coventry am 14. November befahl er, verstärkt Brandbomben über deutschen Städten abzuwerfen, um den Feuern „jede Gelegenheit zu geben, sich auszudehnen". Am 16. Dezember zerstörten britische Bomber dann auch planmäßig die Mannheimer Innenstadt.[191]

Nach dem deutschen Überfall auf die Sowjetunion im Juli 1941 befahl Churchill, die Moral der deutschen Zivilbevölkerung insgesamt zu zerstören, besonders die der Industriearbeiter. Doch erst im Februar 1942 ging die Royal Air Force (RAF) mit einer „Area Bombing Directive" des Kriegskabinetts systematisch zum Flächenbombardement über.[192] Nun begann Arthur Harris als Chef der Bomberflotte das „moral bombing" gnadenlos durchzusetzen. Am Palmsonntag wählte er die militärisch unwichtige Stadt Lübeck mit ihren vielen Fachwerkhäusern dazu aus; denn sie gleiche – so Harris – „eher einem Feueranzünder als einer menschlichen Siedlung". 320 Menschen kamen in den Flammen ums Leben. Wenige Tage später erfolgten die Angriffe auf Rostock und Köln.[193]

Die „1000-Bomber-Angriffe"

Am 28. Mai 1942 ist Köln Ziel eines schweren Luftangriffs, der vor allem die Südstadt trifft. Löschzüge der Feuerwehr werden nicht selten von ihren ersten Einsatzstellen zu den brennenden Häusern von NS-Parteigenossen umdirigiert – meist vergeblich. Am 30. Mai folgt in einer lauen Frühlingsnacht ein verheerender Angriff, der die Innenstadt in Trümmer legt. „Gebt's ihnen, genau unter das Kinn", hatte Luftmarschall Arthur Harris den Piloten befohlen.[194] Der „Daily Herald" gibt am 1. Juni die Eindrücke eines Piloten wieder. „Es war zu gigantisch, um wahr zu sein. Unter uns brannten in jedem Stadtteil Häuser. Der Himmel über Köln war belebt wie der Picadilly Circus. Ich konnte jeden einzelnen Bombertyp in unserer Streitmacht im Schein des Mondes und der Brände erkennen."

474 Menschen kommen ums Leben, über 5.000 werden zum Teil schwer verletzt, 45.000 verlieren einen Großteil ihrer Habe und werden über Nacht obdachlos. 3.300 Gebäude werden völlig zerstört, weitere 9.510 stark beschädigt. Auch drei der ältesten deutschen Kirchen liegen in Trümmern: St. Maria im Capitol, St. Aposteln und St. Gereon. Der Pfarrer von St. Gereon lässt einen hochrangigen Parteimann bitten, das kulturgeschichtlich bedeutende Bauwerk zu retten. Der erwidert: „Wir brauchen keine Kirchen mehr."[195]

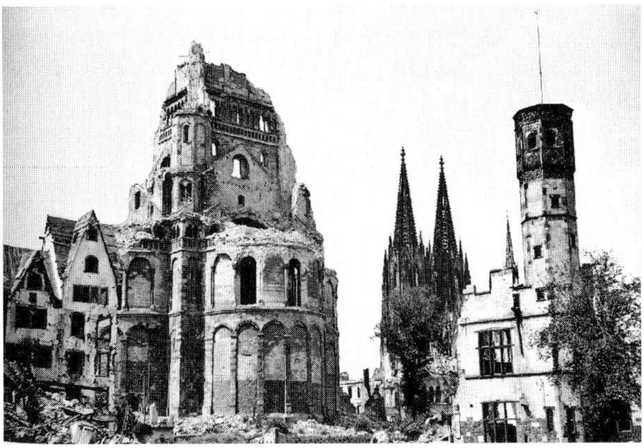

Groß Sankt Martin und Stapelhausturm, August 1946

Umso mehr sind die Nazi-Größen auf die Rettung ihrer eigenen Häuser bedacht. „Der hiesige Gauleiter, Herr Staatsrat Grohé", schreibt kurz darauf der in Köln residierende Schweizer Konsul Franz-Rudolph von Weiss an seinen Minister, „hatte Order gegeben, dass vor seiner in der Fürst-Pücklerstr. gelegenen Wohnung ein Löschzug für alle Fälle in Bereitschaft stehen musste. Er trat auch in Tätigkeit, als einige Brandbomben auf das Haus des Gauleiters gefallen waren. Der Löschzug verblieb die ganze

Nacht bei seiner Wohnung, während Hunderte von Wohnungen und Häusern im Werte von Millionen schutzlos den Flammen überlassen werden mussten."[196]

Franz Vonessen steht am 1. Juni vor den rauchenden Trümmern des hohen Miethauses am Hohenzollernring, in dessen erster Etage er seine Arztpraxis eingerichtet hatte. Er entdeckt den lädierten Röntgenapparat und halb verschmorte Karteikarten seiner Patienten. In den nächsten Wochen eröffnet er in der Braunsfelder Wiethasestraße eine neue Praxis.[197] Zahllose andere Familien sind obdachlos und ohne Chance, in der zerstörten Stadt noch ein Unterkommen zu finden. Die Stadtverwaltung evakuiert Tausende von Kölner Bürgern, vor allem nicht arbeitsfähige. Ganze Schulklassen werden im Rahmen der „Kinderlandverschickung" in den Osten oder Süden Deutschlands gebracht.[198]

Am 1. Juni sind wieder über 1.000 englische Flugzeuge über Deutschland im Einsatz. Sie bombardieren Essen, Duisburg und Oberhausen. Einen Tag später bemerkt Churchill, durch die verheerenden Folgen beeindruckt, vor dem britischen Unterhaus: „Ich möchte nicht die Annahme unterstützen, daß in der nächsten Zukunft solche Bombardierungsflüge jedes Mal mit tausend Flugzeugen unternommen werden." Er stellt die baldige Mitwirkung US-amerikanischer Luftstreitkräfte in Aussicht und erklärt: „Ich kann schon jetzt sagen, daß mit dem Fortschreiten des Sommers alle deutschen Städte, Häfen und Zentren der Rüstungsindustrie einer Prüfung entgegensehen werden, wie sie noch kein Land auf dem Kontinent je erfahren hat."[199]

Vernichtungen und Bewahrungen

Trügerische Hoffnung Theresienstadt

Im Sommer 1942 trifft Juden und Jüdinnen im Deutschen Reich und auch in Köln eine neue antijüdische Deportationswelle. Am 14. Juni werden 963 Personen überwiegend aus Köln nach Theresienstadt verschleppt – aus dem jüdischen Asyl in der Ottostraße, der Rheinlandloge in der Cäcilienstraße, den „Judenhäusern" in der Bachemer Straße, der Utrechter Straße und der St.-Apern-Straße, vor allem aber aus einem Barackenlager in Köln-Müngersdorf.

Das von der Reichsführung „Vorzugslager" genannte nordböhmische KZ Theresienstadt war im November 1941 für 76.000 böhmisch-mährische, später für Tausende anderer Juden errichtet worden. Zur Verschleierung der Mordabsichten werden ausländischen Besuchern kulturelle Veranstaltungen der Häftlinge vorgeführt.[200] Auch Juden in Köln wird suggeriert, bei der Deportation nach Theresienstadt handele es sich lediglich um eine „Umsiedlung". Franz Vonessen zitiert zu Hause die hoffnungsvollen Worte eines Patientenehepaares: „Wir halten es hier nicht mehr aus. Die Schikane hier ist so groß, daß wir freiwillig gehen. Wir haben Nachricht aus Theresienstadt. Da soll man einigermaßen leben können. Es gibt dort eine eigene Verwaltung für uns Juden. Wir sind da unter uns. Wir werden arbeiten müssen, aber dazu sind wir ja bereit. Theresienstadt, Herr Doktor, sagen Sie das auch Ihren anderen Patienten. Sie sollen sich freiwillig dahin melden." Franz Vonessen erzählt am Abend der Familie kopfschüttelnd davon. Dem Ehepaar hat er erfolglos abgeraten.[201]

Tausende werden in den folgenden Tagen in verschiedene Lager im Osten verbracht. Zwi Asaria, prominentes Mitglied der Kölner Synagoge, schreibt: „Der letzte Transport mit den Kriegsverletzten und Alten geht am 27. Juli 1942 nach Theresienstadt ab. Dann ist das Rheinland judenfrei."[202]

Die geretteten Jüdinnen

Es folgen verheerende Luftangriffe auf die meisten deutschen Städte,[203] das Ende der 6. Armee in Stalingrad, die Gründung des antifaschistischen „Nationalkomitees Freies Deutschland" durch Kriegsgefangene der 6. Armee und kommunistische Emigranten, der Widerstand der „Weißen Rose" in München und der Aufstand im Warschauer Ghetto.

Im Jahr 1943 kommt eine betagte getaufte Jüdin mit ihren beiden erwachsenen Töchtern wiederholt in Vonessens neue

Praxis. Der verstorbene Ehemann und Vater war Amtsgerichtsrat in einem Städtchen an der Sieg. Die Frauen sind nach seinem Tod nach Köln umgezogen. Sie hoffen, in der Großstadt einigermaßen anonym bleiben zu können. Der Arztbesuch der Frauen ist für beide Seiten gefährlich; weder dürfen Juden „arische“ Ärzte aufsuchen, noch dürfen Ärzte „Nichtarier“ behandeln. Franz Vonessen nimmt Kontakt zum Kölner Caritasdirektor Karl Boskamp auf, den er gut kennt. Zusammen mit ihm wendet er sich an Generalvikar David, der ihnen zögernd Kontakt zu Klöstern empfiehlt. Einzelne Ordensschwestern könnten vielleicht helfen, die Oberinnen sollten aber besser herausgehalten werden; sie hätten schon genug Schwierigkeiten.

Der Caritasdirektor und der Arzt fahren von Kloster zu Kloster, erhalten aber überall Absagen. Schließlich hilft ihnen die Oberin des St.Vinzenz-Krankenhauses in Köln-Nippes, in dem Franz Vonessen als junger Arzt gearbeitet hatte, weiter. Auf geheimen Wegen werden die drei Frauen mit falschen Namen in ein Heim in der Nähe von Mönchen-Gladbach gebracht. Das Geheimnis der Kölner Oberin: Sie kennt einen SS-Mann, der ihr dankbar ergeben ist, nachdem seine Frau im St. Vinzenz-Krankenhaus eine schwierige Geburt glücklich überstanden hatte. Der Mann hatte ihr und den drei Frauen geraten, nach dem nächsten großen Luftangriff bei einer bestimmten amtlichen Stelle als angeblich Fliegergeschädigte mit erfundenen Namen Personalausweise und Lebensmittelkarten anzufordern.[204]

Die Hinrichtung eines Kaninchendiebs

In Vonessens Nachbarschaft wohnt Rechtsanwalt Karl Schwengers. Als er eines Tages zu Besuch kommt, ist er außer sich vor Zorn. Er hat einen blutjungen Mandanten, der nach dem Diebstahl eines Kaninchens in einem Schrebergarten ertappt und inhaftiert wurde. Angesichts der Jugend des Täters und der Geringfügigkeit des Schadens hatte Schwengers den Richter davon zu überzeugen gehofft, daß der junge Mann keine abschreckende Strafe verdiene. Gewiss – im Schutz der Verdunkelung und unter der Ausnahmesituation des Krieges sei Unrecht geschehen, aber doch in dieser Hungerzeit so verständlich. Schwengers war sicher, den Jungen vor dem Gefängnis bewahren zu können. Doch als er ins Gefängnis kam, war der Junge bereits hingerichtet worden – wegen eines einzigen Kaninchens.[205]

Schwengers erlebte in Köln nicht zum ersten Mal ein NS-Terrorurteil aus nächster Nähe. Im Juli 1933 hatte das von NS-Juristen beherrschte Schwurgericht sechs Kommunisten nach einem sechstägigen Schauprozess im Beisein zahlreicher Nazi-Prominenz wegen Erschießung zweier SA-Leute zum Tod verurteilt. Schwengers hatte als Offizialverteidiger des Hauptangeklagten vergeblich die Auffassung vertreten, es habe sich um Totschlag, nicht um Mord gehandelt. Zwar befürwortete das Reichsgericht die Begnadigung der sechs Verurteilten zu lebenslänglichem Zuchthaus, doch Innenminister Göring lehnte ab und befahl die Hinrichtung mit dem Handbeil, die von einem in diesem grausamen Handwerk ungeübten Henker am 30. November 1933 im Kölner Klingelpütz vollzogen wurde.[206]

Konrad und Gussie Adenauers Verhaftung

Nach dem gescheiterten Attentat am 20. Juli 1944 werden im ganzen Reich ehemals führende Politiker der SPD, aber auch des Zentrums und andere politisch Verdächtige verhaftet. Auch Konrad Adenauer wird zusammen mit anderen politischen Gefangenen, Zuchthäuslern und russischen Kriegsgefangenen auf dem Kölner Messegelände interniert. Der dortige Lagerälteste ist der Kölner Kommunist Eugen Zander, ein ehemaliger städtischer Garteninspektor, der bereits neun Jahre im Siegburger Zuchthaus gesessen hat. Er kennt Adenauer persönlich; in früheren Jahren hatte er in dessen Garten in der Max-Bruch-Straße gearbeitet. Jetzt kümmert er sich um den von Schlaflosigkeit geplagten 68-Jährigen, erreicht seine Verlegung in eine Kleiderkammer, in der er von den sonst üblichen Wanzen verschont bleibt. Als Zander feststellt, daß in der Gefangenenkartei unter Adenauers Namen „Rückkehr unerwünscht“ vermerkt ist, rät er ihm, sich krank zu stellen. Zwei Ärzte attestieren ihm aufgrund einer „perniziösen Anämie“ Lager- und Haftunfähigkeit. Er kommt ins Kölner Krankenhaus Hohenlind, wo ihn Chefarzt Dr. Paul Uhlenbruck schützt. Von dort aus flieht er im September mit Hilfe eines befreundeten Majors in eine Pension im Westerwald. Daraufhin verhaftet die Gestapo Adenauers Frau und sperrt sie im Gefängnis Brauweiler in eine Sammelzelle für Prostituierte. Nachdem man ihr Maßnahmen gegen ihre 16-jährige Tochter Libet angedroht hat, bricht sie zusammen und gibt das Versteck ihres Mannes preis, der nun ebenfalls nach Brauweiler verbracht wird.[207]

Überleben in der Katastrophe

Im Sommer 1944 trifft sich die Familie Vonessen für kurze Wochen in Bad Soden, dann geht es zurück ins Rheinland. Mutter Hedwig zieht für eine Weile mit den Kindern zu Verwandten nach Hennef, der Vater kommt einmal in der Woche mit nahrhaften Geschenken von Patienten zu Besuch. Daheim hat er alle Hände voll zu tun. Er kümmert sich um Kranke und Verletzte, bleibt bei Sterbenden und hilft obdachlos gewordenen Familien. Eine Bäuerin in der Voreifel bewahrt er vor großem Unglück. Sie hat nach einer Liebesbeziehung mit einem Kriegsgefangenen ein Kind geboren. Ihr Mann will die Vaterschaft feststellen. Doch schon aufgrund einer Untersuchung käme die Frau wegen „Rassenschande“ ins KZ und der Kriegsgefangene unter das Fallbeil. Franz Vonessen setzt sich für sie ein und kann das Schlimmste abwenden. Die Schwiegermutter lehnt die Frau zwar ab, aber das Kind wird von allen geliebt.

Nachdem die alliierten Truppen bis nach Aachen vorgedrungen sind, holt der Arzt seine Familie in der Hoffnung auf ein rasches Kriegsende nach Köln zurück. Fast jede Nacht heulen die Sirenen. Man sucht im Luftschutzkeller Schlaf.[208] In der letzten Oktoberwoche kann im Köln keine Straßenbahn mehr fahren, Gas, Strom und Wasser sind lahm gelegt und die Lebensmittelversorgung stockt.[209]

Am 31. Mai 1942 hatte Köln bereits den „Tausend-Bomber-Angriff" der britischen Royal Air Force erlebt. Am 30. Oktober 1944 werfen britische Flugzeuge beim bis dahin schwersten Luftangriff auf Köln nun 3.937 Tonnen Minen und Bomben ab. Nach industriellen und kriegswichtigen Anlagen werden immer mehr Wohnviertel in Mitleidenschaft gezogen – auch Braunsfeld.[210]

Die Familie Vonessen erlebt am 30. Oktober abends um halb neun einen massiven Angriff. Offenbar sollen die beiden großen Ausfallstraßen nach Westen, die Aachener und die Dürener Straße, unpassierbar gemacht werden. „In den 40 Minuten, die der Angriff dauerte", schreibt Franz Vonessen später, „haben wir mit dem Leben abgeschlossen; es erschien uns kaum möglich, dass man aus dieser Hölle lebend herauskommen sollte. Aber alle waren sehr ruhig und tapfer, selbst die sonst sehr ängstliche Brigitte. Einige Wochen vorher hatten wir ein Relief ‚Madonna mit dem Kinde' mit einem ewigen Licht im Luftschutzkeller aufgehangen, und gerade eine Woche vorher erhielten wir einen Wandspruch ‚Herr, bleibe bei uns', Kommunionsgeschenk für Brigitte, gerahmt zurück.[211] Auch diesen hingen wir im Luftschutzkeller auf. Ohne Unterlass beteten wir mit unseren 5 Mädels u. unserer Hermersbacher Sophie, obschon der Mund vom Sprechen, von dem eindringenden Staub u. von der Aufregung bald so trocken war, dass man kaum noch sprechen konnte. Wie oft haben wir im Chore die Bitte wiederholt: ‚Herr, bleibe bei uns!' Ängstlich sah ich immer zu den schweren Eisenträgern, die unter der Decke eingezogen waren, empor, ob sie wohl hielten; und in der Tat, das Mauerwerk, worin sie eingezogen waren, lockerte sich u. bröckelte ab. Nun hatten wir aber gerade in der vorhergehenden Woche den Luftschutzkeller nochmals mit dicken Telegraphenpfählen abstützen lassen, und diese Stützen hielten ausgezeichnet. Mehrmals versuchte ich, aus dem Luftschutzkeller herauszugehen, um nach Brand- oder sonstigen Schäden zu sehen u. festzustellen, wie u. wo wir noch ins Freie gelangen könnten: Hedwig und die Kinder schrien vor Angst, weil ich heraus wollte, der Luftdruck riß mir die Tür aus der Hand, so daß ich mir fast die Hand verrenkte, und sehen konnte ich nichts, denn das elektr. Licht, das wir erst seit 2 Tagen wieder hatten, war gleich zu Beginn des Angriff ausgegangen, und die Taschenlampe drang nicht durch die Wolken von Staub, die den Keller erfüllten."

Die Erinnerung drängt sich Franz Vonessen auf: „Ich stürze nach vorn: Die eiserne Tür zwischen Garage u. Keller hat gehalten. Als ich in die Garage komme, geht gerade uns gegenüber eine Sprengbombe nieder; der Luftdruck packt mich und schleudert mich zurück und drückt mich in Hockstellung in eine Ecke; ich denke noch: ‚Die Eingeweide reissen, ich bin verloren', da faßt mich der Sog u. zieht mich wieder heraus, so daß mir die 3 Knöpfe vom Überzieher abgerissen werden. (Wir stellten nachher fest, dass auch vom Plumeaux der 3 im Erdgeschoß-Esszimmer stehenden Betten die Knöpfe abgerissen waren!).

Endlich gelang es mir, nach oben zu kommen: Viel Schaden, aber kein Brand; Ausgang nach vorn u. hinten vom Keller aus noch frei. Alle waren beruhigt, als ich zurückkehrte und diese Nachricht brachte. Als ich dann gegen Ende des Angriffs nochmals herausging, sah ich hinten durch direkt in den Garten, der von zahlreichen Brandbomben taghell erleuchtet war. Ich verstand zuerst gar nicht, was vorgegangen war: Die 8 Zentner schwere 2 fingerbreit dicke Panzertür war mitsamt der eisernen Einfassung aus der Mauer herausgerissen und fortgeschleudert worden; wir haben sie auch nachher nicht wiedergefunden."

Er sieht Brände in der ganzen Umgebung, aber keine Gefahr für die Familie, die er nun aus dem Keller holen möchte. Er eilt ins Haus zurück und sieht: die erste Etage brennt, auch die Treppe dorthin. „In Gottes Namen", sagt er sich, „was oben ist, ist verloren, nicht darum jammern, sondern retten, was im Erdgeschoß ist!" Mit seiner Frau, Sophie und den beiden ältesten Töchtern räumt er die Zimmer im Erdgeschoss aus, wirft dabei vieles ganz einfach durch die Fenster. Danach gelingt es ihnen noch, das Feuer in der Diele und der Küche zu löschen.

Die zwei Minuten entfernte, ebenfalls vom Feuer erfasste Arztpraxis in der Wiethasestraße ist wegen der Bombentrichter und Schuttmassen nur mit Mühe zu erreichen. Auch mit Hilfe von Nachbarn können sie nur wenig herausholen. Dann stürzt dieses

Haus, durch den Luftdruck eines Zeitzünders im Nebenhaus erschüttert, brennend zusammen.

Befreundete Familien in der Nachbarschaft liegen unter Trümmern begraben, einige überleben, das Schicksal anderer ist unsicher. „In der Morgendämmerung", so erinnert sich Franz Vonessen, „als ich gerade vor meinem Haus auf der Strasse einen Patienten behandle, sehe ich plötzlich 10 m entfernt eine Gestalt vor mir auftauchen: Ich erstarre vor Entsetzen. Ist diese Geistererscheinung Karl Lohmanns? Totenbleich u. totenernst, langsam u. gemessen, wie eben aus dem Grabe gestiegen, dicke Blutkrusten im Gesicht kam er heran u. nickte mir stumm zu. Der Gegensatz zu dem ewig beweglichen, quecksilbrigen, übersprudelnden Freund, den wir kannten, war erschütternd." Der Freund erlitt neben Hautwunden am Kopf Prellungen und Quetschungen am ganzen Körper, die Tochter einen Unterschenkelbruch und leichte Kopfverletzungen. Frau Lohmanns blieb unverletzt.[212]

Der Journalist Heinz Pettenberg, der die Schreckensnacht des 30. Oktober in Köln-Lindenthal ebenfalls überlebte, ist am anderen Morgen schockiert über das Ausmaß der Zerstörung in Braunsfeld. In der Kitschburger Straße ist das Haus eines Bekannten ein einziges Trümmerfeld. „Und dann der anschließende, hochstämmige alte Stadtwald! Kriegsvisionen vom Argonnerwald tauchen auf. Aber was damals monatelanges Trommeln der Artillerie schuf, das hat hier eine einzige Nacht vollbracht. Kreuz und quer sind die Stämme geworfen. Trichter an Trichter hat den Boden aufgerissen. Der Stadtwaldweiher ist ebenso wie der Aachener Weiher ausgelaufen, da die Bomben die schützende Tondecke durchschlagen haben."[213]

Am 31. Oktober holt ein Freund der Familie Vonessen, der Direktor des Elektrizitätswerkes Fortuna im 20 Kilometer von Köln entfernten Bergheim, die Mutter und die drei jüngsten Kinder für acht Tage zu sich. Danach entschließt sich Hedwig Vonessen auf Drängen ihres Mannes, mit ihnen das Rheinland zu verlassen und vorläufig bei ihrer Schwester in Pforzheim zu bleiben. Deren Mann besitzt ein Kino. Es geht ihnen leidlich gut.

Franz Vonessen haust noch weitere vier Wochen zusammen mit Marielene im Keller des zerbombten Kölner Hauses und, wegen der Kälte, mit anderen zusammen in einem beheizbaren Nachbarkeller – einem Weinkeller. Er muss beweisen, dass er die Lage eines Weins bestimmen kann, ohne das Etikett zu lesen. Dort taucht eines Abends ein angetrunkener NS-Parteigenosse mit brennender Hakenkreuzfahne auf, grölt laut: „Es lebe der Führer", und brüllt hinterher: „aber nicht mehr lange!" Noch einige Tage bleiben Vater und Tochter in Köln, gehen ab und zu durch die stillen Straßen und den von Bombentrichtern übersäten Stadtwald.

Schließlich brechen Vater und Tochter zu den Verwandten nach Pforzheim auf. Franz Vonessen setzt sich nicht selbst ans Steuer; er leidet seit seiner Enzephalitis immer noch an Gleichgewichtsstörungen. Ein in der Nachbarschaft wohnender, allseits beliebter SS-Mann bringt sie in des Vaters Auto dorthin und bekommt von ihm eine Fahrkarte erster Klasse für die Rückreise. Tochter Gisela bricht zu ihrem 10. Semester Medizinstudium nach Freiburg auf. Sophie kehrt in ihr Heimatdorf zurück.[214]

Die Hölle von Pforzheim

Die Stadt Pforzheim ist inzwischen den heftigsten Bombenangriffen der letzten Kriegsphase ausgesetzt. Sie sind Teil eines britischen Gesamtplans, der zuerst in Hamburg in die Tat umgesetzt worden war. Am 24. und 28. Juli 1943 hatte die RAF dort unter dem Decknamen „Operation Gomorrha" mit einer Kombination von Spreng- und Brandbomben einen Feuersturm entfesselt, dem mehr als 32.000 Menschen zum Opfer fielen. Über den in Brand gesteckten Stadtteilen bildete sich eine gigantische Heißluftsäule, die orkanartige Stürme hervorrief und riesige Mengen Sauerstoff ansaugte. Die Menschen in Kellern und im Freien starben an Hitzschlag oder Überdruck, an Verbrennungen und Kohlenmonoxidvergiftung.[215]

Der Angriff auf Hamburg wurde zum Vorbild für die weiteren Angriffe der Alliierten: auf Kassel, Darmstadt, Würzburg, Heilbronn, Koblenz, Krefeld, Braunschweig. Hier wurden auch Städte vernichtet, die nur äußerst geringe militärische oder industrielle

Bedeutung hatten. In Berlin verursachte die Aktion „Thunderclap" britischer und US-amerikanischer Bomberverbände am 3. Februar 1945 zwar rund 3.000 Tote, aber erst in Dresden kam es zehn Tage später zum gewünschten Feuersturm. Nach Ausschaltung der deutschen Flugabwehr und Jägerstaffeln konnten die Alliierten ihre Strategie der Städtezerstörung nahezu ungehindert fortsetzen.[216]

Auch Pforzheim fällt am 23. Februar 1945 dem Feuersturm zum Opfer. Mehr als 20.000 Menschen sterben – fast jeder dritte. Eine Augenzeugin beschreibt die Qualen der Menschen in jener höllischen Nacht: „Am Fluß spielten sich grauenhafte Szenen ab. Verletzte, die in Todesangst aus den brennenden Häusern gesprungen waren, wurden angetrieben. Viele waren schon tot. Andere hatten gräßliche Verletzungen." Ähnlich ein weiterer Augenzeuge: „Sie tauchten Decken und Tücher in Wasserkübel, schlugen sie um sich und rannten durch die Flammen zum Enzufer, wo sie sich erneut mit Wasser übergossen, denn Hitze und Funkenflug waren ungeheuer. Der Sedanplatz hatte alle Flammen der einmündenden Straßenzüge erfaßt und mit sengender Gewalt zur Brücke hin entweichen lassen. Sie schossen darüber weg ins Stadtinnere, und dort stieg der Pilz steil empor, in seinen Schlauch alle Feuer ziehend." Der Schwager des Augenzeugen erlebte die Nacht in einem Keller: „Er leuchtete mit Streichhölzern den Raum ab. An der Wand lehnte eine unserer Angehörigen, die beiden Hände gegen die Mauer gestützt, das Gesicht dem Notschacht zugewendet, als lebe sie. Auf einer Bank vier Frauen, etwas vornübergeneigt, die Arme verschränkt wie in friedlichem Schlafe. Alle waren in einem Augenblick gestorben, der Luftdruck hatte sie getötet." Eine andere Augenzeugin erlebte in einem Keller noch Schrecklicheres: „Auf dem Boden, vor allem an der Wand, lagen hier und da Aschenhäufchen, in der Mitte des Kellers ein Teil eines menschlichen Rumpfes, der aussah wie ein verkohlter Baumstumpf."[217]

Am Morgen des 24. Februar heben Bagger drei 50 Meter lange Gräben aus. Überlebende werden zur Bergung der Toten herangezogen. „In eine Grube mußten wir etwa 3.5000 Tote legen", so ein Beteiligter, „zehn bis vierzehn übereinander. Aus den Leichen haben wir eine Treppe gebaut, um das zu schaffen. Wir waren so gefühllos geworden."[218]

Die Familie Vonessen hat den Bombenangriff bei ihren Verwandten überlebt. Am Nachmittag des 24. Februar gehen Franz Vonessen und Tochter Marielene durch rauchende Trümmer. „Auf der breiten Straße, die zum Bahnhof führt, liegen rechts und links auf dem Trottoir die Leichen, Riesenleichen, überdimensionale, vergrößerte, aufgeblähte, durch die Gase ins Erschreckliche vergrößerte Riesen. Keine Menschen mehr, Hingeschlachtete ruhen in der Todesstarre. (...) Auf den größeren Plätzen, die von Trümmern verschont worden sind, werden die Leichen aus den Kellern geborgen. Sie werden zu Haufen aufgetürmt, das sind die in den Kellern Erstickten, Verschmorten, Verbrannten. Sie sind zum Teil auf einen halben Meter zusammengeschrumpft, sie klammern sich aneinander, man sieht, wie die Geschwister nacheinander greifen, sich auch im Tod nicht loslassen."[219]

Vater und Tochter erreichen das Haus einer ihnen bekannten Familie. Es ist völlig zerstört, aber auf dem stehen gebliebenen Tor steht mit Kreide geschrieben „Wir leben!" Verstört kehren beide ins Haus der Verwandten zurück. Dort begegnen sie zwei Kino-Angestellten. Ihr Haar ist strähnig, ihre Haut geschwärzt, ihre Kleidung halb zerrissen. Sie hatten sich in die Toilette des Kino-Kellers gerettet, wegen der Gluthitze das Wasser aus der Toilette geschöpft und sich auf den Fliesenboden gelegt, um atmen zu können. Der sei so heiß geworden, dass sie es nicht mehr aushalten konnten. Franz Vonessen weicht mit der Familie vor dem Bombenterror nach Mühlacker aus. Dort hat ein Verwandter eine kleine Fabrik, von einem Juden zu einem Spottpreis übernommen. Doch dann bewirbt er sich, um der Erfassung durch den „Volkssturm", Hitlers letztes Aufgebot, zu entrinnen, durch die Vermittlung eines Cartell-Bruders aus der Christlichen Verbindung (CV) mit Erfolg um eine Arztstelle im Stuttgarter Marienhospital. In den Ostertagen kommt die ganze Familie – bis auf den seit August 1944 in Russland vermissten Franz Klemens – noch einmal in Mühlacker zusammen, der Vater aus Stuttgart, Tochter Gisela aus Freiburg, mitten aus dem Staatsexamen heraus.[220]

Inzwischen haben US-amerikanische Verbände bereits Köln, Mainz und Fulda niedergerungen und vom Faschismus befreit. Die Franzosen haben Karlsruhe eingenommen, auch Pforzheim und Mühlacker. Die Familie hat dort bedrohliche Situationen ausgehalten, aber es ist ihr kein Leid geschehen.

IV. Die Mühen des Neubeginns

Rückkehr nach Köln

Am 2. Mai, einen Tag nach seinem 25. Hochzeitstag, kommt Franz Vonessen mit Uniformierten in einem US-amerikanischen Jeep nach Mühlacker. Er darf nur eine halbe Stunde bleiben, um seine Frau und seine Kinder in die Arme zu schließen. Dann reist er nach Köln ab. US-Verantwortliche haben ihn gefragt, ob er das dortige Gesundheitsamt übernehmen wolle, und er hat zugesagt. In Stuttgart hat ihm der Direktor der chirurgischen Abteilung des Marienhospitals zum Abschied ein exzellentes Zeugnis ausgestellt: „In der kurzen Zeit seiner hiesigen Tätigkeit hat Herr Dr. Vonessen in hervorragender Weise verstanden, sich in sein neues Aufgabengebiet einzuarbeiten. Er war in den vergangenen Wochen eine grosse Hilfe und Stütze, sodass wir ihn ausserordentlich ungern aus unserm Krankenhaus scheiden sehen. Sein liebenswürdiges persönliches Verhalten gegen die Kollegen, seine rührende Fürsorge für die ihm anvertrauten Kranken haben ihn uns besonders nahegebracht."[221] Noch wenige Tage – und dann wird der Krieg zu Ende sein, und ein neuer Abschnitt im Leben des Kölner Arztes beginnen.

Am 5. März waren US-amerikanische Truppen in Köln einmarschiert.[222] Die Herren der Stadtverwaltung und Gauleiter Grohé hatten sich auf die rechte Rheinseite zurückgezogen und das Trümmerfeld, das einmal eine Stadt gewesen war, hinter sich gelassen. Von 68.500 Gebäuden waren über 30.000 zerstört, außerdem alle fünf Brücken. Der Verlust an Wohnraum betrug 70 Prozent. Noch größer als der Zerstörungsgrad war die Entvölkerung. Von ehemals 770.000 Einwohnern befanden sich nur noch etwa 20.000 in Köln – rund 2,6 Prozent. Über 11.000 jüdische Mitbürgerinnen und Mitbürger verloren in Vernichtungslagern ihr

Leben. Tausende weiterer Opfer der nationalsozialistischen Willkürjustiz – darunter viele Zwangsarbeiter – mussten im Gefängnis „Klingelpütz" und in der Kölner Gestapo-Zentrale, dem ehemaligen Geschäftshaus des Kaufmanns Leopold Dahmen („EL-DE-Haus"), ihr Leben lassen.[223]

Am 10. März berichtet die frisch installierte Militärregierung dem Kommandierenden General der 1. US-Armee, Mitglieder der Zentrumspartei und der SPD sowie der Stadtdechant Dr. Robert Grosche hätten ihr Namen von möglichen zukünftigen Verwaltungsbeamten angegeben. Eine Woche später setzt sie eine Verwaltung ein. Leiter wird der ehemalige Verwaltungsjurist und Kämmerer Wilhelm Suth, ein Schwager Konrad Adenauers.[224]

Adenauers Rettung

Am 4. Mai 1945 holen US-Offiziere den ehemaligen Oberbürgermeister aus Rhöndorf nach Köln zurück, um ihn in sein Amt wieder einzusetzen. Er ist nur knapp dem Tod entgangen; denn als sich die Amerikaner vom Westen her Köln näherten, war ihm und etwa weiteren 70 Inhaftierten an einer Gartenmauer des Gefängnisses in Brauweiler erklärt worden, sie würden bei weiterem Vorrücken des Feindes erschossen. Gegenüber 28 von ihnen wurde diese Drohung wahr gemacht. Doch Adenauers Sohn Max, Leutnant bei der Abwehr, hatte sich bei der Gestapo in Berlin für seinen Vater eingesetzt. Dort stellte sich heraus, daß außer seiner Flucht aus dem Kölner Krankenhaus nichts gegen ihn vorlag. So wurde dem 68-Jährigen am Sonntag, dem 26. November 1944, eröffnet, er könne das Gefängnis verlassen. Seine Privatgegenstände könnten ihm allerdings erst am Montag ausgehändigt werden, deshalb solle er am besten noch warten. Doch Adenauer zog es vor, sich ohne Geld, Brieftasche, Hosenträger und Schlips sofort nach Rhöndorf zu begeben. „Es war ein schöner Schluß meines Namenstages", schrieb er vier Tage später seinem Sohn Max, „mir war es wie ein Traum, daß ich wieder zu Hause war, und auch jetzt noch kommt es mir oft wie ein Traum vor. Dir danke ich noch einmal recht herzlich für Deine Mühe und Deine

Geschicklichkeit, ohne Deine Hilfe wäre ich wohl noch in Brauweiler."[225]

Familie Vonessen

Ende Mai kommt Franz Vonessen mit einem Viehtransportwagen nach Mühlacker, um seine Familie zurück nach Köln zu holen. Er sitzt vorne neben dem Fahrer, ausgestattet mit Papieren für die US-amerikanische, britische und französische Besatzungszone. Auf der Heimreise wird der Wagen immer wieder gestoppt – vom Militär, aber auch von Menschen, die mitfahren möchten. „Die halbe Welt ist unterwegs", erinnert sich Marielene. „Es ist gefährlich, jemanden mitzunehmen. Der Vater kann nicht beurteilen, ob die vorgewiesenen Papiere gültig sind, ob sie von der Besatzung anerkannt werden oder ob, weil einer falsche Papiere hat, der ganze Wagen beschlagnahmt werden wird. Aber der Vater kann nicht nein sagen. Sein weiches Herz gibt immer wieder nach. Die Familie ist froh, wenn die Mitfahrenden ihr Ziel erreicht haben."[226] In Kölns Vororten sind Entlausungsstationen eingerichtet worden. Die Familie muss sich in die Schlange einreihen und mit der Läusepistole besprühen lassen.

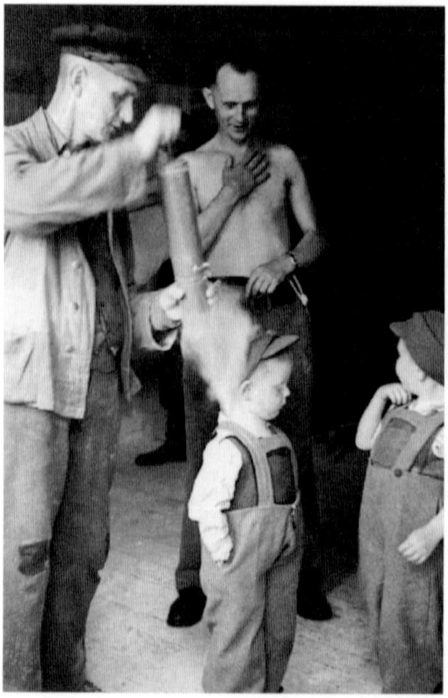

Entlausungsaktion in Köln, 1945

Grund für diese Maßnahme liegt in zahlreichen Fleckfieber- und Typhuserkrankungen. Am 15. März hatten die für die öffentliche Gesundheit Verantwortlichen der Militärregierung die 31 in Köln verbliebenen Ärzte aufgefordert, vor allem Impf- und Desinfektionsaufgaben durchzuführen. Sie ließen dem Wasser Chlor beigeben und richteten im Augusta-Hospital eine Fleckfieberstation ein. Die Zahl der Typhuserkrankungen ging von 194 am 14. Februar registrierten Fällen auf sechs Fälle im März zurück.[227]

Viele Menschen erreichen die Stadt nach langen Fußmärschen, unter ihnen auch der spätere SPD-Stadtrat Peter Fröhlich. Er sieht Menschen mit Kinderwagen, Schubkarren, Handwagen, einige auch mit einem Pferdefuhrwerk. Aufschriften in den Trümmerbergen zwischen schmalen Pfaden lassen den Galgenhumor mancher Kölner ahnen. Auf eine Tür im Trümmerschutt hat jemand mit Kreide geschrieben: „Kräftig drücken, Türe klemmt". An einem Mauerrest liest Peter Fröhlich den Hinweis „Schellen zwecklos, wir liegen im Keller", an anderer Stelle: „Die Post ist im Himmel abzuholen."[228]

Der Familie Vonessen werden im Franziskus-Hospital in Köln-Ehrenfeld von der Militärregierung zwei Zimmer zugewiesen. Mutter und Töchter helfen in der Küche. Schritt für Schritt beginnt die Familie gleichzeitig, den Keller und den verbliebenen Rest ihres Hauses in Braunsfeld wieder instand zu setzen. In einem Vortrag vor dem Gesundheitsamt beschreibt Franz Von-

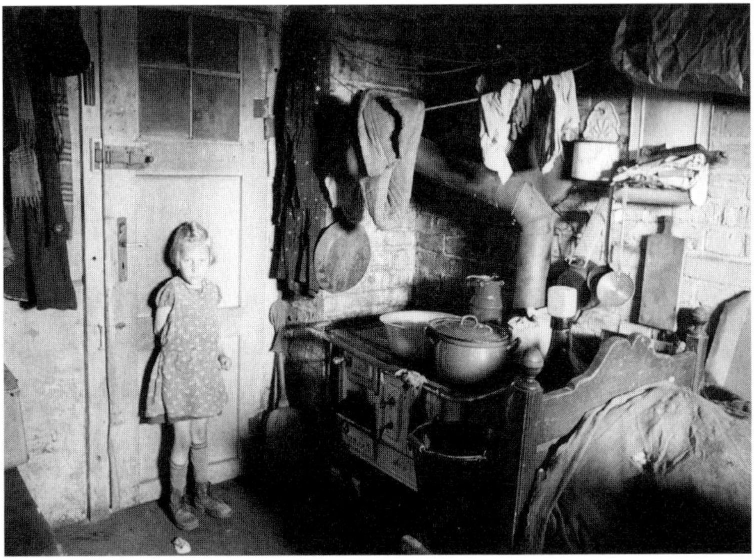

Notunterkunft im Barackenlager Venloerstraße in Köln-Bickendorf, April 1946

essen später die Gefühle, die ihn bei der Heimkehr in die zerstörte Stadt bewegten: „Als ich am 2. Mai in dem amerikanischen Auto, das mich nach Köln holte, in die Stadt einfuhr, wollte mich aller Mut verlassen. Im Januar war ich noch in Köln gewesen, glaubte also, den Zustand der Stadt zu kennen. Auch in der Zwischenzeit hatte ich in einer stark zerstörten Stadt gelebt, in Stuttgart, wo ich in einem Krankenhaus eine Stelle angenommen hatte, und so glaubte ich, das Bild der Stadt Köln könne mich nicht mehr erschüttern. Auf der langen Fahrt mit dem schweigsamen amerikanischen Oberst hatte ich, hoffnungsfroh, dass nun endlich der furchtbare Krieg zu Ende und nun die Herrschaft der Nazis gebrochen sei, mir ausgemalt, welche Aufgaben nun auf dem Gebiet des Gesundheitswesens vor mir lägen. Aber ich wollte schier verzagen angesichts der unvorstellbaren Zerstörungen, die ich hier sah. Wie sollte man in einem solchen völligen Trümmerfeld erfolgreich arbeiten und verantwortlich für die Gesundheit der Bevölkerung wirken, wo offensichtlich in der ganzen Innenstadt kaum eine menschenwürdige Wohnung sein konnte, wo die Bewohner nur in Kellern oder Trümmern hausen konnten, wo kein Wasser war, wo sich Ratten, Mäuse und sonstiges Ungeziefer in größter Zahl ausbreiten!“[229]

Sehnlichst wartet die Familie Vonessen auf den vermissten Sohn und Bruder. Im Juni 1945 richtet die Stadtverwaltung auf Anweisung der Militärregierung für die heimgekehrten Soldaten eine Zentralstelle für Kriegsgefangene ein. Allein in der Woche vom 10. bis 16. Juni werden 7.297 Heimkehrer empfangen und – wenn möglich – ihren früheren Berufen entsprechend wieder in den Arbeitsprozess eingegliedert.[230] Doch Franz Klemens ist nicht dabei. Die Familie muss, wie so viele andere, weiter warten.

Der Wiederaufbau des Gesundheitsamtes

Seit Dezember 1945 sind die Gesundheitsämter in der Nord-Rhein-Provinz wieder – von wenigen Ausnahmen abgesehen – mit ausgebildeten Amtsärzten besetzt. Sie unterstehen dem „Public Health Branch“, der obersten Gesundheitsbehörde der Militärregierung. Wohnungsnot, Bevölkerungsfluktuation und mangelhafte Ernährung sind die Hauptprobleme, mit denen sich die Gesundheitsämter konfrontiert sehen.[231]

Als Gesundheitsdezernent und Leiter des Gesundheitsamtes hat Franz Vonessen vielfältige Schwierigkeiten zu überwinden. Die städtischen Krankenhäuser waren im März bis auf ein kleines in Worringen kaum arbeitsfähig gewesen. Die Zahl der Betten war im Vergleich zur Vorkriegszeit von rund 3.300 Betten auf 222 geschrumpft, die Zahl der Ärzte von über 1.000 auf 39. „Es fehlte an den notwendigsten Einrichtungen, es war kein Krankentransportwagen vorhanden, ein primitiver Lastwagen musste für diesen Zweck genommen werden; eine ordnungsgemäße Versorgung der Kranken war nicht möglich, in den städtischen Krankenanstalten war keine Röntgeneinrichtung mehr benutzbar, in den privaten Krankenanstalten bestand nur noch an zwei Stellen an der Peripherie der Stadt, im Franziskus-Hospital in Köln-Ehrenfeld und im Vincenz-Hospital in Köln-Nippes, eine arbeitsfähige Röntgenanlage, es gab keine Möglichkeit, Pneumotorax (Gasbrust-)nachfüllungen bei Lungenkranken vorzunehmen; Leichen blieben unbeerdigt liegen, wenn nicht Angehörige und Nachbarn selbst das Grab schaufelten, also ein völliger Zusammenbruch."[232]

Vom Gesundheitsamt waren beim Einzug der Amerikaner noch ein Arzt (früher 32 Ärzte), neun Beamte und Angestellte (früher 95) und neun Fürsorgerinnen (früher 60) übrig geblieben. Diese kleine Schar richtete sich einen Raum auf dem Gelände des Augusta-Hospitals her; denn die Diensträume am Neumarkt waren bei Fliegerangriffen zerstört worden. Auf Anordnung der Militärregierung mussten allerdings 19 frühere NSDAP-Mitglieder wieder ausscheiden, so dass nur noch drei Angestellte des Gesundheitsamts und acht Fürsorgerinnen unter Leitung des früheren Kreisarztes Dr. Lohmer übrigblieben, der dann im Mai aus Altersgründen von Dr. Vonessen abgelöst wurde. Diese rigoros durchgeführte Entnazifizierung auch von harmlosen „Mitläufern" erschwerte die Arbeit des Gesundheitsamtes wie auch der Stadtverwaltung erheblich. Adenauer versuchte vergeblich, hier eine Lockerung zu erreichen, wobei er durchaus von der Mitschuld aller NS-Parteigenossen ausging,[233] ohne deren Feigheit – wie er

Stadtdechant Robert Grosche gegenüber bemerkte – „die ganze Geschichte“ nicht möglich gewesen wäre.[234]

Der Gesundheitszustand der Menschen in Köln macht Franz Vonessen große Sorge. Er registriert Kreislauferkrankungen, die Zunahme der Tuberkulose und Unterernährung. Von Mai bis August 1945 sieht die Stadt für jeden Einwohner täglich 1.150 Kalorien vor. Ausgegeben werden jedoch nur 607 bis 932 Kalorien. Und von sieben Todesfällen durch Hungerödeme entfallen im August sechs auf ehemalige Soldaten.[235]

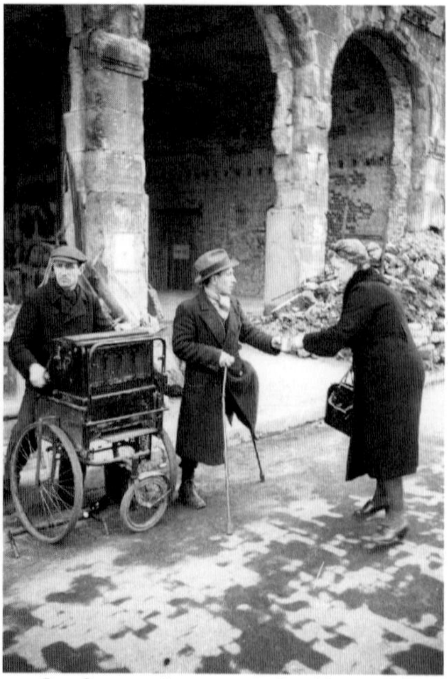

Straßenmusikanten am Stadthaus in der Gürzenichstraße, November 1946; Bildband Dick, S. 77

Nach dem Provisorium des Gesundheitsamtes im Augusta-Hospital wird im Herbst 1945 das frühere Gesundheitsamt am Neumarkt mit 21 behelfsmäßig hergerichteten Räumen wieder funktionsfähig. Doch gerade auf diesem Gebäude lastet ein dunkler Schatten: Die Verwaltung der Stadt hatte es der jüdischen Firma Bing & Söhne („Kaufhaus Bing“) weit unter Wert abgekauft. Die Besitzer waren nach der Reichspogromnacht 1938 im Zuge der „Entjudung der Wirtschaft“ zum Verkauf gezwungen gewesen.[236]

Im Oktober 1945 hält Dr. Vonessen in seinem Amt einen ausführlichen Vortrag, in dem er die Schwierigkeiten und Erfolge der letzten Monate Revue passieren lässt und neue Pläne vorstellt. Er schildert die bescheidenen Fortschritte in der ärztlichen Versorgung, der Säuglingsfürsorge, der Kindergartenarbeit, der ärztlichen Untersuchung und Überwachung der Schulkinder, der Familienfürsorge, der Tuberkulosefürsorge und der Fürsorgestelle für Körperbehinderte. Ohne auf die organisierten Krankenmorde in den „Euthanasie“-Anstalten einzugehen, stellt er fest: „Auch die

Fürsorge für Nervöse und Geisteskranke weist bereits wieder 500 Betreute auf." Im Blick auf das Elend der von Hungerkrankheiten und Kriegsverletzungen Gezeichneten bemerkt er: „Man kann nach alledem nur sagen, daß wir auch auf gesundheitlichem Gebiet ein Trümmerfeld vor uns sehen, und mit Bitterkeit und Zähneknirschen erinnern wir uns: Auch dies verdanken wir dem Führer!"[237] Die Mittäter und Mitläufer – auch in den eigenen Reihen – erwähnt er nicht.

Adenauer, die Militärregierung und die deutsche Schuld

Im August 1945 hatte Oberbürgermeister Adenauer städtische Autobusse nach Buchenwald, Dachau und Theresienstadt geschickt, um überlebende Kölner KZ-Häftlinge nach Hause zurückzuholen. Aus Dachau kehrte auch Eugen Zander heim, der Mann, der zu Adenauers Lebensrettung beigetragen hatte. Den Transport aus Theresienstadt leitet Dr. Herbert Lewin, von 1937 bis 1941 Chefarzt der geburtshilflichen-gynäkologischen Abteilung des Israelitischen Krankenhauses in Köln-Ehrenfeld. Als Häftlingsarzt hatte er verschiedene Konzentrationslager und den Todesmarsch nach Theresienstadt im April 1945 überlebt und war zusammen mit etwa dreißigtausend Überlebenden von sowjetischen Truppen befreit worden. Seit Juli ist er erneut als Arzt in Köln tätig. Hier musste er erfahren, dass seine Frau, mit der er in Lodz bis zuletzt hatte zusammensein können, ermordet worden war, außerdem zwei seiner Geschwister.[238]

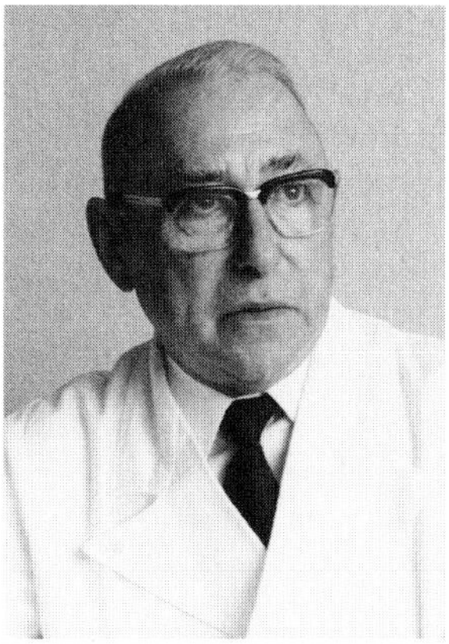
Herbert Lewin (1899–1982)

Inzwischen war die US-amerikanische Militärregierung im Juni durch die britische abgelöst worden, die Adenauer kritisch gegenübersteht. Im Hause Vonessen ist man hell empört, als sie ihn im Oktober entlässt. Er hatte in Anwesenheit britischer Offiziere zwar von Verbrechen, Schmach und Schande des „Dritten

Reichs" gesprochen, wollte aber die Rede von der „Kollektivschuld" nicht gelten lassen. Sechs Tage später wird er wegen mangelnder Pflichterfüllung und „Unfähigkeit" fristlos entlassen, darf von nun an weder Köln betreten noch sich irgendwie politisch betätigen. Diese Auflagen werden allerdings noch bis Ende des Jahres wieder aufgehoben.[239] Die Karriere des 70-Jährigen scheint endgültig beendet zu sein. „Das hätte man von den Engländern nicht erwartet", erinnert sich Marielene Vonessen. „Die Beigeordneten in Köln wollten geschlossen zurücktreten. Die Militärregierung befahl ihr Bleiben, drohte, ihre Konten zu sperren."[240] Der neue Oberbürgermeister Hermann Pünder – er war Zentrums-Politiker und von 1926 bis 1932 Staatssekretär in der Reichskanzlei – hat eine glücklichere Hand im Umgang mit der britischen Besatzung als sein Vorgänger.

Von einer Verharmlosung deutscher Schuld konnte bei Adenauer freilich nicht die Rede sein. Im Februar 1946 schreibt er einem ihm befreundeten Bonner Pastor: „Das deutsche Volk, auch Bischöfe und Klerus zum großen Teil, sind auf die nationalsozialistische Agitation eingegangen. Es hat sich fast widerstandslos, ja zum Teil mit Begeisterung (...) gleichschalten lassen. Darin liegt seine Schuld. Im Übrigen hat man aber auch gewußt – wenn man auch die Vorgänge in den Lagern nicht in ihrem ganzen Ausmaß gekannt hat –, daß die persönliche Freiheit, alle Rechtsgrundsätze, mit Füßen getreten wurden, daß in den Konzentrationslagern große Grausamkeiten verübt wurden, daß die Gestapo, unsere SS und zum Teil auch unsere Truppen in Polen und Rußland mit beispiellosen Grausamkeiten gegen die Zivilbevölkerung vorgingen. Die Judenpogrome 1933 und 1938 geschahen in aller Öffentlichkeit. Die Geiselmorde in Frankreich wurden von uns offiziell bekannt gegeben." Auch die Kirche, der er als Katholik durchaus verbunden ist, bezieht Adenauer in seine schonungslose Kritik mit ein: „Ich glaube, daß, wenn die Bischöfe alle miteinander an einem bestimmten Tage öffentlich von den Kanzeln aus dagegen Stellung bezogen hätten, sie vieles hätten verhüten können. Das ist nicht geschehen, und dafür gibt es keine Entschuldigung."[241]

Betr.: „Erbgesundheitsgesetz“

Einsicht in Schuld ist vielen ehemaligen Befürwortern und Vollstreckern von Zwangssterilisierungen in Köln fremd. Als das Oberlandesgericht im März 1946 den Dekan der medizinischen Fakultät der Universität „oder für diese Angelegenheit besonders erfahrene Mitglieder“ um eine Stellungnahme zum „Erbgesundheitsgesetz“ von 1933 bittet,[242] beurteilt die Hälfte der Befragten das Gesetz, wenn auch mit Einschränkungen, nach wie vor positiv. Dem Staat müsse das Recht zur Sterilisation grundsätzlich zugesprochen werden, meint Professor Dr. Wahl von der Frauenklinik. Doch er soll sie nur dann verfügen, wenn „keine freie Willensentscheidung mehr besteht“ oder trotz aller Bemühungen „keine Einsicht des Kranken in die Notwendigkeit des Eingriffs erzielt werden kann“. Für Professor Dr. Karl vom Hofe, Arzt in der Augenklinik, ist die Aufrechterhaltung des Gesetzes „zwar nicht notwendig, aber immerhin zweckmäßig“. Für Dr. med. Wolf Bauermeister, immer noch Dozent für „Anthropologie, Erbbiologie und Rassenhygiene“, kommt dem Gesetz „heute eher eine gesteigerte Bedeutung zu, da der uns verbliebene Lebensraum ohne Zweifel nicht reicht“. Bauermeister spricht nach wie vor von Personen, deren Nachkommenschaft „nach unseren wissenschaftlichen Vorstellungen als nicht vollwertig anzusehen ist“. Und er wiederholt die unbewiesene Behauptung, dass die Schwachsinnigen, deren „Triebleben enthemmt“ sei, sich „weiterhin überdurchschnittlich vermehren“ würden. Deshalb sei das Gesetz „vom wissenschaftlichen Standpunkt aus“ weiterhin als notwendig anzusehen.

Doch es gibt auch einige mahnende Rufer in der Wüste. Im Gegensatz zu Bauermeister und vom Hofe betont Professor Dr. Hippolyt Guillery vom Pathologischen Institut, dass dem Gesetz „wesentliche wissenschaftliche Voraussetzungen fehlen“. Ähnlich Dr. Wilhelm Beyel von der Psychiatrischen und Nervenklinik. Für ihn ist es eine unbestreitbare Tatsache, dass in der Natur „seit Jahrmillionen nirgends eine Vermehrung, geschweige ein Überwuchern des Kranken und Erbminderwertigen statthat“. Er sieht in dem Gesetz den Ausfluss nationalsozialistischen Größenwahns. Es sollte wohl der Welt wieder einmal Gelegenheit geben, „Zeuge zu sein, dass Deutschland führend sei und den Mut habe, einen ‚gordischen Knoten' zu lösen".

Doch nur Professor Dr. Mathias Hackenbroich von der Orthopädischen Klinik rührt das ethische Grundproblem an, wenn er die vom Gesetz vorgesehenen Eingriffsmöglichkeiten in die persönliche Freiheit des Einzelnen für verfehlt hält, zumal wenn die Veranlassung dazu „lediglich materielle, rationalistisch-ökonomische Gründe" seien. Und er bezieht die Erfahrungen der Vergangenheit mit ein, wenn er schreibt: „Von hier bis zur ‚Vernichtung lebensunwerten Lebens' ist schließlich nur ein Schritt."[243]

Für die Mehrheit der medizinischen Fakultätsmitglieder dagegen ist die Zwangssterilisierung nach wie vor „die einzige Maßnahme, die durchgreifenden Erfolg hat". Mehrheitliche Zustimmung findet sodann die Empfehlung, das Gesetz nicht aufzuheben, sondern ruhen zu lassen, bis das deutsche Volk oder die Parlamente deutscher Bundesstaaten „unbeeinflußt sich in ruhigeren Zeiten dafür oder dagegen entscheiden".[244] Befürworter des Gesetzes können sich durch die derzeit herrschende Rechtslage ohnehin bestätigt fühlen; denn das umstrittene Gesetz ist im Gegensatz zu anderen NS-Gesetzen noch in Geltung. Besonders für die US-amerikanische Besatzungsmacht besteht kein Grund zu einer Aufhebung, werden doch in 29 US-Bundesstaaten Sterilisationen nach wie vor auch zwangsweise durchgeführt. Nach Auffassung von Dr. Hans Fuchs, dem Oberpräsidenten der Nord-Rhein-Provinz, war das Gesetz nicht aufgehoben worden, weil es „nicht als typisch nationalsozialistisch angesprochen werden" könne.[245]

Soweit erkennbar beteiligt sich Franz Vonessen nicht an der Kontroverse um die Zwangssterilisationen. Hat er sich nach wie vor nicht zu einem von allen Zweifeln befreiten Standpunkt durchringen können? Oder ist er einfach zu beschäftigt und überlastet mit dem mühsamen Wiederaufbau des Kölner Gesundheitswesens samt seinen zerstörten Einrichtungen? Gibt es andere Gründe?[246]

Der Kampf um Brot und gerechten Lohn

Auch wenn in der von Trümmern gezeichneten Domstadt die schlimmste Hungerzeit überwunden ist, verschärft sich im Frühjahr 1946 die Versorgungslage durch chronischen Mangel an Baumaterialien, Verknappung von Rohstoffen, Entwertung der Reichsmark und stagnierende Lohnpolitik . Die britische Militärregierung kürzt vom März an erstmals die Rationen. Dadurch werden die von der verknappten Getreideeinfuhr abhängigen Brot- und Nährmittelrationen praktisch halbiert. Kartoffeln waren ohnehin schon Mangelware geworden. Die körperlich geschwächte Arbeiterschaft verlangt daraufhin eine Verkürzung der Arbeitszeit. Krankmeldungen häufen sich. Vor den Bäckerläden bilden sich lange Schlangen von Menschen, die nicht einmal mehr ihre kärglichen Brotkarten einlösen können. Nur wer genug Geld oder Wertgegenstände als Tauschmittel hat, kann in ländlichen Gebiete „hamstern“ gehen.[247]

Ehemalige Nazis bringen auch bei dieser Gelegenheit immer wieder ihre Schäfchen ins Trockene. Die Erbitterung darüber war schon im Vorjahr in Verse gefasst worden, die an Kölner Hauswänden plakatiert wurden:

Wer muss beim Schuttwegräumen schwitzen?
Die armen Leute!
Wer kann zuhause ruhig sitzen?
Die Nazimeute!

Wer darf schon wieder Kohldampf schieben?
Die armen Leute!
Wer handelt schwarz und tut verschieben?
Die Nazimeute!(…)

Wer steht beim Wohnungsamt sich krumm?
Die armen Leute!
Wer hat die Wohnung hint'herum?
Die Nazimeute!(…)

Wer arbeit' Deutschland in die Höh'?
Die armen Leute!
Wer war auf einmal kein Pg?
Die Nazimeute![248]

Untersuchungen des Gesundheitsamtes

Diese Situation nimmt das Kölner Gesundheitsamt unter Vonessens Regie zum Anlass, „in einem größeren Werk der Eisen- und Metallindustrie" die Zahl der Krankmeldungen zu überprüfen.

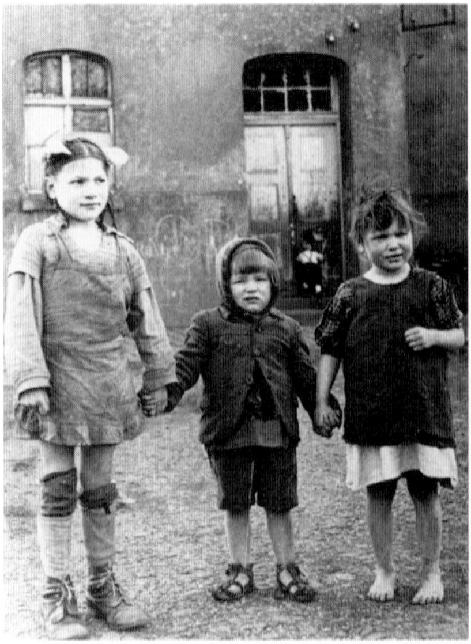

Kinder in Köln, 1946

Anfang April sind es acht Prozent bei den Männern und zwölf bei den Frauen, vier Wochen später sind es bereits 14 bzw. 38 Prozent. Arbeiterinnen müssen ihre Tagesarbeit noch vor Schichtschluss beenden, weil sie das Arbeitstempo körperlich nicht durchhalten konnten. „Alle diese Frauen waren mehr oder weniger erschöpft und ohne Kaffee zur Arbeit gekommen. Sie hatten weder Brot noch Kartoffeln."[249] Im Juli erreichen Lebensmittelzuteilungen mit 775 Kalorien pro Tag den Jahres-Tiefstand. Ernährungswissenschaftler und Ärzte erheben ihre warnende Stimme.

Auch der Gesundheitszustand der Kinder hat sich alarmierend verschlechtert. Im Juli 1945 waren immerhin noch 25 Prozent der volksschulpflichtigen Kinder in einer relativ guten Verfassung gewesen. Zehn Monate später traf das nur noch für knapp 12 Prozent zu. Fast 30 Prozent waren – im Vergleich zu 18 Prozent im Juli 1945 – „ausgesprochen schlecht" ernährt. Dabei waren im vergangenen Winter schon Schulspeisungsprogramme und entsprechende Aktionen ausländischer Hilfsorganisationen angelaufen. Jetzt aber, im Sommer und noch mehr im Herbst 1946, wird die Ernährungssituation noch schlechter, weil Zehntausende Kölner, oft ausgezehrt und bettelarm, in ihre Heimat zurückströmen.[250]

Streiks, Hunger und Mundraub

Im November 1946 legen die Arbeiter der Firmen Westwaggon und der Carlswerkbetriebe/Klöckner-Humboldt-Deutz (KHD) für einige Stunden die Arbeit nieder. Andere folgen. Auf einer Kundgebung der Carlswerkbetriebe wird gefordert, „dass sofort eine Betriebsrätekonferenz einberufen wird mit dem Zwecke, sofort Ausschüsse zu bilden, die in Verbindung mit der Gewerkschaft die Vollmachten und Befugnisse erhalten, Kontrollen auszuüben zur Sicherung unserer Ernährungslage." Der Betriebsrat ergänzt: „Die Preise für fast alle bewirtschafteten Waren, wie Lebensmittel und alle Bedarfsartikel, stehen in keinem Verhältnis zu den Löhnen, die noch immer dem Lohnstopp unterliegen."[251]

Mancher Arbeiter wechselt zur Schwarzarbeit oder zum Schwarzhandel, weil er dort, wenn er Glück hat, an einem Nachmittag mehr verdienen kann als in der Fabrik in einer Woche. Doch viele Menschen haben den Eindruck, dass die Polizei bei den Kleinen hart durchgreift, während sie die Großen laufen lässt. Eine Parodie auf das Horst-Wessel-Lied („SA marschiert, die Reihen fest geschlossen") macht in diesen Wochen die Runde:

Die Preise hoch, die Zonen fest geschlossen,
die Kalorien fallen Schritt für Schritt.
Es hungern stets dieselben Volksgenossen
Die andern hungern nur im Geiste mit.[252]

Am 31. Dezember bekräftigt der von Franz Vonessen hoch geschätzte Kölner Kardinal Frings in seiner Silvesterpredigt das Recht und den Schutz des Privateigentums. Doch man lebe jetzt in Zeiten, in denen „der Einzelne das wird nehmen dürfen, was er zur Erhaltung seines Lebens und seiner Gesundheit notwendig hat, wenn er es (...) durch seine Arbeit oder durch Bitten nicht erlangen kann." In diesem bitteren Winter werden die Worte des Kardinals vor allem als heimliche Aufforderung zum Mundraub verstanden. Der Satz „Mer jonn fringse" gehört hinfort zum Wortschatz der Kölnerinnen und Kölner. Als daraufhin die Zahl der Kohlediebstähle – besonders aus den für die Siegermächte bestimmten Eisenbahntransporten – stark ansteigt, wird der Kardinal

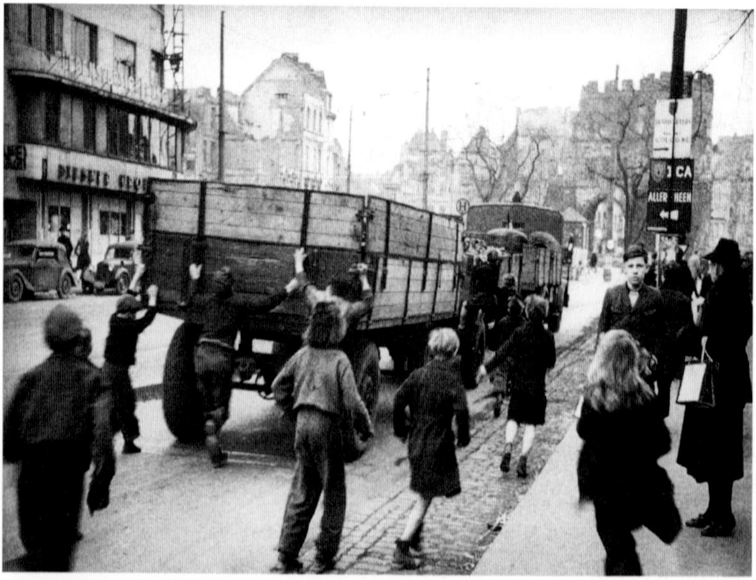

„Fringsende“ Kinder am Kölner Rudolfplatz, Ecke Ringe, im Januar 1948

von der Militärbehörde gebeten, das nach ihm benannte „Fringsen“ zu verurteilen. „Ich selbst würde mir von den Waggons Briketts holen“, erwidert er, „wenn ich kein Heizmaterial hätte.“ Doch er verweist auch auf den Satz seiner Predigt, in dem er Diebstahl ohne existentielle Not verurteilt: „Und da gibt es nur einen Weg: unverzüglich unrechtes Gut zurückgeben, sonst gibt es keine Verzeihung bei Gott.“[253]

Kontakte mit Konrad Adenauer

Für Franz Vonessen ist Konrad Adenauer neben seinem medizinischem Lehrer Professor Krautwig der Mensch, der ihn in seiner beruflichen Entwicklung am meisten geprägt hat und dem er religiös wie auch politisch nahe steht. Dabei tritt jetzt das katholische Zentrum zugunsten der von beiden Konfessionen angeregten „Christlich Demokratischen Union“ (CDU) nahezu vollständig in den Hintergrund.

Die Gründung der CDU war nach Kriegsende gleichzeitig in Berlin, Düsseldorf, Frankfurt und Köln angeregt worden, vor allem durch die Initiative antinazistischer Widerstandskämpfer, christlicher Gewerkschafter, Protestanten verschiedener politischer Herkunft und ehemaliger Zentrumsmitglieder. Sie alle wollten ein erneuertes, in seinen ökonomischen Strukturen von Kapitalismus und Kommunismus mehr oder weniger gleich weit entferntes und vom Nationalsozialismus befreites Deutschland aufbauen.

In der Domstadt bildete sich ein „Kölner Kreis", der im Sommer 1945 in der Albertus-Magnus-Akademie ein zukünftiges Parteiprogramm diskutierte. Man verabschiedete Leitsätze, in denen der Schutz des Privateigentums und die Anerkennung des Allgemeinwohls als gleichermaßen richtungsweisend für staatliche Eingriffe in die Wirtschafts- und Eigentumsordnung deklariert wurden. Für die neue Partei schlugen die Dominikanerpatres Eberhard Welty und Laurentius Siemer den Namen „Christlich-sozialistische Gemeinschaft" vor. Der Begriff Sozialismus sei älter als der des Marxismus und sollte von materialistischen Forderungen nach Klassenkampf und Diktatur des Proletariats frei bleiben. Doch der Vorschlag stieß auch nach Änderung des Begriffs „sozialistisch" in „christlich-sozial" auf Ablehnung. Mit dem kapitalismusfreundlicheren Namen gewann die CDU bei den ersten erlaubten Kommunalwahlen in Köln 41 Sitze. Die SPD blieb dahinter mit acht, die KPD mit zwei Sitzen deutlich zurück.[254] Konrad Adenauer, seit März 1946 Vorsitzender der CDU in der britischen Besatzungszone und Fraktionsvorsitzender im vorläufigen Landtag von Nordrhein-Westfalen, begrüßt diese Entwicklung. Später wird er betonen, seine Partei habe Sozialismus nie gewollt.[255]

Franz Vonessen, der schon früher ein eher passiver Anhänger der Zentrumspartei gewesen war, hält sich auch jetzt von parteipolitischen Aktivitäten fern. Aufgrund seines beruflichen Engagements bleibt er ganz auf den Bereich der Gesundheitswesens beschränkt.

Zwischen Franz Vonessen und Konrad Adenauer entwickelte sich im Lauf des Jahres 1946 ein reger Briefwechsel gesundheitspolitischer und privater Natur. „Wir alle hoffen zu Gott“, so Vonessen am 2. Januar anlässlich Adenauers 70. Geburtstag, „daß Ihnen noch manches Jahr ungetrübter Schaffenskraft beschert sein möge, Ihnen zur Befriedigung, uns allen und dem ganzen Volke zum Segen.“[256]

Adenauer bittet den Arzt um Stellungnahmen zu Schriftsätzen, die medizinische Probleme berühren. Vonessen wiederum fragt nach Parteientschließungen, die sich gegen die von sozialdemokratischer Seite – u.a. von der Hamburger Gesundheitsbehörde – propagierte Legalisierung der Schwangerschaftsunterbrechung aufgrund sozialer Indikation richten. „Wenn Sie es wünschen“, schrieb Adenauer ihm am 9. August aus Rhöndorf, „will ich Sie überhaupt durch Zusendung etwaigen Materials über Gesundheitsfragen auf dem Laufenden halten.“

Als seine Frau Gussie in diesen Wochen schwer erkrankt, bittet er Dr. Vonessen auf Anraten seines Hausarztes um Zusendung von Medikamenten, die in dieser Zeit nicht leicht zu beschaffen sind. Am 5. November schreibt er erleichtert: „Es geht meiner Frau langsam aber andauernd besser. Ich bin Ihnen für Ihre Hilfe zu tiefstem Dank verpflichtet.“ Doch im Februar 1947 muss er seine Bitte erneuern und informiert ihn darüber, dass er infolge Eiweißmangels an einem Ödem leide. „Eiweißhaltige Nahrungsmittel sind ja kaum zu beschaffen“ – schreibt selbst dieser einflussreiche Politiker und bittet den Arzt: „Würden Sie mir eventuell Ersatzpräparate besorgen können? Ich bin körperlich und geistig außerordentlich stark in Anspruch genommen und muß daher alles tun, damit ich in der nächsten Zeit einigermaßen auf der Höhe bleibe.“ Drei Monate später bittet er noch einmal um Medikamente für seine Frau und um Eiweißpräparate. Sie leidet an einer lebensgefährlichen Knochenmarkerkrankung, die die Bildung weißer Blutkörperchen verhindert.[257] Dass selbst der führende CDU-Politiker an einem Ödem erkrankte, bleibt verwunderlich. Freilich wird in Köln in diesem Jahr fast bei jedem Fünften von 250 Untersuchten ein solches durch Mangelernährung oder Hunger verursachtes Ödem festgestellt – im Übrigen eine typische Erkrankung der heimkehrenden Kriegsgefangenen.

Doch Adenauer hatte Vonessen gegenüber nicht nur private, sondern auch amtliche Wünsche. So bat er ihn vertraulich um Auskunft über den Gesundheitszustand einer beiden gut bekannten Politikerin, die für einen leitenden Posten in Nordrhein-Westfalen in Aussicht genommen worden war.[258]

Der entlastete Antifaschist

Nach Kriegsende hatten die Siegermächte Entnazifizierungsverfahren in Gang gebracht, in denen zwischen Tätern, Mitläufern und unbelasteten Personen unterschieden werden sollte. Im Kommuniqué der alliierten Konferenz von Jalta im Februar 1945, in der sich Roosevelt, Churchill und Stalin über die Besetzung Deutschlands verständigt hatten, hieß es: „Es ist nicht unsere Absicht, das deutsche Volk zu vernichten, aber nur dann, wenn der Nationalsozialismus und Militarismus ausgerottet sind, wird für die Deutschen Hoffnung auf ein würdiges Leben und einen Platz in der Völkergemeinschaft bestehen."[259]

Anhand von Listen, die in den USA und in Großbritannien mit Hilfe deutscher Emigranten erstellt worden waren, wurden führende Köpfe des „Dritten Reichs" inhaftiert und in Internierungslager gebracht. Prozesse folgten – allerdings ohne Mithilfe deutscher Juristen. Aufgrund des Londoner Abkommens vom 8. August 1945 wurde gegen Deutsche wegen Kriegsverbrechen eine größere Zahl von Prozessen geführt. Das erste Verfahren vor dem Internationalen Gerichtshof in Nürnberg richtete sich gegen „Hauptkriegsverbrecher". Rechtsgrundlage war das Statut des Gerichtshofs, das Kriegsverbrechen, Verbrechen gegen den Frieden und Menschlichkeitsverbrechen unter Strafe stellte. Angeklagt wurden 24 führende Angehörige der NSDAP, des Staates und der Wehrmacht und sechs als verbrecherisch bezeichnete Organisationen. Von zwölf Todesurteilen wurden zehn vollstreckt. Robert Ley, der Organisator der Deutschen Arbeitsfront, beging vor,

Reichsmarschall Hermann Göring nach dem Urteil Selbstmord. Martin Bormann, der „Sekretär des Führers“, wurde in Abwesenheit zum Tode verurteilt. Sieben zu Freiheitsstrafen Verurteilte wurden in Spandau interniert. Drei weitere, unter ihnen der ehemalige Vizekanzler Franz von Papen, wurden freigesprochen.[260]

Zwölf weitere Prozesse finden nun seit 1947 vor US-amerikanischen, als Internationale Militärgerichtshöfe bezeichneten Gerichten ebenfalls in Nürnberg statt. Sie richten sich gegen Ärzte, Juristen, SS-Angehörige, Generäle, Wirtschaftskapitäne und Angehörige oberer Reichsbehörden.[261] Gegen Minderbelastete werden in allen Besatzungszonen Entnazifizierungsverfahren durchgeführt.

Entnazifizierung

Im Mai 1945 waren zunächst alle NSDAP-Mitglieder aus der Verwaltung entfernt worden. Doch wegen fehlender Fachleute und dadurch ausgelöster Störung des öffentlichen Lebens hatte man auf Anweisung der Militärregierung der Nord-Rhein-Provinz seit Juli so manche als harmlos geltende „Mitläufer“ nach und nach wieder eingestellt.[262] Gemäß einer „Zonen-Exekutiv-Anweisung“ waren daran deutsche Ausschüsse mit beratender Funktion beteiligt, beschränkt auf die Fälle, in denen es um die Beibehaltung oder den Ausschluss aus Ämtern und Stellungen ging. Entnazifizierungspflichtig sind Verwaltungsbeamte, Gewerkschafter, Beamte der politischen Parteien, Professoren und Lehrer, Richter, Rechtsanwälte, Justiz-, Polizei-, Post- und Reichsbahnbeamte sowie alle Beschäftigten der Ernährungs-, Bekleidungs- und Brennstoffwirtschaft.[263]

Wie von der Militärregierung für die britische Zone verordnet, hatte auch die Kölner Stadtverwaltung im März 1946 ein „Amt für Entnazifizierung“ und wenig später einen „Hauptausschuß zur Entnazifizierung“ eingerichtet. Dieser versuchte mit Hilfe von Unterausschüssen, zwischen „Nur“-Mitläufern und wirklichen Tätern zu unterscheiden. Im Verlauf von über 20.500 Entnazifizierungsverfahren werden bis Ende 1947 etwa 12.000 Menschen aus ihren früheren Positionen entlassen.[264] Das Unterfangen, alle

Fakten und Imponderabilien gerecht zu beurteilen, war außerordentlich schwierig und war und blieb zum Teil heftig umstritten.[265]

Die Entnazifizierung der Ärzte

Nach einer Verfügung der Abteilung „Public Health“ der Militärregierung war die Entnazifizierung des Ärztestandes im Winter 1945/46 wegen der verstärkt auftretenden Versorgungs- und Gesundheitsprobleme nur sehr behutsam durchgeführt worden. „Es ist auch verständlich“, so die Verfügung, „daß der Ärztestand wegen der Entnazifizierung beunruhigt ist und Sorge um seine Zukunft hat. Es müssen Schritte unternommen werden, um den Ärztestand zu unterrichten, daß nur solche Leute aus dem Amt entfernt werden, die wirklich parteimäßig ernstlich belastet sind oder von denen bewiesen ist, daß sie in ihren Ansichten den Alliierten feindlich gegenüberstehen. Die Ärzte können deshalb beruhigt sein und während des Winters ihrer Pflicht nachkommen – ohne das Gefühl, ein ‚Damoklesschwert‘ über ihrem Haupt zu wissen.“[266] Ein Versuch der Ärztekammer, über ihre beratende Funktion hinaus Einfluss auf die Entnazifizierungsverfahren zu nehmen, war von der britischen Militärregierung zurückgewiesen worden.[267]

Die Amtsärzte hatten während der NS-Zeit weitaus stärker als Privatärzte unter dem Druck des Regimes gestanden, der NSDAP beizutreten. Nach einer Aufstellung der Gesundheitsabteilung der Nord-Rhein-Provinz vom Januar 1946 hatten von 129 beamteten Ärzten 90 Prozent der Partei oder ihren Gliederungen angehört.[268] Deshalb werden die von ihnen ausgefüllten Fragebogen nach einer Zwischenauswertung durch die zuständigen Kreis-Entnazifizierungsausschüsse von der Abteilung „Public Health“ besonders aufmerksam überprüft. Drei Hauptkategorien kommen in Frage: Hauptschuldige – Belastete – Mitläufer. Belastete Ärzte können sich vor drohender Entlassung allerdings durch den Nachweis retten, dass sie über ein nicht leicht ersetzbares Spezialwissen verfügen.

Auch Franz Vonessen muss sich am 22. Februar 1947 – recht spät – dieser Prozedur unterziehen.[269] Nach Ausfüllen des üblichen Fragebogens geht er am 22. Februar 1947 in einem ausführlichen Lebenslauf auf seine entschiedene Oppositionshaltung gegen das „Dritte Reich“ ein: „Im April 1933 wurde ich auf Grund des Gesetzes zur Wiederherstellung des Berufsbeamtentums in eine Stelle von geringerem Rang zurückversetzt, weil die neue nationalsozialistische Stadtverwaltung mich wegen meiner politischen Einstellung als für eine leitende Stelle nicht tragbar erklärte. Ich hatte die Absicht, diese Degradierung nicht hinzunehmen, sondern wollte lieber unter den obwaltenden Umständen aus dem Dienst ausscheiden. Aber diese Absicht war nicht zu verwirklichen, weil die Ärztekammer mir auf Anfrage erklärte, daß ich eine Zulassung zur ärztlichen Praxis aus politischen Gründen nicht zu erwarten hätte.“

Sodann kommt er auf die möglichen Gründe seiner schonungsvollen Behandlung durch die Behörden zu sprechen: „Die verschiedenen beteiligten Stellen der Behörden und der Partei konnten sich offenbar über ihr Vorgehen nicht recht einigen: sie scheuten es offenbar, im katholischen Köln einen in der ganzen Stadt bekannten katholischen Arzt wegen seiner Weigerung, an diesem sehr umstrittenen und von der katholischen Kirche abgelehnten Gesetz mitzuarbeiten, aus dem Dienst zu entlassen. Auch wollte man in der Öffentlichkeit nicht gern auf solchen Widerstand gegen das Gesetz aufmerksam machen, um nicht hierdurch noch mehr Widerstand hervorzurufen. Aus diesen Gründen zogen sich die Verhandlungen über meine Dienstentlassung länger hin. Währenddessen erkrankte ich an einer schweren Krankheit (Gehirnentzündung), und man benutzte dann diese Erkrankung als Vorwand, mich in den Ruhestand zu versetzen.“

Ausführlich betont er seine Hilfsbereitschaft für Verfolgte während seiner nachfolgenden Tätigkeit als ganz auf sich selbst gestellter Arzt: „Meine Praxis war bald der Sammelpunkt aller, die nicht zur Partei gehörten oder Gegner der Partei waren. Insbesondere gehörten dazu auch viele Juden. Infolgedessen hatte ich bald sehr starken Zuspruch in der Praxis. Nur selten verirrte sich ein Parteianhänger zu mir.“ Sodann erwähnt er seine vielfältige Unterstützung jüdischer Mitbürger nach der Reichspogromnacht, auch in seiner Eigenschaft als Vertrauensarzt des Belgischen Generalkonsulats.[270] „Ich darf sagen, und meine Helferin (...), die in den Jahren bei mir war, wird dies bestätigen: Alle wurden stets mit größter Freundlichkeit und Hilfsbereitschaft behandelt. Später kamen die Zwangsausweisungen und Deportationen der Juden. Da habe ich viele Juden jahrelang vor diesem Schicksal bewahrt durch weitherzige Atteste. Aber schließlich nutzte auch dies nicht mehr, da die Gestapo einfach erklärte, sie selbst entscheide darüber und frage nicht nach dem ärztlichen Urteil. Ich selbst wurde von der Gestapo wegen meiner Weichherzigkeit verwarnt, da die Pläne der Partei und der Regierung gegen die Juden unbedingt durchgeführt werden müssten. In einem solchen Fall handelte es sich z. B. um eine Frau S., die damals von mir wegen schwerem Asthma behandelt und lange Zeit vor der Deportation bewahrt wurde. Schließlich nahm aber die Gestapo sie trotz ihres schweren Krankheitszustandes bei einem Transport mit. Frau S. ist glücklich zurückgekehrt und lebt z. Zt. im jüdischen Altersheim in Köln-Sülz, Blankenheimer Platz; vielleicht kann sie darüber berichten, wie ich immer bemüht war, ihr und ihren Glaubensgenossen zu helfen." Er erwähnt weitere Beispiele seiner Hilfsaktionen und betont: „Trotz Verbot habe ich alle Juden immer behandelt und mich nie an die einschränkenden Anordnungen der Gestapo und der Ärztekammer gestört." In Pforzheim und später habe er sich möglichst verborgen gehalten, um nicht vom Volkssturm oder von der Wehrmacht erfasst zu werden. Sodann erklärt er, schon die frühere Besatzungsmacht habe ihn ohne Zögern aus seiner Stuttgarter Arzttätigkeit heraus in sein Amt gebracht: „Am 1. Mai 1945 erschien ein amerikanischer Oberst, Col. Hedley, der Leiter des Gesundheitsamtes der Militärregierung in Köln, in meinem Krankenhaus in Stuttgart und fragte mich, ob ich bereit sei, die Leitung des Gesundheitsamtes in Köln zu übernehmen. Ich habe mich sofort bereitwillig zur Verfügung gestellt und bin seit dem 3.5.1945 in dieser Stellung tätig: als Beigeordneter und Leiter des Gesundheitsamtes der Stadt Köln."

Als nächstes muss er über sein Leben während der Kriegsjahre Auskunft geben. Während des Ersten Weltkriegs habe er nur Sanitätsdienst in der Heimat und von 1933 bis 1945 keinerlei Kriegsdienst geleistet. Zuletzt sei er wegen seiner Erkrankung nur beschränkt diensttauglich gewesen. Zentraler Punkt des Verfahrens ist nun die Frage seiner Beziehung zur NSDAP. Parteimitglied ist er zwar nicht gewesen, aber immerhin Mitglied der N.S.-Volkswohlfahrt (NSV). Er betont: „Auch zur NSV beizutreten habe ich mich zunächst geweigert. Es wurde mir jedoch von der Partei eröffnet, daß ich als Beamter Mitglied der NSV werden müsse und andernfalls aus dem Dienst entlassen würde. Daraufhin habe ich angeboten, ich wollte jeden Monat eine freiwillige Spende von 10.– RM für die NSV zahlen, wenn ich nicht Mitglied zu werden gezwungen würde, und darauf habe ich meine Drohung wahr gemacht: Ich habe zwar widerwillig die mir aufgezwungene Beitrittserklärung unterschrieben, aber nur den Mindestbeitrag von 1.- RM monatlich gezahlt. Daß ich als Beamter gezwungen wurde, dem Reichsluftschutzbund anzugehören, brauche ich wohl hier nicht hervorzuheben. Auch hier habe ich nur den Mindestbeitrag (3.- RM jährlich) bezahlt. Ein Amt habe ich nicht bekleidet."

Über seine Familie muss Franz Vonessen ebenfalls Auskunft geben. „Auch meine Frau", schreibt er, „war nicht Mitglied der Partei noch irgend einer anderen Parteiorganisation." Für Tochter Gisela, Jahrgang 1921, zur Zeit Assistenzärztin in Köln, gilt das gleiche. Sohn Franz Klemens, Jahrgang 1923, war nicht in der Hitler-Jugend (HJ), „wurde ein halbes Jahr vor seinem Abitur zwangsweise auf Grund des bekannten Gesetzes in die Staatsjugend eingereiht, ist jedoch wegen seines ablehnenden Verhaltens in die Stamm-HJ nicht überführt worden." Das gleiche gilt für die Töchter Marielene, Jahrgang 1925, Hedwig, Jahrgang 1932 und Hildegard, Jahrgang 1934. „Keines von den Kindern hat je Uniform oder Abzeichen getragen oder gar ein Amt bekleidet. Im Gegenteil haben alle sich immer vom ‚Dienst' gedrückt, wo es nur eben möglich war. Die jüngste Tochter, Brigitte, geb. 20.6.1935, brauchte wegen ihrer Jugend noch nicht der Staatsjugend anzugehören."

Sodann verweist der Vater auf die ablehnende Haltung der drei ältesten Kinder während ihres Reichsarbeitsdienstes, besonders auf Franz Klemens' Protest gegen die Zerstörung religiöser Symbole im Feindesland.[271] „Daß dieser Sohn nur unter Zwang seiner Militärpflicht in dem von den Nazis verbrecherischerweise heraufbeschworenen Kriege genügte, ist danach selbstverständlich. Er verhielt sich dabei völlig passiv und machte nur gezwungenermaßen den unvermeidlichen Dienst. Er wurde denn auch, obschon er der einzige Student in seiner Abteilung war, nur bis zum Gefreiten befördert. Z. Zt. befindet er sich leider noch in russischer Gefangenschaft."

Nach Mitteilungen über die engere Familie muss Franz Vonessen noch über die weitere Verwandtschaft Auskunft geben, zuerst über seine eigenen, ebenfalls parteilosen Geschwister. Bruder Heribert, Studienrat und Religionslehrer am Gymnasium in Kempen, ist bereits 1938 gestorben. „Er verhielt sich völlig ablehnend gegen den Nationalsozialismus und weigerte sich, obschon er Beamter war, dem NS-Lehrerbund anzugehören." Seine verheiratete Schwester Anna starb 1940 in Emden, Bruder Josef 1942 als Arzt in Essen. Alex ist Kaufmann in Essen-Rellinghausen. Die verheiratete Schwester Helene lebt in Brühl bei Köln. Auch die in Mönchen-Gladbach lebenden Geschwister seiner Ehefrau Hedwig, geb. Küppers waren keine Parteimitglieder.[272]

Mit spürbaren Emotionen wendet er sich nun an den für sein Entnazifizierungsverfahren verantwortlichen britischen Sergeanten Kenard: „Sie werden nicht viele Familien finden, die sich so einmütig und überzeugt und ohne jedes Zugeständnis vom Nationalsozialismus ferngehalten haben wie die meine! Dies alles sage ich nicht, um mich zu loben. Es ist mir im Gegenteil peinlich, dies alles hervorheben zu müssen. Aber Sie haben es ja so angeordnet, und ich muß mich Ihrer Anordnung fügen." Doch damit ist die Grenze des für ihn Erträglichen erreicht. Geforderte Zeugnisse über seine Vergangenheit will er nicht beibringen. „Das ist", so schreibt er, „unter meiner persönlichen Ehre". Falls Kenard Zweifel an der Wahrheit seiner Worte habe, möge er Zeugen hören, die Franz Vonessen jetzt benennt: einen Beigeordneten und Stadtkämmerer in Köln-Bayenthal, ferner einen Facharzt und einen Kaufmann in Köln-Braunsfeld. Alle drei haben Ehefrauen jüdischer Abstammung. Weiterhin erwähnt er seine Patientin, die im Altersheim der jüdischen Gemeinde lebende Frau S., ferner die von ihm seinerzeit in Sicherheit gebrachte Frau L. und deren beiden Töchter.[273] „Wenn Sie es für notwendig halten sollten", bemerkt er abschließend, „so bin ich bereit und imstande, Ihnen noch eine große Zahl weiterer Zeugen zu benennen, die Ihnen über mein Verhalten in der Vergangenheit Auskunft geben können."[274]

Eine Bescheinigung seiner Arzthelferin Christa F., die sie eine Woche zuvor geschrieben hat, fügt er seinem Lebenslauf bei. Er sei „zu allen Juden äußerst liebenswürdig gewesen", schreibt sie, und habe „allen Auswanderern mit Rat und Tat zur Seite gestanden. Daß Herr Dr. Vonessen ein großer Gegner des Nationalsozialismus war und auch niemals mit seiner gegenteiligen Meinung zurückhielt, war allen, die mit ihm in Berührung kamen, bekannt. Allein schon weltanschaulich konnte Herr Dr. Vonessen sich niemals mit dem Nationalsozialismus einverstanden erklären."[275]

Am Ende dieses Entnazifizierungsverfahrens wird der Gesundheitsdezernent ohne weitere Umstände in seinem Amt bestätigt.

V. Kommunale Arbeit im neuen Staatswesen

Monate gehen ins Land. Nach einem strengen Winter ist die Ernährungslage in Nordrhein-Westfalen katastrophal schlecht. In seiner Regierungserklärung betont Ministerpräsident Karl Arnold (CDU): „Wir sind auf erhebliche Einfuhren von ausländischem Getreide und von Fetten angewiesen. Ohne die Sicherung dieser Einfuhren und ohne eine Gewähr für ihr planmäßiges Eintreffen kommen wir aus den chaotischen Zuständen nicht heraus, und wir werden keinen Zustand erreichen, der zur Hoffnung auf Besserung unserer politischen und wirtschaftlichen Verhältnisse berechtigt.“[276] Der christdemokratische Abgeordnete Johannes Albers konkretisiert einen Tag später den Mangel: „Die neue Versorgungsperiode sichert der Bevölkerung in Nordrhein-Westfalen eine Ernährung von 750 Kalorien täglich. Zwei Pfund Brot pro Woche sollen für den hart schaffenden Menschen nach dem jetzigen Zuteilungsplan genügen; das sind täglich drei Scheiben Brot. Dabei fallen die Kartoffeln ganz aus.“[277]

In Köln erreicht die Lebensmittelzuteilung für Normalverbraucher nach einem strengen Winter im April 1947 mit 755 Kalorien pro Tag den bislang niedrigsten Satz. Im Januar 1948 streiken hungernde Arbeiter aus 200 Firmen. Die Versorgungslage verbessert sich sehr langsam, auch mit Hilfe von „Care-Paketen“ aus den USA.[278]

Der Wiederaufbau des teilweise zerstörten Hauses der Familie Vonessen in Braunsfeld wird unter Schwierigkeiten vollendet. Materialien sind schwer zu beschaffen, Handwerker und Arbeiter nicht leicht zu finden. Hedwig Vonessen kocht für sie, damit sie bei Kräften bleiben. Im Juni 1948 stabilisiert die Währungsreform die Geldverhältnisse. Im November löst ein Telegramm in der Familie Vonessen freudige Überraschung aus: Franz Klemens ist in Frankfurt an der Oder eingetroffen.[279]

Die Heimkehr des Sohnes

Seit August 1944 hatte Franz Klemens Vonessen als vermisst gegolten. Aus den verzerrenden Nachrichten in Rundfunk und Zeitungen konnte die Familie sich kaum ein wahres Bild von der allmählichen Niederlage der deutschen Armeen im Osten machen. Im Frühjahr 1944 waren sie nach ihren verheerenden Eroberungsfeldzügen zuerst hinter den Bug und dann ständig weiter zurückgedrängt worden. Gleichzeitig mussten sie sich aus der Südukraine zurückziehen. Im August besetzten sowjetische Truppen Rumänien, im Herbst befreiten sie Jugoslawien und Teile von Ungarn, drangen in Polen bis in den Raum Warschau vor,[280] nahmen im Norden Reval und Riga ein und wüteten grausam in Ostpreußen.[281] Im April 1945 stießen sie bis Berlin vor und besetzten Wien. Im Mai kapitulierte dann die deutsche Wehrmacht im US-amerikanischen und im sowjetischen Hauptquartier bedingungslos.[282]

Seit August 1944 hatte Familie Vonessen nichts mehr von Franz Klemens gehört. Irgendwann kam ein angeblicher Kriegskamerad, der behauptete, dem Kriegsgefangenen Geld und Lebensmittel zuleiten zu können – falls man sie ihm nur gäbe. Franz Vonessen durchschaute den Schwindel, doch ehe die herbeigerufene Polizei den Mann verhaften konnte, war er schon über alle Berge.

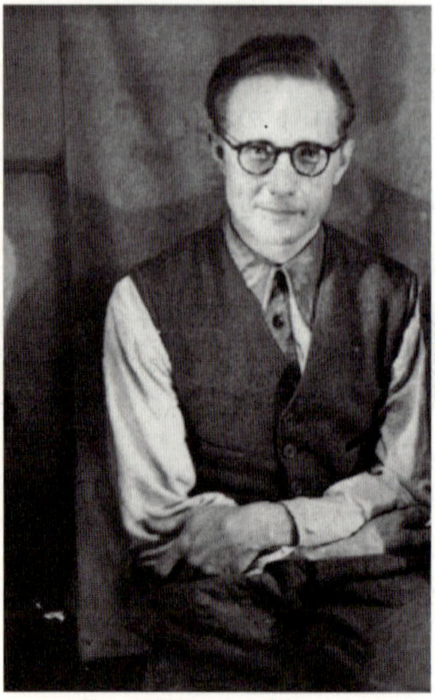

Franz Klemens Vonessen als Kriegsgefangener, 1947

Im Januar 1946 erlebte Marielene nach einem Besuch der Premiere von Goethes „Iphigenie auf Tauris“ eine bewegende Szene mit ihrem Vater. Er stand nach kurzem Gespräch plötzlich auf und rezitierte jene Szene, in der Iphigenie, die Tochter des Agamemnon und der Klytämnestra, ihren Bruder Orest rettet, dem auf fremdem Boden der Tod droht:

Denn ach, mich trennt das Meer von den Geliebten,
Und an dem Ufer steh' ich lange Tage,
Das Land der Griechen mit der Seele suchend;
Und gegen meine Seufzer bringt die Welle
Nur dumpfe Töne brausend mir herüber.
Weh' dem, der fern von Eltern und Geschwistern
Ein einsam Leben führt! Ihm zehrt der Gram
Das nächste Glück von seinen Lippen weg,
Ihm schwärmen abwärts immer die Gedanken
Nach seines Vaters Hallen, wo die Sonne
Zuerst den Himmel vor ihm aufschloß, wo
Sich Mitgeborne spielend fest und fester
Mit sanften Banden aneinander knüpften.

Marielene sah Tränen in den Augen ihres Vaters, der seine Gefühle den Kindern gegenüber sonst selten erkennen ließ.

Im Februar 1946 traf endlich die erste, bereits sechs Wochen zuvor geschriebene Nachricht vom Kriegsgefangenen ein: „Ich freue mich, Euch mitteilen zu können, daß ich lebe und gesund und wohlauf bin. Ich gedenke Euer täglich in Liebe und Sorge, wie es Euch geht, und wünsche sehnlichst, bald wieder mit Euch vereinigt zu sein." Die Familie durfte ihm schreiben. Die Mutter berichtete ihm, der inzwischen zum Kardinal ernannte Pfarrer Frings habe die Kriegsgefangenen in England besucht, und sie hoffte: „Wenn er doch auch mal zu Euch kommen könnte!"[283] Einmal schickte Franz Vonessen ein Foto mit, das ihn zusammen mit Kardinal Frings zeigte. Er wollte dokumentieren, dass er eine respektable Stellung hatte, als Antifaschist anerkannt war, und er meinte, damit dem Sohn hel-

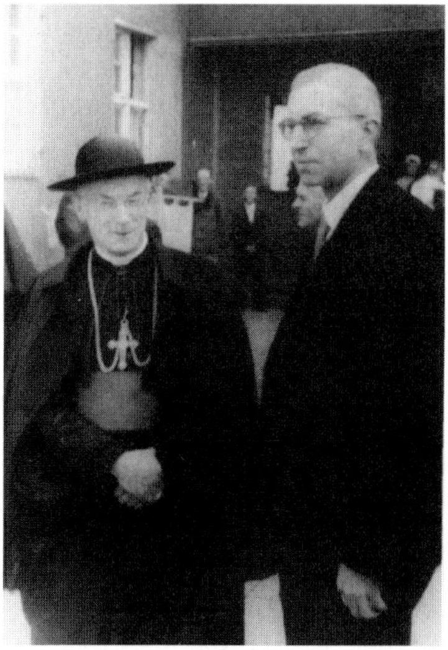

Kardinal Frings (1887–1978) und Franz Vonessen, 1946

fen zu können.Doch später wurde der Familie gesagt, dass in Russland Bilder von Kardinälen nicht erwünscht seien.[284]

Im Dezember 1948 wartet Familie Vonessen auf dem Kölner Hauptbahnhof sehnlichst auf den Sohn und Bruder. Die Männer, die in schäbigen Mänteln, mit um den Kopf gewickelten Tüchern und ausgetretenen Schuhen dem Eisenbahnwagen entsteigen, sind gedrückt, müde, ja verstört. Vor wenigen Wochen erst ist ein Bekannter zurückgekehrt, völlig abgemagert, tödlich erkrankt und wenige Tage später in den Armen seiner Verlobten gestorben. Endlich kommt auch der Langersehnte. „Er bringt die Zähne nicht auseinander, als hätte er sie zu lange zusammenbeißen müssen. Man versteht ihn kaum, so undeutlich spricht er. Er wird im Triumph nach Hause geführt."[285]

Man lässt ihm Zeit. Er gewöhnt sich ein, man setzt sich zusammen und er beginnt zu erzählen: „Die Heimat empfing uns mit Liebe und viel Verständnis." So fasst er ein Jahr später die Tage der Heimkehr zusammen und fährt mit leichter Ironie fort: „In der russischen Entlausungsstelle in Frankfurt/Oder begrüßte uns eine deutsche Varieté-Gruppe mit einem festlichen Programm. Die heiteren Beigaben zu den musikalischen Darbietungen bestanden ausschließlich aus anstößigen Witzen. Es war das Beste, was man uns zu bieten wußte. Unser Verständnis war nicht groß; den meisten wäre ein zusätzliches Essen lieber gewesen." Nach vier Tagen lud sie ein Flüchtlingsseelsorger in Erfurt zum Gottesdienst ein und legte ihnen das tägliche Gebet ans Herz. „Auch das war eine Begrüßung, so geschehen auf dem Petersberg in Erfurt. Man empfing uns mit viel Verständnis." So Franz Klemens' Kommentar. Der Empfang in der Westzone war liebenswürdiger, doch unangenehm gefühlsüberladen. Aber den ausgehungerten Heimkehrern war nach ganz Anderem zumute. Als sie in Göttingen erfuhren, im dortigen Lazarett gebe es fabelhaftes Essen, meldeten sie sich scharenweise krank. In Münster wurden sie dann von britischem Militär begrüßt. „Die sieben Reden, die wir mit anhören mußten", so der Heimkehrer, „hatten alle den gleichen Grundton. Man sprach hauptsächlich von Jesus Christus und vermied nach Möglichkeit alle Gedankengänge, in denen man ihn nicht zitieren konnte. Das war politischer ‚new look'."

An den Bahnhöfen zwischen Münster und Köln stauten sich die Menschen. „Einzelne Personen, ältere Männer und Frauen, gingen an den Wagenfenstern vorbei und stellten mit ausdruckslosen Stimmen immer die gleiche Frage: ‚Kennen Sie den...?' Eine Antwort schienen sie nicht zu erwarten; sie sprachen, als ob sie sich nur einer Pflicht entledigten, die ihnen immer leerer und trostloser wurde. Schließlich – Endstation. Man stieg aus, ohne sich zu verabschieden. Das würde man hinter der Sperre tun. Aber während man sich durch die Menge der Wartenden drängelte, standen da unvermutet die Menschen, die den Zerlumpten erkannten. Da war alles andere vergessen. Man war wieder daheim. Aber eine alte Frau, die ganz alleine stand, brach in einen Weinkrampf aus."[286]

Verdrängung und Erinnerung

„Ein Nichts an positiven Werten, ein Chaos hatten uns die Nazis hinterlassen", hatte Franz Vonessen 1945 geklagt und hinzugefügt: „Mit Bitterkeit und Zähneknirschen erinnern wir uns: Auch dies verdanken wir dem Führer!"[287] Doch seine Gefühle der Wut werden immer wieder auch von der Trauer über die Opfer begleitet. Als ihn seine Tochter Hildegard in den Nachkriegsjahren gelegentlich fragt: „Vater, warum bist du so traurig?", erwidert er: „Ich habe nicht genug für die Juden getan." Er macht sich Vorwürfe, dass er es unterlassen hat, bedrohte Personen im Keller seines Hauses zu verstecken. Dass dabei die Sorge um seine Familie ausschlaggebend gewesen war, kann ihn nicht trösten.[288] Und dabei hatte er doch weit mehr für Bedrängte und Bedrohte getan als die große Mehrheit der Anderen! Diese Mehrheit entfernt sich mehr und mehr von allen Gefühlen, die mit der Zeit des „Dritten Reichs" zu tun haben – am wenigsten freilich vom Selbstmitleid. Viele, die für den NS-Staat gearbeitet hatten, machen nun auch noch Karriere.

Aufgrund der Tatsache, dass das „Erbgesundheitsgesetz“ von 1933 nicht als nazispezifisch und also auch nicht als illegal eingestuft wird, haben ihre ehemaligen Verfechter keine gravierenden Entnazifizierungsmaßnahmen zu befürchten. Am 18. August 1947 schrieb denn auch der Landgerichtspräsident an den Kölner Regierungspräsidenten: „Durch Verordnung vom 28.07.1947 (...) hat der Herr Präsident des Zentraljustizamts bestimmt, dass die Erbgesundheitsgerichte ab 01.08.1947 wieder eröffnet werden. Die Tätigkeit der Erbgesundheitsgerichte beschränkt sich auf die Wiederaufnahme rechtskräftig entschiedener Verfahren.“[289] Mit dem Hinweis auf die Legalität der Zwangssterilisation wurden materielle Entschädigungen der Opfer abgelehnt. Frauen und Männer, die dennoch entsprechende Anträge stellten, wurden so erneut als „minderwertig“ stigmatisiert. Viele Täter dagegen machten Karriere.[290]

Der ehemalige Kölner Gesundheitsdezernent und evangelische Arzt Dr. Coerper, seit 1937 außerordentlicher Professor, wurde 1946 ohne weitere Umstände Berater beim Evangelischen Hilfswerk in Nordrhein-Westfalen.[291] Die Evangelische Kirche hatte zwar ein Jahr zuvor in Stuttgart in einem feierlichen Schuldbekenntnis sich selbst angeklagt, „nicht mutiger bekannt, nicht treuer gebetet, nicht brennender geliebt“ zu haben, doch gegen die menschenfeindlichen Sterilisierungen hatten nur einzelne Rufer in der Wüste protestiert. „Durch uns“ – so das Bekenntnis – „ist unendliches Leid über viele Völker und Länder gebracht worden.“ Doch die Kranken- und Judenmorde fanden hier keine Erwähnung.[292]

Ferdinand Claussen, von 1939 bis 1945 Direktor des Kölner „Instituts für Erbbiologie und Rassenhygiene“, hatte als Gutachter bei Vaterschaftsfeststellungen immer wieder „Rassenzugehörigkeit“ bescheinigt – für Betroffene oft mit tödlichen Folgen. 1948 wird er Chefarzt im Kreiskrankenhaus Waldbröhl. Wolf Bauermeister, von Claussen 1939 als Oberarzt nach Köln geholt, hatte Zwangssterilisationen sogar noch 1946 befürwortet. Er wird 1950 in Köln als außerordentlicher Professor reüssieren.[293]

Ende 1947 überträgt die britische Militärregierung die Entnazifizierungsaufgaben an die Regierungen der Länder, und der frühere Justizminister des Landes Nordrhein-Westfalen, Eduard Cremer, übernimmt zu diesem Zweck das Amt des Sonderbeauftragten.[294] Es werden Spruchgerichte ins Leben gerufen, die Angeklagten nicht selten mit fragwürdigem Wohlwollen begegnen – so im Mai 1948 in Bielefeld einem ehemaligen SS-Arzt und Obersturmbannführer, der 1943 in Berlin Chef des Hygieneinstituts geworden war. Zu diesem Institut der Waffen-SS gehörte die „Abteilung für Fleckfieber- und Typhusforschung" im KZ Buchenwald, in dem 21 Häftlinge nach Infizierung mit Fleckfieberkranken-Frischblut gestorben waren. Der öffentliche Ankläger beantragt vor dem Bielefelder Spruchgericht zweieinhalb Jahre Gefängnis für den Arzt, doch die Kammer verurteilt ihn nur zur Zahlung von 500.- Reichsmark unter Anrechnung der Internierungshaft. Sie glaubte, dass er von den Experimentierverbrechen nichts gewusst habe.[295]

Wie reagiert Franz Vonessen auf diese Ereignisse und Entwicklungen? Öffentlich nimmt er dazu keine Stellung. Wiederum stellt sich die Frage: Schweigt er, weil er selbst zu keiner für ihn zweifelsfreien Klärung der Sterilisationsfrage gekommen ist?

Die bundesdeutschen „Schlußstrich"-Strategen

Die Zahl der Menschen, die in Deutschland mit Zweifeln oder gar Schuldgefühlen auf die NS-Zeit zurückblicken, nimmt in den nächsten Jahren stetig ab. Mit der „Denazifizierung", so Bundeskanzler Konrad Adenauer im September 1949 in seiner ersten Regierungserklärung, sei viel Unglück und viel Unheil angerichtet worden. Gewiss seien die wirklich Schuldigen an den NS-Verbrechen mit aller Strenge zu bestrafen, aber die Unterscheidung zwischen „politisch Einwandfreien und Nichteinwandfreien" müsse nun bald verschwinden. Unter Bravorufen seiner Parteifreunde kündigt er eine große „Bundesamnestie" an und erklärt in seinem Kabinett: „Wir haben so verwirrte Zeitverhältnisse hinter uns, daß es sich empfiehlt, generell tabula rasa zu machen."[296]

Mit einem von der FDP forcierten „Gesetz über die Gewährung von Straffreiheit“ will ihr Justizminister Thomas Dehler ebenfalls „einen Schlußstrich unter die Vergangenheit mit ihrer Not, ihrer Verworrenheit und ihrer aus Krieg und Nachkriegszeit geborenen Verwilderung“ ziehen.[297] Das Gesetz macht es zahllosen NS-Verbrechern in der Folgezeit möglich, in der Masse der amnestierten „Mitläufer“ unterzutauchen.

Seitens der christdemokratischen Koalitionspartner hält auch der ehemals dem Widerstand nahe stehende evangelische Oberkonsistorialrat Eugen Gerstenmaier 1950 ein Ende der Entnazifizierung für erforderlich. Er möchte nicht „ehemaligen Banditen“ und Wortführern einer „unverantwortlichen Demagogie“ das Wort reden, aber andererseits beim Neuaufbau des deutschen Vaterlandes auch nicht auf die nach Millionen zählenden „Verführten“ verzichten.[298] Die SPD, die ebenfalls aus dem Potential der „Mitläufer“ schöpfen möchte, stellt sich den Schlussstrich-Strategen nicht in den Weg, als diese ein Gesetz planen, das 1951 ehemaligen NS-Beamten pauschal die Wiedereinstellung ermöglichen wird.

Angesichts dieser Gesamtsituation ist es nicht verwunderlich, dass auch der ehemalige Kölner Gauleiter Josef Grohé nahezu ungeschoren bleibt. Nach der deutschen Kapitulation war er in den Harz geflohen, dort von einer US-amerikanischen Streife gestellt und durch von ihm selbst verursachte Schusswunden im Gesicht verletzt worden. Nach der Flucht aus einem Krankenhaus tauchte er im Juni 1945 in Hessen unter. Dort ließ er sich im August 1946 von britischem Militär widerstandslos festnehmen. Ein Großteil des ihn belastenden Aktenmaterials war vor Kriegsende vernichtet worden. Vor dem Spruchgericht in Bielefeld stritt er von Februar bis September 1950 alle Anklagen ab. Ehemalige Parteigenossen, Regierungspräsidenten, Oberbürgermeister, Rektoren und Generäle stellten ihm ein gutes Zeugnis aus. Wegen „kenntnisbelastender Zugehörigkeit“ zum Führerkorps der NSDAP wurde er zu viereinhalb Jahren Gefängnis verurteilt. Die bisherige Haft wurde ihm angerechnet, die Reststrafe zur Bewährung ausgesetzt, und so konnte er das Gefängnis im September 1950 als freier Mann verlassen.[299]

Am 27. September 1949 hatte der Kreisbeauftragte für gesperrtes Vermögen beim Finanzministerium des Landes Nordrhein-Westfalen der Stadt Köln mitgeteilt, die jüdischen Erben der Familien Goetz und Bing hätten aufgrund eines Gesetzes vom gleichen Jahr Anspruch auf das Gesundheitsamts-Gebäude am Neumarkt angemeldet. Jegliche Veränderungen an dem Gebäude seien zu unterlassen. Doch die Stadtverwaltung bat wenig später um die Genehmigung, den Wiederaufbau fortzusetzen, um so dem Gesundheitsamt „die uneingeschränkte Erfüllung seiner Aufgaben“ zu ermöglichen. Dies liege ja auch „im Interesse der Vermögensmasse, die dadurch vor Wertminderung infolge fortschreitenden Verfalls bewahrt“ werde. Das zuständige Rechtsamt zeigte sich nun zwar grundsätzlich bereit, „im Rahmen der geltenden Bestimmungen die Angelegenheit außergerichtlich zu erledigen“, doch verweigerte man den Erben die Anerkennung des Anspruchs auf Rückerstattung; der gezahlte Kaufpreis sei aufgrund des Einheitswertes berechnet worden und daher nicht unter dem Wert des Hauses gewesen. Abgesehen von der Peinlichkeit eines solchen Arguments jüdischen Erben gegenüber leistete sich das für die Haltung der Stadt zuständige Liegenschaftsamt neben anderen Unrichtigkeiten die Behauptung, das 1938 erstellte Wertgutachten stehe „außer Zweifel“. Erstaunlicherweise stellte sich der doch im Blick auf NS-Unrecht sensible Gesundheitsdezernent Franz Vonessen dieser Haltung nicht entgegen.[300]

Im Winter 1950/51 erkennt die Stadt Köln endlich an, dass der Verkauf des Bing-Gebäudes nach der Reichspogromnacht nicht freiwillig geschah. Nun bestätigt das Rechtsamt, dass die ehemaligen Besitzer, die inzwischen auch einen Rückerstattungsantrag beim Landgericht Köln eingereicht haben, sich während der NS-Zeit „nur infolge der Verfolgungsmaßnahmen zu dem Verkauf des Grundstücks entschlossen“ hatten. Abzüglich des ausgezahlten Kaufpreises und zuzüglich des entgangenen Mietpreises ermittelt die Stadtverwaltung einen Entschädigungsanspruch von 485.000 DM. Da die Rechtsvertreter der Erben nur 150.000 DM verlangen, strebt die Stadt Köln einen schnellen Vergleich an. Am

4. Februar 1952 folgt der Juristenausschuss des Stadtrats der Empfehlung des Rechtsamtes und schlägt einen Vergleich mit den Erben über 200.000 DM vor. Doch nach Uneinigkeit und Unzufriedenheit unter den Erben kommt es vor der Wiedergutmachungskammer beim Landgericht Köln zu einem neuen Vergleich, der am 3. November endgültig auf die Zahlung von 500.000 DM hinausläuft. Diesen Betrag hatte die Grundwerteabteilung der Stadt berechnet. Sie ging von einem Grundstückswert von 950.000 DM aus und zog davon die Aufwendungen der Stadt für den Erhalt der Gebäude ab.[301]

So nimmt das ebenso skandalöse wie beschämende Tauziehen der Stadt Köln um das Gebäude des Gesundheitsamtes noch ein den Opfern gegenüber angemessenes Ende. Franz Vonessen hat – soweit sich erkennen lässt – diesen Vorgang erstaunlicherweise nicht kommentiert.

Die Ambivalenz der Kölner Mahnmale

Hatten nach früheren Kriegen „Kriegerdenkmäler" im Vor-dergrund gestanden, so werden in Köln nach 1945 mehr noch die zivilen Toten betrauert – jedoch weit weniger die Opfer rassischer, politischer oder religiöser Verfolgung. Der wegen ihrer Homosexualität Ermordeten, der „Euthanasie"-Opfer oder der Zwangssterilisierten wird nicht gedacht.

1949 trägt die im Lichthof der Kirche St. Maria im Capitol aufgestellte „Trauernde" des Bildhauers Gerhard Marcks die nivellierende Inschrift „Den Toten". Für die Kopie des drei Jahre später in der Antoniterkirche aufgehängten Totenengel von Ernst Barlach gilt das Gleiche. Eine Ausnahme bildete in diesen Jahren eine 1951 von Vertretern der Stadt Köln und der Verfolgtenverbände am Hansaring enthüllte Gedenktafel. Sie trägt die Inschrift: „Hier ruhen sieben Opfer der Gestapo. Dieses Mal erinnert an Deutschlands schandvollste Zeit 1933–1945." Die Leichen von sechs Männern und einer Frau waren 1945 hier unweit des Gefängnisses „Klingelpütz" gefunden und bestattet worden. Doch als die „Vereinigung der Verfolgten des Naziregimes" (VVN) im

September 1952 hier einen Kranz niederlegen will, wird ihr das von Oberstadtdirektor Wilhelm Suth ebenso verboten wie eine nachfolgend geplante öffentliche Veranstaltung. Schon 1950 war die VVN aufgrund ihrer Nähe zur KPD als verfassungswidrig gebrandmarkt worden. Ein Verbotsversuch scheiterte 1951 jedoch an in der Bundesrepublik laut werdenden Protesten.[302]

Franz Vonessens vergangenheitspolitisches Schweigen

Franz Vonessen, dessen Familie spüren kann, wie sehr er über die Judenmorde trauert, geht – zumindest in seinen zahlreichen Veröffentlichungen – auf die Zeit des „Dritten Reichs" so gut wie gar nicht ein. 1955 erwähnt er in einem Aufsatz über „50 Jahre kommunales Gesundheitswesen in Köln" seinen Vorgänger Karl Coerper beiläufig mit einem Satz: „Er war mit aller Kraft bestrebt, das Erbe Krautwigs zu wahren und in seinem Sinne weiterzuführen. Trotz der immer schwieriger werdenden Zeiten gelang es hier wie meist auch anderswo, die Arbeiten des Gesundheitsamtes im ganzen wirkungsvoll und erfolgreich weiterzuführen." Coerpers NS-loyale Vergangenheit erwähnt Franz Vonessen nicht.[303]

Coerper hatte in Köln nicht nur zahlreiche Menschen zwangssterilisieren, sondern auch „Euthanasie"-gefährdete Patienten aus den Kölner „Riehler Heimstätten" in die Provinzialanstalt Düren verlegen lassen. Von dort aus wurden sie nach verschleiernden Zwischentransporten höchstwahrscheinlich in die Vergasungsanstalt Hadamar verbracht und dort ermordet. Diese Zusammenhänge konnten Coerper kaum verborgen geblieben sein, reiste er doch wenig später mit Professor Karl Brandt, Generalleutnant der Waffen-SS, Hitlers Leibarzt und „Euthanasiebeauftragtem" und Reichskommissar für das Sanitäts- und Gesundheitswesen, auf der Suche nach weiteren Ausweichkrankenhäusern durch das Kölner Umland.[304] Doch offensichtlich ist niemand an der Aufarbeitung von Coerpers Vergangenheit interessiert. So wundert es nicht, wenn auch die von Karl Coerper angestrengte Vertreibung des „nichtarischen" Krankenhauspfarrers Ernst Flatow[305] seiner weiteren Karriere nicht schadete. 1950 konnte er sie im Frankfurter „Institut für öffentliche Angelegenheiten“ als Leiter der Arbeitsgemeinschaft für das Gesundheitswesen fortsetzen.

Im Kölner ärztlichen Milieu gibt es noch zwei weitere Nutznießer der bundesrepublikanischen Schlussstrichstrategie: Hans Naujoks und Karl Haedenkamp. Naujoks, 1934 Leiter der Kölner Frauenklinik und 1937 Dekan der Medizinischen Fakultät, Befürworter der Zwangssterilisation „Minderwertiger“ mit Röntgenstrahlen, wurde 1951 Präsident der „Deutschen Gesellschaft für Gynäkologie“ und schrieb 1954 im Auftrag der Bundesärztekammer eine Leitfaden über Schwangerschaftsunterbrechung.[306] Haedenkamps Karriere ist noch bemerkenswerter. Das ehemalige Mitglied im „Führerrat der deutschen Ärzteschaft“ war als ehrenamtlicher Mitarbeiter des Reichsarbeitsministeriums mit den Berufsverboten für „marxistische“ und „nichtarische“ Ärzte befasst gewesen und 1939 Schriftleiter des gleichgeschalteten „Deutschen Ärzteblattes“ geworden. Nach 1945 beteiligte er sich an der Wiedergründung der Kassenärztlichen Vereinigungen und des Hartmannbundes, wurde geschäftsführender Präsident des Deutschen Ärztetages, Hauptgeschäftsführer der Arbeitsgemeinschaft der westdeutschen Ärztekammern und Mitglied des beim Bundesarbeitsministerium gebildeten Beirates für die Neuordnung der sozialen Leistungen. 1954 wurde ihm das Große Bundesverdienstkreuz verliehen, und 1956 widmet

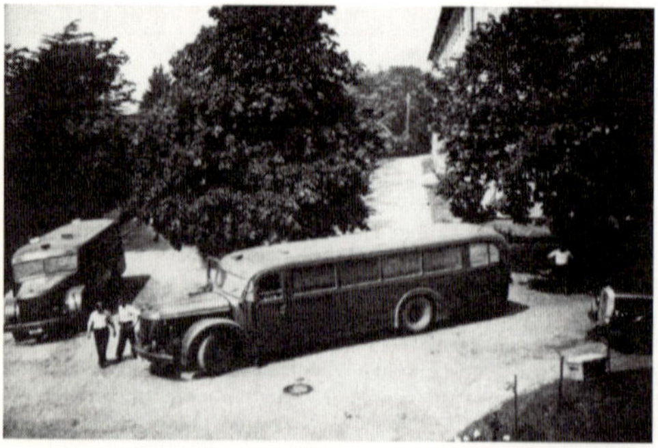

Reichspost- Busse der „Gemeinnützigen Krankentransport-GmbH“, die zur „Euthanasie“ Bestimmte in die Vernichtungsanstalten fuhren (hier vor der Anstalt Eichberg)

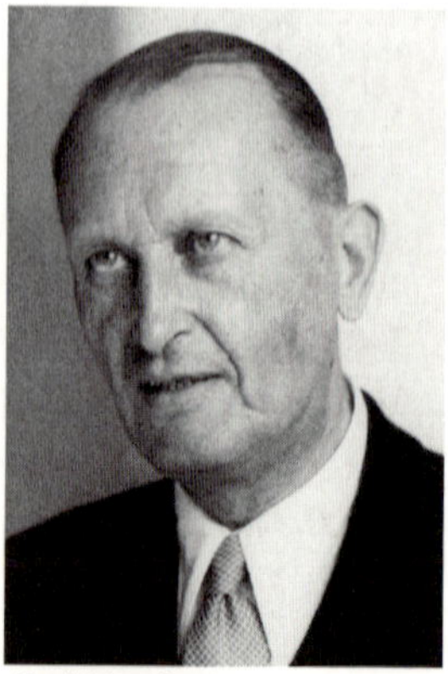

Karl Haedenkamp (1889–1955)

ihm die Stadt Köln eine Straße in Köln-Lindenthal, in der das neu errichtete Bundesärztehaus steht.[307]

Gesundheitspolitischer Rückblick

Gesundheitsüberwachung

Der Gesundheitsamts-Bericht des Jahres 1957, der wie die früheren Vonessens Handschrift erkennen lässt, beginnt mit einem Blick auf die Gesundheitsprobleme in einer modernen Großstadt. Es seien nicht mehr ansteckende Krankheiten oder unzulängliche sanitäre Lebensbedingungen, die die Gesundheit gefährdeten, sondern durch Zivilisationsschäden bedingte Störungen des Kreislaufes und des vegetativen Nervensystems. Der Bericht beklagt Luftverschmutzung und Lärmbelästigung durch die ständig ansteigende Zahl der Kraftfahrzeuge und Industriebetriebe. Das Gesundheitsamt habe deshalb die Aufgabe, „bei den ursächlich Beteiligten die Einsicht zu wecken, daß durch freiwillige Beschränkung und Anwendung von schadenverhütenden Einrichtungen die gesundheitliche Bedrohung der Großstadtbevölkerung auf ein Mindestmaß herabgesetzt“ werde.[308] Bei einer größeren Zahl von Betrieben seien da bereits Erfolge erzielt worden.

Danach kommt der Bericht auf die „klassische“ Arbeit der Gesundheitsüberwachung zu sprechen. Behörden und Organisationen stellten innerhalb der sieben Stadtarztbezirke 15.080 Anträge auf amtsärztliche Atteste, Gutachten und Berichte. Erleichtert wird festgestellt: „Eindringliche Infektionsquellenforschung, Isolierung der Erkrankten und Überwachung der Umgebung ließen keine Seuchen zum Durchbruch kommen, vielmehr sanken die früher gefürchteten ansteckenden Krankheiten weiterhin in ihrer zahlenmäßigen Häufigkeit, so die Diphtherie von 51 auf 24 Neuerkrankungen (...), Typhus von 31 auf 18, Paratyphus von 26 auf 23 Fälle.“ Bei Scharlacherkrankungen, der Ruhr und Genickstarre war leider ein leichter Anstieg zu verzeichnen, die Kinderlähmung hielt sich mit 36 Fällen unverändert in Grenzen.

Die Gefährdung der Trinkwasserversorgung durch Behelfsheime oder Ansiedlungen in der Wasserschutzzone ließ sich aus Finanzgründen noch nicht zufriedenstellend ausschalten. Gegen 67 Personen, die dringend verdächtig waren, Geschlechtskrankheiten zu verbreiten, führte das Gesundheitsamt Zwangsmaßnahmen durch.

Für das Land Nordrhein-Westfalen war im Oktober 1956 ein neues Gesetz über die Unterbringung Geisteskranker, Geistesschwacher und Suchtkranker erlassen worden, das eine richterliche Entscheidung bereits einen Tag nach Einweisung in eine Anstalt vorsah. Danach wurde vom Kölner Gesundheitsamt eine entsprechende Entscheidung in 78 Fällen veranlasst.

Gesundheitsfürsorge

„Die Tendenz neuzeitlicher Gesundheitsfürsorge", so der Bericht, richtet sich mehr als bisher auf eine gezielte Erfassung von bestimmten Krankheitsgruppen und auf eine intensive Beachtung wichtiger Entwicklungsphasen in Kindheits- und Jugendalter. Dies bedeutet den Übergang von der bisher mehr betonten Methode der Massenuntersuchung zur bewußten Einstellung auf die Einzeluntersuchung." Es folgen Aufzählungen einzelner Maßnahmen: gynäkologische Voruntersuchungen, Krebsvorsorgeuntersuchungen, 18 befürwortete Fälle von Schwangerschaftsabbruch und 54 Eheberatungen.

In der Säuglingsfürsorge führten Ärzte und Fürsorgerinnen in 59 Mütterberatungsstellen 2.191 Termine durch. „Die außerhäusliche Berufstätigkeit vieler werdender Mütter bringt es mit sich", so der Bericht, „daß diese über die Pflege des Säuglings nicht ausreichend unterrichtet sind. Daher hat die Familienfürsorge des Gesundheitsamtes wieder fünf Säuglingspflegekurse mit 65 Doppelstunden abgehalten; daran nahmen 107 Mütter teil." Die Säuglingssterblichkeit sank um 0,4 Prozent auf 3,9 Sterbefälle je 100 Lebendgeborene.

Die Kleinkinderfürsorge erstreckte sich vor allem auf die Kinder der rund 120 städtischen und privaten Kindergärten und

Horte. Der Allgemeinzustand war bei 33,4 Prozent gut, bei 57,7 Prozent mittelmäßig und bei 9,6 Prozent schlecht. Leiblich-seelisch und sozial gefährdete Kinder wurden besonders beachtet und möglichst mit der Erziehungsberatungsstelle in Kontakt gebracht.

Zur Intensivierung der Schulgesundheitspflege nahmen Schulärzte und Fürsorgerinnen an einem fünftägigen Fortbildungskursus teil, befassten sich vier Rektoren- und Lehrerkonferenzen ebenfalls mit dem Thema. Durch einen Lehrauftrag an der Pädagogischen Akademie wurde die Thematik verstärkt in die Aus- und Fortbildung der Lehrer und Lehrerinnen integriert. Schulärztlich untersucht wurden alle Kinder vor der Einschulung, außerdem die Kinder der vierten und der achten Volksschulklasse, in den höheren Schulen Schüler der Unter- und Oberstufe und an den Berufsschulen die Mittelstufe. Der Allgemeinzustand war in den Volks- und Hilfsschulen bei 32,6 Prozent, in den Real- und höheren Schulen bei 45,1 Prozent und in den Berufsschulen bei 51,9 Prozent gut.

3.616 Kinder, die in schulärztlichen Untersuchungen oder bei Privatärzten auffielen, kamen in verschiedene Heilstätten: in ein Genesungsheim, ein Seebad, in Heilstätten für Asthma-, Nieren- und Herzkranke. Hinzu kamen die städtischen Tbc-Kinderkrankenhäuser in Köln-Brück und Bad Godesberg. Für die in den Sommerferien in Köln gebliebenen erholungsbedürftigen Kinder organisierten die Verbände der freien Wohlfahrtspflege örtliche Erholungskuren oder „Stadtranderholungen“. 2.514 Kindern jeden Alters aus lichtarmen und sonnenlosen Wohnungen wurde in sieben Höhensonnenstellen eine sechswöchige, durch kräftige Ernährung unterstützte Kur ermöglicht.

115 Kranke wurden in eine Nervenklinik oder Heil- und Pflegeanstalt eingewiesen, davon 59 zwangsweise. Aufgrund gesetzlicher Bestimmungen musste bei 76 Patienten Antrag auf Entmündigung gestellt werden. Die Nervösenabteilung der „Riehler Heimstätten“ – in den dreißiger Jahren Ort der Euthanasie-Gefährdeten – beschäftigte 97 stationäre und 25 bei ihren Familien untergebrachte Patienten nach arbeitstherapeutischen Erkenntnissen.

Der Bericht betont abschließend die Notwendigkeit einer systematisch aufgebauten Gesundheitserziehung. Aus dieser Erkenntnis heraus veranstaltete das Gesundheitsamt in Verbindung mit der Bezirksstelle Köln der Ärztekammer Nordrhein, der Bezirksstelle der Zahnärztekammer Nordrhein und dem Deutschen Gesundheitsmuseum vom 2. bis 9. Juni 1956 eine Volksgesundheitswoche. In 30 Vorträgen sprachen auswärtige Fachreferenten neben Ärzten des Gesundheitsamtes über Fragen der Gesundheitspolitik und der Gesundheitsführung, über Volkskrankheiten und über neuzeitliche Jugendgesundheitspflege.[309]

Vonessens Bericht über die Kölner Krankenanstalten

In einem Vortrag auf dem Ersten Deutschen Krankenhaustag gibt Franz Vonessen einen Überblick über die jüngste Geschichte der kommunalen Krankenhäuser, wobei er mit besonderer Genugtuung auf die statistisch zu belegenden Fortschritte verweist.

Anfang 1958 gibt es in Köln 8.232 Krankenhausbetten, davon 5.204 in freien-gemeinnützigen Krankenhäusern, 1.102 in städtischen Anstalten, 1.880 in den Kliniken der Universität, die 1954 von der Stadt an das Land Nordrhein-Westfalen übergegangen waren, und 46 in privaten Häusern. Vonessen betont, die Stadt habe nicht nur ihre eigenen Einrichtungen, sondern von 1955 bis 1957 auch die freien Anstalten „sehr wohlwollend und mit zinslosen Darlehen gefördert“.[310] Insgesamt 6,55 Millionen DM seien geflossen – eine „großzügige Geste dankbarer Anerkennung dafür, daß die freien-gemeinnützigen Krankenhäuser Leistungen für die Öffentlichkeit vollbringen und somit die Stadt entlasten“. Vonessen verschweigt, dass er als Beigeordneter nicht unwesentlich zu dieser Entwicklung beigetragen hat, nicht aber die Tatsache, dass das Land Nordrhein-Westfalen erhebliche finanzielle Hilfen geleistet hatte.

Alle Abteilungen der Kölner Krankenhäuser – besonders die inneren und chirurgischen – sind bis zu 95 Prozent belegt. Die Zahl von insgesamt 8.168 Krankenhausbetten – 11,1 Betten auf 1.000 Bewohner – liegt über dem Bundesdurchschnitt, der im letzten Berichtsjahr (1955) mit 10,5 errechnet wurde. Doch sie genügt nicht. Vonessen führt Gründe dafür an: Die Krankenhäuser werden im Vergleich zur Vorkriegszeit häufiger genutzt. Sie sind moderner und einladender, ihre Heilmethoden verfeinerter und die Behandlungsmethoden erfolgreicher geworden. Auch werde ja die häusliche Pflege der Kranken mehr und mehr unmöglich, da alle Erwachsenen, auch die Frauen, mehr und mehr beruflich tätig seien. „Ob zudem" – so fragt er – „nicht auch die seelische wie körperliche Überspannung in Kriegs- und Nachkriegszeit, der rücksichtslose gesundheitliche Raubbau als Preis für den schnellen wirtschaftlichen Aufstieg hier zum Ausdruck kommt?"

Die Sorge um qualifiziertes Pflegepersonal liegt Franz Vonessen besonders am Herzen. Unter seiner Leitung sind in der Nachkriegszeit zwölf von den Krankenhäusern unterhaltene Krankenpflegeschulen entstanden, dazu vier Säuglingspflegeschulen, drei Schulen für medizinisch-technische Assistentinnen, eine Diätschule, eine Hebammenschule für Ordensschwestern, zwei Wochenpflegeschulen, eine Krankengymnastik- und eine Massageschule.

Franz Vonessen hat sich um genaue Feststellungen über die Kostenträger der Krankenhauspflege bemüht: 14,2 Prozent der Patienten sind Selbstzahler, das Fürsorgeamt kommt für 2,2 Prozent, die Krankenkassen für 69,8 und sonstige Träger wie Tuberkulosehilfe, Renten- und Unfallversicherung für 13,8 Prozent auf. Auf die Erste Pflegeklasse entfallen nur 0,7 Prozent der Patienten, auf die Zweite 6,7 und auf die Dritte 92,6 Prozent. Die Verweildauer betrug 1956 insgesamt 32,5 Tage. In der Dritten Klasse hatten 18,2 Prozent der Patienten eine Pflegedauer unter acht Tagen, 43,4 unter 15 Tagen. 56,6 Prozent lagen über 14 Tagen und beanspruchten 89,8 Prozent der Pflegekosten, „Feststellungen" – so Vonessen – , „die für die Ermittlung der Selbstkosten wichtig sind".

Um angesichts der starken Bettenbelegung durch lebensgefährlich Erkrankte oder Verletzte die nötige Pflege zu sichern, hatten alle Krankenanstalten auf Vonessens Initiative hin kurz vor Ende seiner Amtszeit dem Plan zugestimmt, das ganze Stadtgebiet in Notfall-Aufnahmebereiche einzuteilen. Befriedigt kann er feststellen: „Das Verfahren hat sich seit zirka einem Jahr bewährt."[311]

Abschied vom Gesundheitsamt

1957 hat Franz Vonessen sein Pensionsalter erreicht. Anders als 1936 wird er dieses Mal als Beigeordneter im Rathaus am 28. November in allen Ehren verabschiedet. Oberbürgermeister Theo Burauen (SPD) würdigt seinen jahrzehntelangen unermüdlichen Einsatz und – unter Bravorufen der Stadträte – besonders seine Weigerung, „sich dem Zwang der Diktatur" und dem Erbgesundheitsgesetz zu beugen – mit der Konsequenz der 1937 erfolgten Zwangspensionierung. „Diese Erniedrigung", so Burauen unter lebhaftem Beifall der Stadträte, „nahmen Sie bereitwillig in Kauf und gaben damit das Vorbild eines Mannes von Geradheit und Charakterstärke. Lassen Sie mich heute Gelegenheit nehmen, Ihnen für diese mannhafte Haltung unsere uneingeschränkte Hochachtung auszusprechen."[312]

Auf die Nachkriegszeit eingehend, rühmt Burauen Vonessens unerschöpfliche Tatkraft angesichts von Krankheiten und Seuchengefahren: „Durch Ihre ruhige, klug abwägende und nicht rastende Arbeit haben Sie unsere Stadt über alle Schwierigkeiten und Gefahren dieser Art hinweggebracht und im Laufe der Jahre allmählich einen deutlich sichtbaren Wiederaufbau aller Einrichtungen des Gesundheitswesens durchgeführt. Dabei lagen Ihnen auch die karitativen und freien privaten Krankenhäuser, die in unsrer Stadt zu einem unentbehrlichen Faktor geworden sind, am Herzen. Deren Wiederaufbau und weiteren Ausbau haben Sie durch die ständige Befürwortung und Beschaffung von Darlehen und Zuschüssen maßgeblich gefördert." Behutsame Kritik bleibt in Burauens Lobrede nahezu versteckt: „Sie sind, wie das im Leben nun einmal nicht anders ist, in manchen Dingen und von manchen Menschen nicht immer ganz verstanden worden. Niemand aber konnte behaupten oder gar beweisen, daß Sie nicht erfüllt und getragen waren von dem Willen, das Beste zum Wohle der Bevölkerung zu tun."

Unter lebhaftem Beifall erhält Franz Vonessen seine Abschiedsurkunde. Danach würdigt Oberstadtdirektor Max Adenauer Tatkraft, Fleiß, Bescheidenheit, Selbstlosigkeit, Frömmigkeit und Nächstenliebe des Jubilars. Wegen seines rastlosen Fleißes habe man oft um seine Gesundheit gebangt. „Wenn ich recht unterrichtet bin", bemerkt er, „nahmen Sie häufig die Arbeit mit nach Hause und arbeiteten abends bis 11,12 Uhr, ich darf sagen, so lange, bis Sie fast über dieser Arbeit einschliefen. Sie haben Übermenschliches aus Ihrem Körper herausgeholt, und ich freue mich, daß Ihre Gesundheit inzwischen doch wiederum gefestigt ist."[313]

Auch Adenauer geht auf jene Zeit ein, in der Vonessen sich weigerte, „Befehle auszuführen, die kein gesitteter und sittlich hochstehender Mensch ausführen konnte". Doch während die städtischen Autoritäten Vonessens Haltung preisen und die NS-Praktiken verurteilen, ist ein Amtsarzt nach wie vor in Amt und Würden, der eben jene Praktiken nicht nur guthieß, sondern auch in die Tat umsetzte: Medizinalrat Dr. med. Dr. jur. Walther Auer. Er war ab 1938 in Köln Leiter der Beratungsstelle für Erb- und Rassenpflege, Leiter der Nervösenfürsorge und Mitglied des für Zwangssterilisationen verantwortlichen Erbgesundheitsgerichtes gewesen. Nach 1945 blieb er weiter – unter Amtsleiter Vonessen – im Gesundheitsamt tätig und wurde sogar noch zum Obermedizinalrat befördert.[314]

Doch Franz Vonessen lässt nach ausführlichen Dankesworten die vergangenen Jahrzehnte Revue passieren, ohne an diese dunklen Seiten der Vergangenheit zu erinnern. Er erwähnt den Wiederaufbau des Krankenhauswesens, die Kliniken und Institute der Universität, jugendpflegerische Einrichtungen und vieles mehr. Der Scheidende legt den Anwesenden seinen „Grundsatz für die Arbeit" ans Herz: den Hilfsbedürftigen „das Gefühl geben, als Mensch unter Mitmenschen dazustehen, die von gegenseitigem Wohlwollen getragen sind". Daher müsse jeder in der Behörde Tätige „von Grund auf hilfreich sein und jedem, der Rat oder Hilfe sucht, mit freundlichem Wohlwollen begegnen". In diesem Sinne wünscht er allen Anwesenden gutes Gelingen, zur eigenen Befriedigung und zum Wohle der Stadt und ihrer Bürger. „Das", so schließt er unter starkem Beifall, „ist mein heißer Wunsch, und das füge Gott in Gnade und Güte."[315]

Im Dezember 1957 wird ihm anlässlich seines Ausscheidens aus dem öffentlichen Dienst der Verdienstorden 1. Klasse der Bundesrepublik Deutschland verliehen, acht Jahre später noch das große Verdienstkreuz des Verdienstordens.

VI. Im Unruhestand

Nach seiner Pensionierung arbeitet Franz Vonessen gesundheitspolitisch weiter. Im Februar 1958 übernimmt er den Vorsitz im Vorstand der Krankenhausgesellschaft Nordrhein-Westfalen, im Juli den Vorstandsvorsitz des Deutschen Krankenhausinstituts. Doch vor allem widmet er sich nun mehr seinem Familienleben. Allen Kindern und Enkeln ist er liebevoll verbunden, plant und organisiert gemeinsame Besuche, Feiern und Ferienaufenthalte, geizt nicht mit finanziellen Unterstützungen. Harmonie unter möglichst allen Familienmitgliedern auf der Grundlage seiner Wertvorstellungen ist ihm ein wichtiges Anliegen.[316] Doch sie bleibt nicht ungetrübt.

Der „Außenseiter"

Im Dezember 1960 entwickelt sich zwischen Vater und Sohn Franz Klemens, inzwischen Philosophiedozent an der Freiburger Universität, eine kontroverse Korrespondenz. Der Anlass: Im Juli hatte der nordrhein-westfälische Kultusminister Werner Schütz (CDU) Frau Dr. Renate Riemeck, Professorin an der Evangelischen Pädagogischen Akademie Wuppertal, mitgeteilt, ihre Berufung in das staatliche Prüfungsamt sei „erloschen". Begründung: „Ostkontakte" (Einladungen theologischer Fakultäten in Jena und Leipzig u.ä.); Artikel in einer „bestimmten Art der westdeutschen Presse" („Blätter für deutsche und internationale Politik", der von Martin Niemöller, dem Kirchenpräsidenten der Evangelischen Kirche in Hessen und Nassau, geprägten Zeitschrift „Stimme der Gemeinde" u.ä.); Mitunterzeichnung von Aufrufen „Gegen die Atombombe" u.a. Riemecks Nachfolger im Prüfungsamt wurde ein Studienrat, der nachweislich zum Stab der deutschen Spionage und Gegenspionage und danach als Mitarbeiter zum Bundesnachrichtendienst gehörte.[317]

Wuppertaler Studenten organisierten einen Sitzstreik vor dem Kultusministerium in Düsseldorf. Minister Schütz spöttelte auf einer Pressekonferenz: „Hoffentlich haben sie sich keine Erkältung geholt." In den nachfolgenden Monaten kam es zu vielfachen Protesten an deutschen Hochschulen. 220 Dozenten und weitere Persönlichkeiten, darunter Kultusminister a. D. Adolf Grimme und Staatsminister i. R. Wilhelm Bökenkrüger, unterzeichneten eine Protest- und Solidaritätserklärung „Gegen die politische Gleichschaltung", in der es hieß: „Als das totalitäre System des Nationalsozialismus im zweiten Weltkrieg zerbrach, schien der Weg für eine freiheitliche demokratische Neugestaltung in Deutschland offen. Grundgesetz und Länderverfassungen der Bundesrepublik haben eine solche staatliche Ordnung der Freiheit statuiert. Im Gegensatz hierzu suchen staatliche Machtfaktoren in zunehmendem Maße politisch nichtkonformistische Haltungen und Äußerungen von Staatsbürgern mit nichtverfasssungsmäßigen, scheinlegalen Mitteln auszuschalten und beteiligte Persönlichkeiten einzuschüchtern und mattzusetzen. Diese Methode verstößt in flagranter Weise gegen die freiheitlich demokratische Grundordnung, die die ehernen Grundrechte der freien Meinungsäußerung und der Freiheit von Forschung und Lehre garantiert. Gänzlich unhaltbar sind die Versuche, durch Verwaltungsanordnungen oder durch Disziplinarverfahren im Widerspruch zu den Vorschriften des Grundgesetzes und der Länderverfassungen für Staatsbürger im öffentlichen Dienst einen Verfassungsstatus minderen Rechts einzuführen oder das akademische Leben politisch gleichzuschalten."[318]

In Freiburg gehörte Franz Klemens Vonessen zu den sechs Dozenten und Professoren, die diesen von der „Freiburger Studentenzeitung" veröffentlichten Aufruf unterzeichneten. In einem von der Zeitung erbetenen Beitrag trat er für die „natürliche Vielfalt der frei gebildeten Meinungen" ein und erklärte zugleich mit einem kritischen Seitenblick auf die DDR: „Ich glaube sicher, daß die Studentenzeitung deutlicher sehen müßte, wie viele schwerer wiegende Fälle als bei uns in anderen ‚Demokratien' vorkommen;

aber ebenso sicher glaube ich, daß uns das eine verbindet – das Wissen, daß der Lebensnerv der westlichen Welt die Gesinnung der Demokratie ist, die jeder für seinen Teil zu verantworten hat."[319]

Franz Vonessen, der in Köln durch Bekannte von der Freiburger Aktion erfuhr, schreibt seinem Sohn am 29. Dezember 1960, auch im Namen der Mutter: „Tief schmerzlich war uns die Erkenntnis, dass Du, lieber Franz Klemens, Dich offen an einer Aktion politischer Aussenseiter beteiligst. Das werden alle Kultusministerien entsprechend vermerken. (Ich jedenfalls würde in meinem Arbeitsbereich einen solchen Mann nie anstellen.) Das können sich Ordinarien leisten, aber keinesfalls ein Privatdozent. Und Dein Aufsatz in der ‚Freiburger Studentenzeitung', die derzeit von geistig und charakterlich Halbstarken redigiert wird – Studenten werfen dem obersten Beamten des Landes ‚Unverschämtheit und Lümmelei' vor! – ist völlig fehl am Platze. Dafür solltest Du Dir zu gut sein – schon der Universität gegenüber! Als ‚Revolutionär' wirst Du dort Deine Chancen und Dein Ansehen nicht verbessern, aber Deinen Konkurrenten Freude bereiten." Die Philippika endet mit einem väterlichen Stoßseufzer („Gott schenke Dir die rechte Einsicht!") und dem Wunsch um „Gottes reichen Segen im kommenden Jahr".[320]

Franz Klemens Vonessen widerspricht seinem Vater am 3. Januar 1961 energisch. Er sieht ihn in der Gefahr eines „geistigen Ghettos" und kommt dann auf den Kernpunkt seiner Kritik zu sprechen: „Ist das eigentlich ein Einwand, wenn jemand ‚Außenseiter' ist? Außenseiter waren die Männer vom 20. Juli so gut wie Jesus Christus und seine Jünger. Außenseiter warst Du selbst im Dritten Reich. Insofern bleibt von Deine Vorwürfen sachlich nichts übrig als das eine, daß ich unvorsichtig bin und mir berufliche Chancen verderbe. Aber das hast Du im Dritten Reich ebenfalls getan: Du müßtest also mindestens Verständnis für mich haben und dürftest nicht einfach mir von Gott die ‚rechte Einsicht' wünschen!" Dieser Wunsch scheint ihn besonders zu befremden, und so fügt er kritisch scharf fragend hinzu: „Meinst Du die Einsicht, daß berufliches Fortkommen wichtiger ist als Gewissen und Charakter? Das kann ich nicht glauben, aber etwas anderes ist aus Deinem Brief nicht zu entnehmen."[321]

Eine sachliche Diskussion mit dem Vater hält der Sohn nur für möglich, wenn der Vater zugebe, daß Minister Schütz „in seinem Herzen nicht christlich" denke, sondern „ein Mosaiksteinchen der ständigen Verkörperung des Antichrist in der Welt" darstelle. So erinnert er an Dostojewskis „Großinquisitor" und fragt den Vater fast beschwörend: „Oder verfälscht der Minister etwa nicht die Lehre des Christentums? Pervertiert er nicht die Lehre vom Gewissen? Das würde ich gern von Dir hören, und vor allem würde ich gern wissen, wie ein Christ mit solchen Christdemokraten gewissensmäßig fertig wird. Daß Bischöfe sich nicht gegen solche Verzerrungen der Lehre empören, das muß jeden Christen so besorgt machen wie ehedem der Rassenwahnsinn."

Eine ausführliche Antwort versagt sich der Vater. Er müsse sonst „zu viel schreiben", erwidert er dem Sohn am 20. Januar. Er nennt Renate Riemeck eine „einseitige Fanatikerin, ursprünglich gutmeinend, aber kurzsichtig und, wie gesagt, einseitig und in ihrer Verbohrtheit geradezu gefährlich". Franz Klemens' zentrale Frage lässt er im Kern unbeantwortet: „Im übrigen – ich wurde bei den Nazis zum Bekenner, weil ich gezwungen wurde; Du drängst Dich ganz ohne Not dazu. Das entspringt zwar einem anerkennenswerten inneren – sicher angeborenen – Gerechtigkeitsstreben, lässt aber die dringend notwendig begleitende Klugheit des taktischen Vorgehens vermissen. Ich kann Dein Vorgehen nur bedauern. Wenn Du doch daraus lerntest!"[322]

Die Missachtung der Sterilisationsopfer

Unmittelbar nach Ende des Zweiten Weltkriegs waren die medizinischen NS-Verbrechen im Zuge des Nürnberger Ärzteprozessen erstmals gerichtlich verhandelt worden. Die 1948 den Westdeutschen Ärztekammern zugesandte und 1949 veröffentlichte kommentierende Dokumentation von Alexander Mitscherlich und Fred Mielke („Medizin ohne Menschlichkeit") wurde dann jedoch unterdrückt oder mit Schweigen übergangen. 1961 kommt es in einem Wiedergutmachungsprozess zu einer schauerlichen Szene: Als „Sachverständiger" wird neben anderen Vertretern der NS-

Rassenhygiene auch Professor Werner Villinger eingeladen. Er hatte als Chefarzt der Betheler Anstalten massenhaft Zwangssterilisierungen vorgenommen und den Verstümmelten „den Gedanken des Opfers“ anempfohlen, der ihnen „vom religiösen Leben her naheliegt“.[323]

Erst als der Leiter der Euthanasiezentraldienststelle von 1939 bis1941, Dr. Werner Heyde (Tarnname „Sawade“), 1964 enttarnt und ein Prozeß gegen ihn vorbereitet wird, erlangt das Thema öffentliche Aufmerksamkeit. 1965 strebt der Wiedergutmachungsauschuss des Bundestages eine Rehabilitierung der Sterilisationsopfer an – jedoch keine Entschädigungszahlungen. In den nachfolgenden Jahren versuchen einige Opfer dennoch, Wiedergutmachungsleistungen zu erlangen. Vergeblich! Das NS-Gesetz, das sie schädigte, wird nach wie vor für rechtens erachtet! So schreibt der Petitionsausschuss des Deutschen Bundestages im März 1968 an eines der Opfer: „Bei der Prüfung der Frage, ob in den genannten Fällen eine Amtspflichtverletzung begangen wurde, ist nach der herrschenden Meinung in Rechtsprechung und Literatur davon auszugehen, daß das Gesetz zur Verhütung erbkranken Nachwuchses in gesetzmäßiger Form zustande gekommen ist und gültiges Recht darstellte. Die Meinung, das Gesetz sei typisches nationalsozialistisches Unrecht und verstoße gegen das Naturrecht oder gegen rechtstaatliche Grundsätze, wird von der herrschenden Ansicht nicht geteilt.“[324]

Um dennoch Entschädigungsansprüche geltend zu machen, muss ein Betroffener den Beweis erbringen, dass er „durch die Sterilisation besondere gesundheitliche Schäden erlitten hat, die über die normalen Folgen oder Erscheinungen einer Sterilisation, wie sie das Erbgesundheitsgesetz vorsieht, wesentlich hinausgehen und damit die gesetzlich gezogene Opfergrenze überschreiten.“[325] Selbst dann noch werden nachgewiesene ärztliche „Kunstfehler“ mit massiven Nachfolgeschäden nicht anerkannt.

Ob sich Franz Vonessen in diesen Jahren mit diesen Vorgängen befasst, deren Vorgeschichte in seinem Leben eine so einschneidende Bedeutung gehabt hatte, ist nicht bekannt. Öffentliche Stellungnahmen liegen nicht vor, und in seinen Korrespondenzen wird dieses Thema nicht behandelt.

Doch die Frage, ob es legitim ist, menschliches Leben vor der Geburt zu verhindern oder zu manipulieren, hat ihn erkennbar beschäftigt.[326]

Lebenswege

Ein Exodus aus Kirche und Familie

Einige Jahre lang erfreuen sich Franz Vonessen und seine Frau Hedwig noch weitgehend ungetrübt des Lebens mit Kindern und Enkeln. Anlässlich seines 75. Geburtstags am 10. November 1967 würdigt die „Zeitschrift der Deutschen Krankenhausgesellschaft“ seine Arbeit, die er unermüdlich „trotz nicht immer stabiler Gesundheit in der bei ihm so gewohnten umsichtigen Weise“ erfülle. „Es sind nicht zuletzt auch die warmherzige persönliche Art und der vornehme Charakter“, so die Zeitschrift, „ die ihm seine vielschichtigen Aufgaben zu bewältigen möglich gemacht haben. Die Deutsche Krankenhausgesellschaft beglückwünscht den Jubilar und hofft, daß ihr der abgewogene wohlfundierte Rat des Jubilars noch viele Jahre erhalten bleibt.“[327]

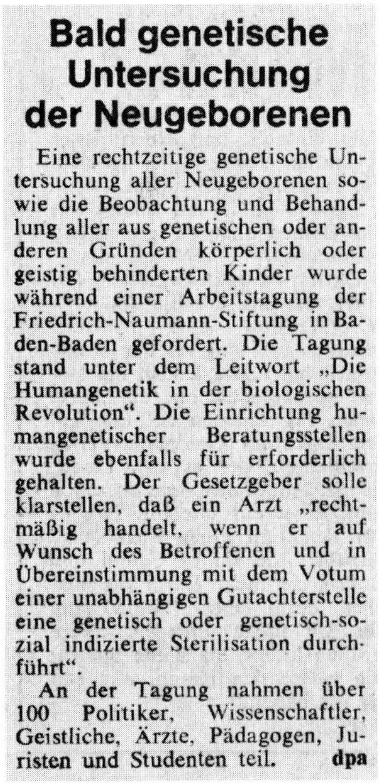

Bald genetische Untersuchung der Neugeborenen

Eine rechtzeitige genetische Untersuchung aller Neugeborenen sowie die Beobachtung und Behandlung aller aus genetischen oder anderen Gründen körperlich oder geistig behinderten Kinder wurde während einer Arbeitstagung der Friedrich-Naumann-Stiftung in Baden-Baden gefordert. Die Tagung stand unter dem Leitwort „Die Humangenetik in der biologischen Revolution“. Die Einrichtung humangenetischer Beratungsstellen wurde ebenfalls für erforderlich gehalten. Der Gesetzgeber solle klarstellen, daß ein Arzt „rechtmäßig handelt, wenn er auf Wunsch des Betroffenen und in Übereinstimmung mit dem Votum einer unabhängigen Gutachterstelle eine genetisch oder genetisch-sozial indizierte Sterilisation durchführt“.

An der Tagung nahmen über 100 Politiker, Wissenschaftler, Geistliche, Ärzte, Pädagogen, Juristen und Studenten teil. **dpa**

Von Franz Vonessen ausgeschnittene Meldung der Deutschen Presse-Agentur vom 29. März 1970 über Sterilisationsfragen

Franz Klemens Vonessen ist inzwischen Philosophie-Professor in Freiburg. Der Vater verfolgt seine Arbeit mit Freude und Anerkennung. 1968 eröffnet ihm der Sohn, er habe seine Familie verlassen. „Ich habe lange Jahre gewünscht und versucht“, beginnt Franz Klemens Vonessen seinen Brief im September, „so zu werden, wie Ihr mich haben wolltet, und habe meine Entwicklung in mancher Weise wohl geradezu verzögert, um Euren Wünschen und Eurem Bild von mir besser zu entsprechen. Natürlich konnte das auf die Dauer nicht gelingen; man kann sein Leben nicht anhalten. Aber es tut mir weh, daß ich Euch noch Kummer machen muß."

Sodann erklärt er, der Bereich des Gemeinsamen sei mit den Jahren geschrumpft, das Zusammenleben förmlich geworden. In gewisser Hinsicht sei man sich heute „fremder als Leute, die sich flüchtig kennen". Er komme sich wie ein Einsiedlerkrebs vor, „den die alte Wohnung immer mehr drückte, bis er auszog in eine neue und größere, und zu dem man sagt: Mit gutem Willen könntest du dich doch noch einmal in das alte Gehäuse hineinzwängen." Er lebe wieder mit einer Frau zusammen, mit der ihn zum ersten Mal „Harmonie und Sympathie auf allen Ebenen des Lebens zugleich" verbinde. Er werde immer nach Kräften für die Familie sorgen, aber eine andere Rücksicht könne er nicht aufbringen.

Doch die Eltern erfahren noch mehr: Der Sohn tritt aus der katholischen Kirche aus und tritt damit in Distanz zu einer Lebensgrundlage seiner zutiefst bekümmerten Eltern. Zwar halten sie die neuen Wege, die er einschlägt, für verhängnisvoll, doch sie brechen die Verbindung zu ihm keineswegs ab. Noch ahnen sie nicht, dass auch andere Kinder sich vom Katholizismus weitgehend entfernt haben. Trotz Schock und Kummer bleiben die Eltern dem Sohn liebevoll verbunden. Nach seiner Ehescheidung und nach seiner Wiederverheiratung im Jahre 1972 nähern sich Mutter und Geschwister auch seiner zweiten Frau in gleicher Weise an und bedauern, dass der Vater sie nicht mehr kennen lernen konnte. Franz Vonessen ist am 11. April 1970 nach zweimonatiger Krankheit an einem zweiten Herzinfarkt in Köln gestorben.[328]

Das Vorbild

Nicht die religiöse Strenge der Eltern war es, die auf seine Kinder pädagogisch gewirkt hatte, vielmehr „ihre moralische Aufrichtigkeit, ihr Mut und ihre Festigkeit, zu ihrer Überzeugung zu stehen". Die Kinder, vor allem die drei älteren, die als einzige in ihren jeweiligen Schulen in keinen der Verbände der Hitlerjugend eingegliedert waren, wuchsen im Widerstand gegen den Zeitgeist auf. „Der Mut, an den besten eigenen Überzeugungen gegen die Erwartungen und ausdrücklichen Forderungen einer völlig vom Zeitgeist beherrschten Gesellschaft festzuhalten und sie auch zu vertreten, hat die Kinder mehr oder weniger entscheidend geprägt."[329]

Während des „Dritten Reiches" waren es vor allem die Forderungen der gewalttätigen Staatsführung, denen Franz Vonessen widerstand. Trotz innerer Zweifel folgte er im Blick auf das „Erbgesundheitsgesetz" der konsequenten Haltung einer Minorität in der katholischen Kirche, die die Befolgung dieses Gesetzes schon im Ansatz ablehnte. Obwohl er selbst damals jüdischen Menschen unter Lebensgefahr half, litt er zeitlebens unter dem Bewusstsein, nicht wirklich genug getan zu haben. Zwar beteiligte er sich nach 1945 nicht an einer öffentlichen Aufarbeitung der deutschen Geschichte, gab aber diesen Impuls dennoch an seine Kinder – insbesondere seine Tochter Marielene – weiter.

Das Trauma der Chronistin Marielene Leist

1950 hatte Marielene Vonessen auf einer Romreise Fritz Leist, einen der Widerstandsgruppe „Weiße Rose" nahe stehenden Mann, kennen und lieben gelernt. Er war 1934 nach Finnland, Jugoslawien und Frankreich geflohen und 1938 wegen Mitgliedschaft in der verbotenen „Bündischen Jugend" mehrere Monate lang inhaftiert gewesen. Sein Freund Willi Graf wurde als Mitglied der „Weißen Rose" hingerichtet. Leist hatte ihn dringend vor den Münchener Flugblattaktionen gewarnt.[330] Gegen den Widerstand nationalsozialistisch gesinnter Professoren konnte der katholische Theologe Leist noch promovieren, danach jedoch nur noch mit Nachhilfestunden sein Leben fristen. Während des Krieges hielt er sich auf einer Hütte in Lenggries versteckt. 1948 erst konnte er sich habilitieren.[331]

1951 heiratete Marielene Vonessen Fritz Leist. Sie war inzwischen Gymnasiallehrerin in Köln mit den Fächern Latein und

Deutsch. Das Schicksal ihrer Familie, das ihres Mannes und nicht zuletzt ihre eigenen Erlebnisse während der Zeit des „Dritten Reiches“ prägten sie nachhaltig. Sie studierte Psychologie, wurde 1971 Fachpsychologin für psychoanalytische Therapie und Psychoanalytikerin.

Ein Schockerlebnis auf der Insel Kreta löst bei ihr im Sommer 1977 einen von heftigen Schuldgefühlen begleiteten inneren Prozess aus. Sie beginnt, ihre Erinnerungen autobiographisch zu verarbeiten. In dem 300 Seiten starken Manuskript („Die Schuldlosigkeit einer kleinen Antisemitin“) leistet sie einen unverzichtbaren Beitrag zur Biographie ihres Vaters. Mit einem Bekannten – ihr Mann war 1974 verstorben – besucht sie das kretische Dorf Vorizia. Eine Frau in Witwentracht heißt sie willkommen, ein Mönch bewirtet sie mit Brot und Wein. Dann erfährt sie, das Dorf sei während des Zweiten Weltkriegs zerstört worden. Deutsche Soldaten haben es niedergebrannt, die Männer erschossen, die Jungen erschossen, die Frauen vertrieben, die Häuser der Feuersbrunst überlassen. Das, was Marielene Leist „dem Verstand nach seit 32 Jahren gewußt hat, daß im Namen der Deutschen unendlich viel Böses, unendlich viel Unheil geschehen ist, hier trifft es sie zum ersten Mal mitten ins Herz“. Wie vom Blitz wird sie von dieser Einsicht getroffen. Sie wirft sich vor, keine Phantasie darauf verwendet zu haben, „wie das ist, unter einer nationalsozialistischen brutalen und gewissenlosen Herrschaft zu leben“.

Später reist sie nach Israel, verbringt viele Stunden in Yad Vashem. Sie erinnert sich an viele Juden in Braunsfeld, und wieder bedrückt sie „die Schuld, mit ihnen nicht getrauert zu haben, nicht verzweifelt gewesen zu sein“. Dann fährt sie nach Auschwitz, kann es nicht begreifen, dass sie hier von freundlichen Polen, von freundlichen Juden begrüßt wird. Sie besucht in Leningrad die Gedenkstätte – eine Million Tote durch die Deutschen. „Sie hat sich als junges Mädchen“, so ihr Selbstvorwurf, „keine Gedanken darüber gemacht, was es heißt, wenn deutsche Truppen vor Leningrad liegen und Hitler die Stadt aushungern will.“ Aus dem gleichen Grund fährt sie weiter nach Moskau, und sie besucht das Denkmal von Wolokolamsk. Die Fremdenführerin dort spricht vom verzweifelten Verteidigungskampf um Moskau. Marielene

Leist fragt, wiederum bedrückt vom Schuldgefühlen, wie viele Tote Russland durch den Krieg zu beklagen habe. „20 Millionen“, lautet die Antwort. Sie befragt einen deutschen Offizier, der damals durch Wolokolamsk geritten war. „Wir sind nicht als Feinde eingedrungen, sondern als Befreier“, sagt er. „Die Menschen auf den Straßen haben uns auf den Knien willkommen geheißen.“ Für Marielene Leist ist es unfasslich, „das diese Erinnerung die Quintessenz aus dem Rußlandfeldzug sein soll.“ Doch dann erzählt derselbe Offizier, wie er in Wolokamsk angesichts von sieben öffentlich Gehängten dem deutschen Befehlshaber, der die Gehängten nicht vom Galgen nehmen wollte, vergeblich mit einer Klage gedroht habe. Kurz darauf trifft Marielene Leist in Moskau junge Studentinnen. Eine erzählt von ihrem damals in Deutschland kriegsgefangenen Großvater. Er habe bei Bauern in der Nähe von Wismar gearbeitet, habe es gut gehabt und sei heil nach Hause gekommen. Marielene Leist atmet auf. Sie ist dankbar, wenigstens daran ist sie nicht mitschuldig. Und so geht es ihr in Frankreich, in Italien, ja selbst in der Türkei. Sie hätte nichts verhindern können. Das weiß sie. „Meine Schuld ist eine“, so meint sie aber, „die nicht handgreiflich ist. Ich habe niemandem geschadet, ich habe niemanden verletzt, ich habe niemandem wehgetan. Ich habe nach außen hin kein Unrecht getan, aber das genügt nicht. Meine Schuld ist differenzierter. Ist schwerer zu greifen. Habe ich deswegen ein ganzes Leben gebraucht, um endlich meiner Schuld zu begegnen?“[332]

„Warum bist du so traurig?“ hatte Marielenes Schwester Hildegard ihren Vater gefragt. Er habe während der Nazizeit nicht genug getan, hatte er geantwortet; keine Juden im eigenen Haus versteckt, um die Familie nicht zu gefährden. Er hatte so viel mehr riskiert als die meisten Deutschen, auch für die Juden – so hatte er 1947 in seinem Lebenslauf zu Recht betont. Und dennoch hatten auch ihn die Schuldgefühle nicht verlassen, hatten bleibende Schatten auf sein Leben geworfen.

Wie nah sind uns manche Toten! In einer an gegenwärtigen Vorbildern armen Zeit ist es bereichernd, auf entsprechende Personen früherer Generationen aufmerksam zu werden, die auch die Fähigkeit zu trauern nicht verloren. Es müssen nicht immer

„strahlende Helden" sein, die uns Gegenwärtige ermutigen, gegen den Strom zu schwimmen und angesichts zunehmender Gefährdungen gegen Unrecht aufzustehen und für die fundamentalen Werte einzustehen, ohne die eine menschengerechtere Gesellschaft nicht existieren kann.

Anmerkungen

1 Prof. Dr. Franz Klemens Vonessen, Oberried bei Freiburg im Breisgau (geb. 1923); Dr. Marielene Leist, geb. Vonessen, München (geb. 1925); Dr. Hedwig Vonessen, München (geb. 1932); Dr. Hildegard Adler, geb. Vonessen, Stuttgart (geb. 1934); Dr. Brigitte Berghoff, geb. Vonessen, Aachen (geb. 1935).

2 Philip Cosman, jüdischer Urahn der Familie Vonessen (gest. 1758), ist Spross einer alten, möglicherweise spanisch-sephardischen Familie. Sein Sohn Philip trat 28-jährig in Essen zum katholischen Glauben über und nahm den Namen Christianus Josephus Clemens Franziskus Maria an. Er zog ins benachbarte Rellinghausen, legte seinen jüdischen Nachnamen Cosman zugunsten des Namens „van Ehsen", später „von Essen" ab und gründete ein Lebensmittelgeschäft. Aus seiner 1779 geschlossenen Ehe mit der aus Werden stammenden Gertrud Kortnacke gingen sechs Söhne – zwei starben früh – und drei Töchter hervor. Sohn Joseph, geboren 1780, verheiratet mit Anna Maria Wild, änderte den Nachnamen in „Vonessen". Der Familienvater und Kaufmann starb hochbetagt im Jahre 1864. Sein neben sechs Töchtern einziger Sohn Joseph, geboren 1815, heiratete die Gärtnerstochter Anna Hansen, die 1882 an einer Lungenentzündung starb. Ihr Sohn Clemens schrieb eine Familien-Chronik (Clemens Vonessen, Chronik, S. 3f.; vgl. auch Bolley, Chronik, S. 109–117; Alexander Vonessen, Haus Cosman, S. 46–51), in der er auch von sich selbst spricht. Nach einer Lehrzeit in einer Seidenfärberei und einem Kolonialwarengeschäft und kurzem Besuch verschiedener Schulen wurde er der Obhut seines ältesten Vetters Emil Schnütgen anvertraut, des theologischen Leiters einer Oberhausener Schule. Da sie nur bis zur fünften Klasse, der Obertertia führte, besuchte er danach das Realgymnasium in Münster bis zur Unterprima. 1880 absolvierte er sein Militärjahr bei einem Infanterie-Regiment in Köln und heiratete vier Jahre später Maria, die Witwe seines Bruders Heribert, die ihre Kinder Joseph und Alex mit in die Ehe brachte. Danach kamen die Kinder Heribert, Heinrich und Helene zur Welt. Zwillinge starben nach der Geburt, Heinrich erlag im zehnten Lebensjahr einer tuberkulösen Hirnentzündung. Am 10. November 1892 wurde dann Franz Vonessen in Rellinghausen – mittlerweile ein Vorort von Essen – geboren. Zwei jüngere Geschwister – Maria und Annchen – kamen wenig später hinzu (vgl. Clemens Vonessen, Chronik, S. 36ff.). – Ein Vetter, der Franz Vonessen und dessen Familie später in der Kölner Zeit sehr nahe stand, war der am 2. Dezember 1887 auf dem Gut

Klein-Siersdorf im Kreis Geilenkirchen geborene Paul Vonessen. Er studierte in Bonn Theologie und wurde 1912 in Köln zum Priester geweiht. Ab 1916 war er Kaplan in Köln, wurde nach dem Ersten Weltkrieg Präses der Katholischen Arbeiterbewegung (KAB) und 1928 Rektoratspfarrer.1952 verlieh im Joseph Kardinal Frings den Titel eines Erzbischöflichen Rates. 1957 wurde er Mitglied des Verwaltungsrats des Kölner Priesterseminars und 1960 Dechant des Dekanats Köln-Ehrenfeld. Von 1952 bis 1964 war er Vorstandvorsitzender der Kölner Pax-Bank für Kirche und Caritas (vgl. Die Chronik der Pax-Bank, Eigendruck, 1992, S. 77).

3 Clemens Vonessen, Chronik, S. 36.

4 Vonessen, Schnütgen, S. 1–4. – „Die große geräumige Diele war dicht angefüllt mit Altertümern", erinnert sich Franz Vonessen, „eng standen da eine Reihe Palmesel, teils mit, teils ohne Christusfigur; andere Skulpturen oder Plastiken oder Bilder hingen an den Wänden und von der Decke herab, zwar offenbar nach einem gewissen Plan geordnet, aber alles ‚altes Zeug', zum Teil mit Altersrissen oder mit kleineren oder größeren Defekten." Der Onkel begann mit dem Vater ein reges Gespräch, Franz langweilte sich neben seiner Mutter auf einer harten Bank, stieß sie mit dem Ellenbogen an und flüsterte ihr zu: „Der ahle Pröll hier gefällt mir aber nicht!" Die Mutter hieß ihn schweigen, aber der Onkel drehte sich nach ihm um und fragte: „Sag mal, mein Sohn, kennst du die Carmen Sylva?" – „O ja!" erwiderte er eifrig, „das ist die Königin von Rumänien." Schnütgen fuhr fort: „Und die war vor genau einer Woche hier und saß auf dem Platz, wo du jetzt sitzt und sagte zu mir: ‚Herr Domkapitular, hier möchte ich immer bleiben!'" Am 26. Oktober 1910 wurde das erste „Schnütgen-Museum" in Anwesenheit des preußischen Kultusministers in Köln am Hansaring feierlich eingeweiht. Schnütgen wurde gleichzeitig Ehrenbürger der Stadt. Zur Biographie von Schnütgen vgl. Westermann-Angerhausen, Schnütgen.

5 Vonessen, Abschiedsrede, 1911, S. 1–30 (Archiv FKV).

6 Lehmann, Lebenserinnerungen, S. 36.48.

7 Zu Adenauers Studium in Freiburg vgl. Schwarz, Adenauer, Bd. 1, S. 93–96.

8 Franz Vonessen, Lebenslauf 1945, S. 1. Laut Zeugnis der Rosbacher Lungenheilstätte war Vonessen vom 2. Januar 1916 bis 2. April 1918 Feldunterarzt in der der Heilstätte angegliederten Reservelazarettabteilung für lungenkranke Soldaten sowie in der Zivilabteilung (insgesamt 175 Betten) unter Leitung des Chefarztes tätig. „Mit guten Vorkenntnissen ausgerüstet" habe er es verstanden, die Rosbacher Zeit „mit stets gleichbleibendem Fleiß und unbedingt zuverlässiger Gewissenhaftigkeit zur Vertiefung und Erweiterung seiner medizinischen Ausbildung auszunutzen", sodass er im letzten Jahr „einen Assistenten voll ersetzen konnte" (Chefarzt Krause, Stadtkölnische Auguste-Victoria-Stiftung, Rosbach/Sieg, Zeugnis vom 1.3.1919; Privatarchiv FKV). In einem am selben Tag geschriebenen Zeugnis bemerkt der Chefarzt, Vonessen habe es verstanden, sich sehr schnell in den Betrieb der Heilstätte und die damit verbundenen ärztlichen Aufgaben einzuarbeiten.

„Zustatten kam ihm dabei eine zweifellos vorhandene besondere Befähigung, die für die Diagnose einer beginnenden Tuberkulose besonders wichtigen auskultatorischen Phänomene frühzeitig wahrzunehmen und in richtiger Weise zu bewerten." (Archiv FKV. – Franz Klemens Vonessen stellte dem Verf. sämtliche in seinem Besitz befindlichen Unterlagen zur Biographie seines Vaters und zur Familiengeschichte zur Verfügung).

9 Prof. Dr. Dreesmann, leitender Arzt im St. Vinzenz-Krankenhaus, hat Vonessen laut Zeugnis vom 30. November 1926 als einen „äusserst pflichteifrigen und kenntnisreichen Arzt" kennen gelernt, dessen Ausscheiden er sehr bedauerte (Archiv FKV).

10 Vonessen, Lebenslauf 1945, S. 1.

11 Ders., Gesundheitsamt, 1955, S. 141ff. Vgl. auch Illner, Gesund in Köln, S. 135ff. – Dr. med. Peter Krautwig, geb. 1869 als Sohn eines Bäckermeisters in Bonn. 1888–1893 Studium der Medizin in Bonn, Mitglied der studentischen Verbindung „Ripuaria". 1893 Staatsexamen und Promotion. 1894 bis1897 Assistenzarzt in Bonn und München. 1897 praktischer Arzt in Köln, Zentrumsmitglied. 1901 Kreisassistenzarzt des Stadtkreises Köln. 1902 Gefängnis-, Polizei- und Sittenarzt. 1905 Wahl in Köln zum ersten ärztlichen Beigeordneten einer deutschen Stadt. 1905 Dezernent des städtischen Gesundheitswesens in Köln, das er weitgehend erst aufbaute. 1906 Bau des Krankenhauses „Köln-Lindenburg". 1919 Honorar-Professor der Universität Köln, Vorsitzender der Vereinigung Deutscher Kommunal-, Schul- und Fürsorgeärzte, des Deutschen Vereins der ärztlichen Kommunalbeamten und des Verbandes für Schulgesundheitspflege, Mitglied des Reichsgesundheitsrates, des Preußischen Landesgesundheitsrates und des Wohlfahrtsausschusses des Deutschen Städtetages, 1920 Gründung des Gesundheitsfürsorgeamtes. Peter Krautwig starb 1926 während einer Dienstreise in Adenau. (Vgl. dazu Labisch, Tennstedt, Der Weg, S. 443f.)

12 Handgeschriebener Brief von Bürgermeister Dr. Baur an Dr. Vonessen vom 13. März 1921 (Archiv FKV).

13 Handschriftlicher Briefentwurf ohne Datum, mutmaßlich im gleichen Wortlaut nach Bottrop gesandt (Archiv FKV). Zwar hielt Vonessen eine Bewerbung zu einem späteren Zeitpunkt für denkbar, doch Bürgermeister Dr. Baur erklärte in einem Antwortbrief, eine schnelle Entscheidung sei nötig.

14 Vgl. Dietmar, Chronik, S. 346–354.

15 Dieses und das folgende Zitat aus: Vonessen, Zerrüttung, 1924, S. 439–450.

16 Vgl. dazu Deres, Entwicklung, S. 10–15.

17 Charles Darwin, Über die Entstehung der Arten durch die natürliche Zuchtwahl oder Die Erhaltung der begünstigten Rassen im Kampf ums Dasein. Stuttgart 1859; zit. in Graf, Überführung, S.141. – Friedrich Nietzsche, Also sprach Zarathustra (1892). Ges. Werke Bd. 7. Goldmanns Taschenbuch o.J., S. 56.

18 Binding/Hoche, Freigabe, S. 24ff.; 42ff.

19 Schreiner, Recht zur Vernichtung, S.8f., 14.

20 Vonessen, Zusammenarbeit, 1928, S. 5f.

21 Mayer, Unfruchtbarmachung, S. 9f.

22 Vgl. dazu Kershaw, Hitler 1936–1945, S. 357; umfassende Informationen zu Joseph Mayer in Benzenhöfer/Finsterbuch, Moraltheologie.

23 Hermann Muckermann, geb. 1877 in Bückeburg. Gymnasialzeit in Paderborn. 1896 Eintritt in den Jesuitenorden. Studium der Naturwissenschaften und Theologie in den Niederlanden, Belgien und den USA. Zwischen 1913 und 1916 Schriftleiter der Zeitschrift „Stimmen der Zeit". Nach 1918 zahlreiche Publikationen, Vorträge und Rundfunkbeiträge. Orientierung an der von Francis Galton verbreiteten „Eugenik", verbunden mit Aspekten der Bevölkerungsentwicklung sowie praktischen Fragen von Ehe und Familie, Erziehung und Sozialethik. Sein Werk „Kind und Volk" erzielte zwischen 1919 und 1933 16 Auflagen. 1926 aufgrund von internen Spannungen Austritt aus dem Jesuitenorden. Seit 1926 Leiter der Abteilung „Eugenik" im neuen Kaiser-Wilhelm-Institut für Anthropologie, angewandte Erblehre und Eugenik in Berlin-Dahlem. Nach 1934 aufgrund seiner Ablehnung des NS-Rassismus seines Postens am Kaiser-Wilhelm-Institut enthoben, Rede- und Ausreiseverbot. 1948 bis 1954 ordentlicher Professor für „Sozialethik und angewandte Anthropologie" an der Freien Universität Berlin. 1952 Verleihung des Großen Bundesverdienstkreuzes. 1954 wissenschaftliches Mitglied der Max-Planck-Gesellschaft. 1956 bis 1962 Redakteur der Zeitschrift „Humanismus und Technik". Er starb 1962 in Berlin. (Vgl. dazu Labisch/Tennstedt, Der Weg, S. 458–460.) – Die Bücher von Hermann Muckermann standen in Franz Vonessens Bücherregal (mündl. Auskunft von Franz Klemens Vonessen vom 15. Mai 2003).

24 Nach Baur/Fischer/Lenz, Grundriß II, S. 161; vgl. auch Gerrens, Ethos, S. 22ff.

25 Muckermann/Verschuer, Eheberatung, S. 38.

26 Vonessen, Zusammenarbeit, 1928, S. 5f.

27 Abgedruckt im Archiv für Bevölkerungspolitik, Sexualethik und Familienkunde, 1931, S. 114–117; zit. in Kaminsky, Zwangssterilisation, S. 150.

28 Die christliche Ehe. Enzyklika des Papstes Pius XI. vom 31. Dezember 1930, in: Archiv für Bevölkerungspolitik, Sexualethik und Familienkunde, 1931, S. 24–56.

29 Muckermann, Eugenik, S. 39f.

30 Vgl. dazu Tillmann, Handbuch, S. 415f.; Gerrens, Ethos, S. 22ff. – Die Geschichte der „Eugenik" und der aus ihr abgeleiteten Sterilisationspraktiken ist ein Beispiel dafür, dass die (deutsche) Geschichte nicht allein entlang politischer Epochengrenzen verstanden werden kann. Die „Eugenik" samt dem mit ihr verbundenem Menschenbild und Gesellschaftskonzept trat eben nicht erst 1933, sondern schon in den 20er Jahren des 20. Jahrhunderts ihren Siegeszug an und wirkte über 1945 hinaus nach. Auch der internationale Vergleich lässt erkennen, daß „Eugenik" in Deutschland nicht mono-

kausal den Auftakt für Zwangssterilisation und „Euthanasie" nach 1933 bildete. Der Vergleich kann zeigen, „was aus nationalstaatlicher Perspektive in der Regel nicht leicht wahrnehmbar ist, daß nämlich bestimmte Phänomene offensichtlich durch den Hinweis auf den Charakter eines bestimmten politischen Systems bzw. einzelner Entscheidungen nicht schon hinreichend erklärt sind" (Prinz/Frese, Wandel, S. 4). In der mörderischen deutschen „Gründlichkeit", mit der die negative „Eugenik" von der Zwangssterilisation bis hin zur „Euthanasie" in nahtloser Verbindung mit der „Rassenhygiene" betrieben wurde, liegt freilich der deutsche „Sonderweg" in der politischen Geschichtsepoche des „Dritten Reichs". Zur Gesamtproblematik vgl. auch Papenfuß/Schieder, Umbrüche.

31 Die 1932 verstärkt einsetzende Propagierung von Zwangssterilisierungen wurde keineswegs nur von „Rassenhygienikern" betrieben, sondern auch von prominenten Mitgliedern der SPD, in der freiwillige Sterilisationen als Bestandteil der Sozialhygiene und der „positiven Eugenik" seit den zwanziger Jahren des 19. Jahrhunderts in steigendem Maß befürwortet wurden. Auf einer Sitzung des Preußischen Landgesundheitsrates forderte Professor Benno Chajes, Inhaber des Berliner Lehrstuhls für Sozialhygiene und Gesundheitsexperte der SPD-Landtagsfraktion, in „bestimmten Fällen" sollte „unter Innehaltung festumrissener gesetzlicher Bestimmungen eine Zwangssterilisation in Frage" kommen (Die Eugenik im Dienste der Volkswohlfahrt. Bericht über die Verhandlungen eines zusammengesetzten Ausschusses des Preußischen Landesgesundheitsrates vom 2. Juli 1932. Veröffentlichungen aus dem Gebiete der Medizinalverwaltung 38, Berlin 1932, S. 715ff.; zit. in Schwartz, Eugenik, S. 321). Noch 1933 forderte das SPD-Blatt „Volksgesundheit" die „eugenische Zwangssterilisation"; vgl. dazu Schwartz, Eugenik, S. 325.

32 1955 lobt Franz Vonessen, nunmehr selbst Leiter des Kölner Gesundheitsamtes, anläßlich des 50-jährigen Bestehens dieser Einrichtung Krautwig als großes Vorbild: „Er war nicht nur der geborene Arzt, ebenso ausgestattet mit Scharfblick und treffsicherem Urteil wie erfüllt von warmherziger Menschenfreundlichkeit und steter Hilfsbereitschaft, sondern er hatte dabei ein ungewöhnlich glückliches Verwaltungstalent. Glänzende organisatorische Befähigung, universelle Kentnisse, Beredsamkeit, nie versagende Tatkraft gepaart mit ruhigem, objektivem Urteil, Weitblick, der über die Grenzen der engeren Berufsinteressen hinaus stets die Allgemeinheit und das Allgemeinwohl im Auge hatte, dies waren die Eigenschaften, die Krautwig als geborenen Führer kennzeichneten" (Vonessen, Gesundheitsamt, 1955, S. 174f.).

33 Coerper bat Vonessen in einem Eilbrief vom 4. Juli 1926 an dessen Kölner Privatadresse Vorgebirgsstr. 9a um ein Gespräch am folgenden Tag mittags im Wartesaal des Kölner Bahnhofs und überreichte ihm (oder übersandte ihm später?) aus diesem Anlass einen von ihm verfassten umfänglichen Aufsatz zum Thema „Arzt und Sozialhygiene"; Separatdruck aus Band VII

der Zeitschrift „Ergebnisse der gesamten Medizin", hrsg. v. Prof. Dr. Th. Brugsch, Berlin/Wien 1925, S. 241–256 (Archiv FKV).

34 Vgl. Briefwechsel vom 13., 18., 30. November, 13., 16., 28. Dezember 1929 (Archiv FKV).

35 Vgl. dazu Vonessens Korrespondenzen mit dem Berliner Caritasdirektor van Acken und dem bei der Planung mitwirkenden Berliner Ministerialrat im Reichsarbeitsministerium Dr. Bauer zwischen dem 27. März und 9. Mai 1930 (Archiv FKV).

36 Vgl. St. Joseph in Köln-Braunsfeld 1915–1975, hrsg. im Auftrag des Pfarrgemeinderates von St. Joseph in Köln-Braunsfeld. Redaktion Erich Brühl, Johannes Mommen, Max-Leo Schwering. Köln 1975, S. 73–90.

37 Vgl. Klein, Köln, S. 25. Zur Biographie des NS-Geschäftsführers vgl. Zerlett, Grohé.

38 In den beruflichen Anfangsjahren hat Vonessen durch die Begegnungen mit seinem Vorgesetzten Adenauer laut eigener Aussage „heilsame Lehren" für sein „ganzes berufliches Leben mitgenommen" (Vonessen bei seiner Verabschiedung vom Kölner Stadtrat am 28. November 1957; Verhandlungen, 1957, S. 448).

39 Vgl. dazu Frielingsdorf, Spuren, S. 17f.

40 Adenauer, Reden, S. 45.

41 Leist, Schuldlosigkeit, S. 11.

42 Schwarz, Adenauer, Bd. 1, S. 23.

43 Clemens Vonessen, Chronik, S. 48.

44 Verhandlungen, 1957, S. 448.

45 Vgl. dazu Kershaw, Hitler 1889–1936, S. 422–430.

46 Vgl. Hege, Machtergreifung, S. 260f.; Klein, Köln, S. 40f.

47 Tyrell, Führergedanke, S. 257; Klein, a.a.O. S.27f.

48 Adolf Bertram, geb. 1859 in Hildesheim. 1881 Priester, 1906 Bischof von Hildesheim. 1914 Fürstbischof von Breslau, 1916 Kardinal. Seit 1930 Erzbischof des neuen Erzbistums Breslau und Metropolit der neuen Ostdeutschen Kirchenprovinz, gest. 1945. – Michael Faulhaber, geb. 1869 in Heidenfeld/Unterfranken. 1892 Priester, 1893–95 Seminarpräfekt in Würzburg, nach Auslandsaufenthalt 1899 Privatdozent für Altes Testament, 1903 Professor in Straßburg. 1910 Bischof von Speyer, seit 1917 Erzbischof von München-Freising und 1921 Kardinal, gest. 1952.

49 Karl Joseph Schulte, geb. 1871 in Haus Valbert/Kreis Meschede. 1895 nach Studien in Bonn und Münster Priester. Vikar und Religionslehrer in Witten an der Ruhr. Repetent der Dogmatik am Theologenkonvikt und am Priesterseminar in Paderborn. 1903 Doktor der Theologie, 1906 Professor für Apologetik und Kirchenrecht, 1910 Bischof. Hilfe für deutsche wie gegnerische Kriegsgefangene des Ersten Weltkriegs. 1920 Erzbischof in Köln, 1921 Kardinal, gest. 1942.

50 Leist, Schuldlosigkeit, S. 14.

51 Marianne Schmitz in: Bürgergesellschaft, Frings, S. 85. Vgl. auch von Hehl, Katholische Kirche, S. 19.

52 Die sechsjährige Marielene trägt daraufhin nach einer Kopfverletzung einen Kopfverband „mit Stolz“ (Leist, Schuldlosigkeit, S. 14; vgl. auch Bürgergesellschaft, S. 82. 85).

53 Die Familie Katz-Rosenthal besaß neben einigen Metzgereien ein Restaurant. Die von Robert Ley herausgegebene, in 40.000 Exemplaren erscheinende Gauzeitung „Westdeutscher Beobachter“ streute nun das Gerücht, im Essen dort sei eine tote Maus gefunden worden. Augenzeugen hatten dagegen beobachtet, dass Nazis die Maus selbst in ein Gulaschgericht geschmuggelt hatten (vgl. Dietmar, Chronik, S. 366; Serup-Bilfeldt, Davidstern, S. 112f.).

54 Vgl. von Hehl, Katholische Kirche, S. 20; Klein, Köln S. 42f. Dass Nichteinmischung in die Politik auch eine Form des politischen Handelns ist, ist dem Kardinal offensichtlich nicht bewusst. Oder verdrängt er es?

55 Brief an Dr. Bauer vom 19. Januar 1931; Bauers Antwort am 21. Januar 1931; Vonessens Dankbrief am 22. Januar 1931 (Archiv FKV).

56 Leist, Schuldlosigkeit, S. 14.

57 Heinrich Brüning, geb. 1885 in Münster. Studium der Rechtswissenschaften, Philologie, Geschichte und Volkswirtschaft. 1915 Kriegsfreiwilliger und Offizier. 1920–30 Geschäftsführer der Christlichen Gewerkschaften. 1924 MdR des Zentrums, 1929 Fraktionsvorsitzender. 1930 Reichskanzler einer bürgerlichen Minderheitsregierung. 1932 Rücktritt nach ihm angelasteter Wirtschaftskrise. Nach Ablehnung des Ermächtigungsgesetzes 1934 Emigration nach England. 1937 Professor für Politische Wissenschaften an der Havard-Universität, gest. 1970 in Norwich/USA.

58 Aufzeichnung Adenauers vom 2. August 1932. Zit. n. Morsey, Adenauer, S. 456; vgl. Stehkämper, Adenauer, S. 110. „Alle bischöflichen Kundgebungen, die von der Zentrumspartei und ihrer Presse nur zu bereitwillig aufgegriffen worden waren, alle von führenden Abgeordneten, von Vertretern der Kirche und der christlichen Gewerkschaften zur Genüge ausgesprochenen Warnungen vor der antichristlichen Weltanschauung und der destruktiven politischen Tätigkeit der NSDAP traten zurück“ (Morsey, Ende der Parteien, S. 315).

59 Franz von Papen, geb. 1879 in Werl geboren. 1913–15 Militärattaché in Mexiko und Washington, 1918 im Generalstab der türkischen Armee in Palästina. 1920 MdL in Preußen. Am 1. Juni 1932 Kanzler mit einem fast nur aus Adligen bestehenden „Kabinett der Barone“. Rücktritt am 17. November 1932. 1936 Botschafter in Wien, 1939–44 in Ankara. 1946 Freispruch im Nürnberger Prozeß. 1949 Verurteilung zu acht Jahren Arbeitslager, die er wegen verbüßter Untersuchungshaft nicht antreten muss. 1959 päpstlicher Geheimkämmerer, gest. 1969. – Kurt von Schleicher, geb. 1882 in Brandenburg. 1914–18 Mitglied der Obersten Heeresleitung in Preußen. 1926 Oberst der Wehrmachtsabteilung. 1932 Reichswehrminister.

Als Hindenburgs Vertrauter übt er bei Brünings Sturz und von Papens Ernennung entscheidenden Einfluss aus. Im Zusammenhang mit dem „Röhmputsch“ 1934 zusammen mit seiner Frau erschossen.

60 Kershaw, Hitler 1889–1936, S. 512–523.

61 Leist, Schuldlosigkeit, S. 22.

62 1918 gegründeter republikfeindlicher Bund ehemaliger Frontsoldaten, neben den Gewerkschaften größte außerparteiliche Organisation der Weimarer Republik. Er beteiligte sich 1932 an von Papens Sturz. Stahlhelmführer Franz Seldte wurde am 30. Januar 1933 Reichsarbeitsminister.

63 Leist, Schuldlosigkeit, S. 26f.

64 Leist, Schuldlosigkeit, S. 28.

65 Franz Vonessen und seine Frau wählen die Zentrumspartei. Tochter Marielene verplappert sich einer Freundin gegenüber, wird danach von Ängsten gequält. Doch das Gehörte dringt offensichtlich nicht nach außen (Leist, Schuldlosigkeit, S. 28).

66 Klein, Köln, S. 64ff., 70ff.

67 Vgl. dazu Morsey, „Ermächtigungsgesetz“. Kershaw, Hitler 1998–1936, S. 592f.

68 „Die erste freie parlamentarische Entscheidung der Fraktion seit dem 30. Januar 1933 war gleichzeitig die letzte. Die Abstimmung markierte einen Wendepunkt in der Geschichte des Zentrums“ (Morsey, Zentrumspartei, S. 366).

69 Zahlreiche Exemplare wurden in der Familie Vonessen aufbewahrt (Archiv FKV).

70 Vgl. Stehkämper, Zentrum, S. 67f.

71 Vgl. Erdmann, Deutschland, S. 92f.; Kershaw, Hitler 1998–1936, S. 593f.

72 Dokumente vom 24. April, 6., 12., 18., 23. Mai, 12. Juni, 6. November 1933 (Archiv FKV).

73 Bachem am 27. Juni 1933 (handschr.); HAStK 1006/859. „Westdeutscher Beobachter“, Jg. 9 Nr.159; HAStK 1006/860. Protokollbuch der Kölner Zentrumspartei, S. 144; HAStK 1193, ohne Nummer. Vgl. Stehkämper, Zentrum, S. 77ff.

74 Alfons Kupper (Hg.),Staatliche Akten über die Reichskonkordatsverhandlungen 1933, Mainz 1969, S. 293f., zit. in Erdmann, Deutschland, S. 183–186; Groß, Kirche, S. 17ff.; Kershaw, Hitler 1889–1936, S. 617f. – Hitler beabsichtigte mit dem Konkordat eine möglichst störungsfreie Durchsetzung seiner Politik und einen außenpolitischen Prestigegewinn. Dem Klerus war nun jede parteipolitische Betätigung verboten. Der Kirche wurde im Gegenzug vor allem Folgendes zugestanden: öffentliche Ausübung ihres Bekenntnisses, Schutz ihrer nichtpolitischen Organisationen, theologischen Fakultäten und des kirchlichen Eigentums, Religionsunterricht als ordentliches Lehrfach an öffentlichen Schulen, Beibehaltung und Neuerrichtung von Bekenntnisschulen. – Neben Kardinal Faulhaber, der als ehemaliger Monarchist die republikanische Staatsform entschieden abge-

lehnt hatte, ist der Freiburger Erzbischof Conrad Gröber ein starker Befürworter des Konkordats. Er wurde mit sechs weiteren hohen Mitarbeitern des Freiburger Ordinariats während des Jahres 1933 sogar förderndes und beitragzahlendes Mitglied der SS. Im Volksmund wird er „der braune Conrad" genannt. Vgl. Lewy, Kirche, S. 60; Groß, Kirche, S. 87.

75 „Völkischer Beobachter", 5. August 1929; zit. in Gerrens, Ethos, S. 49, Kershaw, Hitler 1936–1945, S. 352.

76 Hans Frank in: Nationalsozialistische Monatshefte, Jg. 1930; zit in Graf, Überführung, S. 143.

77 Denkschrift des Preußischen Justizministers. Nationalsozialistisches Strafrecht, Berlin 1933, S. 88. Vgl. Gerrens, Ethos, S. 49.

78 Vgl. Quellen zur Reform 1,1 S. 251, 426, 869f., 880f. – Gürtner, Strafrecht, S. 88. Kerrls Strafrechtsentwurf wurde auch in der Folgezeit nicht verabschiedet.

79 Gottstein, Ausführungen vor dem Ausschuß des preußischen Landesgesundheitsrates am 5.11.1931, in: Die Lage, S. 39, 50.

80 Dr. Struve, in: Die Lage, S. 89; vgl. dazu auch Schwartz, Eugenik, S. 312ff.

81 Preußischer Staatsrat (Struve): Eugenische Materialien für die Beratung im Gemeindeausschuß, handschriftlich gezeichnet mit Struve. – Struve sandte das Material an das Reichsgesundheitsamt. Das Antwortschreiben an Struve, das den Eingang bestätigt, trägt das Datum vom 26. Oktober 1931. Der Vorgang findet sich in den Akten des Reichsgesundheitsamtes im Bundesarchiv Koblenz R86–23–71; zit. in Thoman, Auf dem Weg, S. 121ff.

82 Harmsen, Bevölkerungspolitik, S. 80; vgl. Kaminsky, Zwangssterilisation, S. 151.

83 Siehe Protokoll der Geschäftsführerkonferenz vom 20.3.1933, in: Archiv des Diakonischen Werkes, Berliner Stelle, CA 761 XV; zit. in Kaminsky, Zwangssterilisation, S. 151.

84 Wichern, Erbkrankheit, S. 9; zit. in Leipert u.a., Verlegt, S. 98. – Der evangelische Pfarrer Hünlich aus Stangengrün bei Zwickau rief schon 1924 zur „Notwehr mit der Waffe" gegen die vom „Satan der Degeneration" geprägten Erbkranken auf: „Ich meine das Operationsmesser" (in: Bausteine. Zeitschrift des sächsischen Landesvereins für Innere Mission, 1924, S. 127f.; zit. in Kaminsky, Zwangssterilisation, S. 144.

85 Vonessen, Auswirkungen, 1932, S. 2.

86 Ders., Sparmöglichkeiten, 1930, S. 633.

87 Ders., Auswirkungen, 1932, S. 2.

88 Vgl. Deres, Entwicklung, S. 16.

89 Zit. nach Ristow, Erbgesundheitsrecht S. 284. Vgl. zur folgenden Darstellung Bock, Zwangssterilisation S. 81–96.

90 Reichsgesetzblatt I (1933), S. 529–531. Vgl. Gerrens, Ethos, S. 25ff.; Kaminsky, Zwangssterilisation, S. 158ff.

91 Der ostpreußische Landarzt Arthur Gütt hatte wie der Jurist Falk Ruttke in der NSDAP Karriere gemacht. Ernst Rüdin ist Leiter der Abteilung für

„psychiatrische Erblichkeitsforschung" am Institut für Genealogie und Demographie an der Psychiatrischen Forschungsanstalt in München, einem den NS-Ideologen dienenden Zentrum für „empirische Erbprognosen" (vgl. Labisch/Tennstedt, Der Weg, S. 423f., 481–483).

92 Veröffentlichung am 25. Juli 1933 im Reichsgesetzblatt I (1933); vgl. Kaminisky, Zwangssterilisation, S. 159.

93 EAK, Gen. 8,16; 57 I /33. G 23/30.

94 Vgl. dazu Nowak, „Euthanasie", S. 111–119.

95 EAK, f 9/XI R.

96 Erinnerungsnotiz von Franz Vonessen ohne Datum. Anhaltspunkt für die Unterredung ist ein Briefentwurf Vonessens an den Generalvikar (mit dem Vermerk „nicht abgesandt") vom 8. August 1934. Darin heißt es: „Vor 3/4 Jahr hatten Sie die Freundlichkeit, mir eine Unterredung zu gewähren über die aus dem Gesetz zur Verhütung des erbkranken Nachwuchses (...) bzw. aus der Stellung der Kirche zur eugenischen Sterilisierung sich ergebenden Folgerungen für die Ärzte, die Hilfsangestellten der Gesundheits- bzw. Wohlfahrtsämter usw. Die Frage erledigte sich damals für alle diese Kreise, ausgenommen die staatlichen Amtsärzte, verhältnismäßig einfach, da eine nähere Mithilfe in der Anzeige von Erbkranken an den Amtsarzt nicht zu erblicken war" (Archiv FKV). – Am 22. Mai 1981 schrieb Vonessens Tochter Dr. med. Gisela Schürholz ihren Geschwistern einen Brief, in dem sie wahrscheinlich machte, dass auch Kardinal Schulte Franz Vonessen ermutigte, dem Gesetz Genüge zu tun, um es in Wirklichkeit zu sabotieren: „Versuch einer Darstellung der Begegnung unseres Vaters Dr. Franz Vonessen mit dem damaligen Kölner Kardinal Schulte, aufgezeichnet nach einem Bericht unserer lieben Mutter aus dem Jahre 1970. Vater hatte es immer vermieden, uns darüber zu unterrichten. Ich denke, daß seine Haltung zu seiner Kirche ihm verbot, Schwächen im Episkopat bloßzulegen. Ich nehme aus einigen Kleinigkeiten des Berichts an, daß der Besuch beim Kardinal Anfang 1934 stattfand. (...) Unser Vater legte ihm dar, daß man ihm am Gesundheitsamt die Ausführung des Sterilisationsgesetzes übertragen wolle. (...) Der Kardinal fragte, ob es nicht möglich sei, zum Schein diese Aufgabe zu übernehmen und sie in Wirklichkeit zu sabotieren. Vater machte darauf aufmerksam, daß er als gläubiger Katholik stadtbekannt sei. Wenn er eine solche Aufgabe übernähme, würden viele an ihm und an der Haltung der Kirche irre werden. Er sehe nur die Möglichkeit, die Aufgabe abzulehnen und die Konsequenzen abzuwarten. Der Kardinal habe nur auf die Größe der Familie (damals 5 Kinder) hingewiesen. Vater ging ungetröstet und unberaten nach Hause. Er entschied nach seinem Gewissen, lehnte diese Aufgabe ab." (Archiv FKV).

97 Briefentwurf Vonessens ohne Datum, s.o. (Archiv FKV).

98 Zit. in Ankerstein, Heilen und Vernichten, S. 81.

99 Zit. in der katholischen Zeitschrift „Ecclesia" Nr. 24, 27. Januar 1934 (maschinenschriftliche Abschrift im Archiv FKV). – Die mangelnde Sehschärfe

der Bischöfe im Blick auf fundamentale menschenrechtliche Fragen hängt gewiss auch mit ihrer traditionellen Milieugebundenheit zusammen. Es fehlte ihnen aufgrund ihrer Herkunft und ihres Werdegangs „an Berührungs- und Erfahrungsnähe mit den Verfolgten und Ausgegrenzten des ‚Dritten Reichs'." Der Umgang des NS-Regimes mit „Volksschädlingen" wurde nicht radikal hinterfragt. Selbst beim Erbgesundheitsgesetz „ließ die Mehrheit des Episkopats ein vehementes Eintreten für die katholische Sache, wie es beispielsweise für die Bekenntnisschule fraglos war, vermissen, trotz der päpstlichen Enzyklika ‚Casti connubii', die die Sterilisierung eindeutig verurteilte" (Lenger, Gegen eine Mauer, S. 16).

100 Während katholische „Eugeniker" durch die päpstliche Enzyklika „Casti connubii" stark „gebremst" werden, folgt man im Protestantismus dem durch keine vergleichbare Instanz in Frage gestellten Zeitgeist. Hier ist man besonders anfällig für die vom NS-Regime propagierten „Opfer"-Gedanken. Auf ihn verwies der Betheler Chefarzt Werner Villinger die Zwangssterilisierten, weil er ihnen „vom religiösen Leben her" nahe liege (Villinger, Erfahrungen, S. 83f.; zit in Gerrens, Ethos, S. 47). Der „Reichsverband der evangelischen Taubstummen-Seelsorger Deutschlands" indoktrinierte die Zwangssterilisierten so: „(...) Gehorche der Obrigkeit! Gehorche ihr auch, wenn es Dir schwer wird! Denke an die Zukunft Deines Volkes und bringe ihr diese Opfer, das von Dir gefordert wird! Vertraue auf Gott und vergiß nicht das Bibelwort: ‚Wir wissen, daß denen, die Gott lieben, alle Dinge zum Besten dienen'"(zit. in Klee, SA Jesu Christi, S. 93). „Der Führer hat es betont", so Toni Keßler, die Oberin des Düsseldorfer Dorotheenheims, „daß Erbkrankheit nicht Schande, sondern Unglück ist. Der Eingriff, der die Fortpflanzung der Erbkrankheit verhindert, wird als Opfer angesprochen und greift die Ehre des Betroffenen in keiner Weise an. (...) Sie verzichten auf die Freude der Vater- und Mutterschaft; so müssen aus der Volksgemeinschaft als Dank für diesen Verzicht neue andere Freuden in ihr Leben geleitet werden." Die Oberin sieht sich an dieser Stelle zu diakonischer und seelsorgerlicher Begleitung verpflichtet: „Sind wir in den fürsorgerischen Maßnahmen noch ungemein beschränkt, so muß die starke seelsorgerliche, persönliche Hilfe einsetzen, durch die wir als Brüder und Schwestern dem ratlosen Erkrankten Wegweisung und Stütze geben" (Keßler, Fürsorge, S. 59; zit. in Kaminsky, Zwangssterilisation, S. 681). Dass solche seelsorgerliche Hilfe oft nur die Verzweiflung der Betroffenen verstärkte, zeigen die Verse eines Sterilisationsopfers aus der Heil- und Pflegeanstalt Waldbröhl: „O armes Leben, höchste Not, daß uns der Himmel schuf. So fahr dahin, du edle Kraftnatur und schenke Deinem Vaterland dies Opfer. Denn unser Dasein, es ist tief betrübt. Ach hätten wir doch nie das Licht der Welt erblickt" (Kuhlberg, Auswirkungen, S. 19; zit. in Kaminsky, Zwangssterilisation, S. 664).

101 Dokumente v. 31. Oktober und 10. November 1933 (Archiv FKV).

102 Dokumente v. 2. Januar, 13. Februar, 5., 12., 19. März 1934 (Archiv FKV). Ob Dr. Riesen Vonessen den Versetzungsantrag vor oder nach dem Gespräch mit Dr. Coerper mitgeteilt hat, ist aus Vonessens Antwortbrief an den Oberbürgermeister nicht ersichtlich.

103 Brief der NS-Volkswohlfahrt Köln, Ortsgruppe Braunsfeld v. 19. März 1934 (Archiv FKV).

104 EAK, Gen. 8,16.

105 Dietmar, Chronik, S. 4f.

106 Vonessen, Krankenhaus, 1934, S. 247; ders., Erste Auswirkungen, 1932, S. 2.

107 Frick, Vier Jahre, S. 67.

108 Gesetz zur Vereinheitlichung des Gesundheitswesens, BA Koblenz, R 43 I, 1469, folg. 120f.; zit. in Labisch/ Tennstedt, Der Weg, S. 310, 313.

109 101 Arthur Gütt, Pressekonferenz am 4. August 1934, BA Koblenz, R 36, 1234; zit. in Labisch/Tennstedt, Der Weg, S. 301, 313f.

110 Brief vom 8. August 1934 an Generalvikar Dr. David („nicht abgesandt"). Vgl. dazu Anm. 96.

111 Luxenburger, in: Gütt (Hg.), Handbuch, S. 1.

112 Hinweise und Zitate in Gerrens, Ethos, S. 32ff.

113 Bonhoeffer, Rückwirkungen, S. 29; vgl. dazu Gerrens, Ethos, S. 96.

114 Vgl. Bingen, Gesundheitsamt, S. 45f.

115 Bingen, Gesundheitsamt, S. 46f.; vgl. auch Heilen und Vernichten, S. 28.

116 Pommerin, „Rheinlandbastarde", S. 72. In den siebziger Jahren stieß der Kölner Historiker Reiner Pommerin im Archiv des Auswärtigen Amtes auf eine schmale Akte mit dem Titel „Sterilisierung der Rheinlandbastarde". In mühsamer Kleinarbeit trug er weitere Fakten zusammen, die er 1979 veröffentlichte.

117 Zit. Pommerin, „Rheinlandbastarde", S. 24.

118 Friedrich Ebert, Schriften, Aufzeichnungen, Reden. Bd. 2, Dresden 1926, S. 290; zit. in Pommerin, „Rheinlandbastarde", S. 22ff.

119 Adolf Hitler, Mein Kampf. Zwei Bände in einem Band. München 1940, S. 314; vgl. Pommerin, „Rheinlandbastarde", S. 41; Bericht und Rezension von Klaus-Jürgen Haller in: Kölner Stadt-Anzeiger, 11./12. August 1979.

120 Macco, Rassenprobleme, S. 13f.; vgl. Pommerin, „Rheinlandbastarde", S. 43.

121 Bericht im Brief (ohne Datum) an Generalvikar Dr. David, S. 3f. (Archiv FKV). Vgl. Anm. 96.

122 Manuskript, das Prof. Tillmann Franz Vonessen am 17. März 1935 zusendet. Im Begleitbrief erwähnt Tillmann seinen Besuch beim Kölner Generalvikariat, bei dem er seine Auffassung bekräftigte, daß die Anzeige „ja erst den ganzen Vorgang in Vollzug" setze, also bei der Grenzziehung nicht die entscheidende Rolle spielen könne (Archiv FKV). – Erst nach Verzicht auf die Darlegung seiner von der Enzyklika „Casti connubii" abweichenden Einstellung zum „Erbgesundheitsgesetz" erhielt Prof. Tillmann von Kardinal Schulte 1936 das Imprimatur für sein Handbuch der katholischen Sittenlehre, Bd IV, 2 (EAK, Gen. 8,16).

123 Brief von Bischof Konrad von Preysing an den Kölner Erzbischof v. 2. Februar 1935; EAK, Gen. 8,16. – Konrad von Preysing (1880–1950), geb. in Kronwinkel, Niederbayern. Seit 1932 Bischof in Eichstätt. 1938 Einrichtung eines kirchenamtlichen Hilfswerks zugunsten verfolgter „Nichtarier". 1935 Bischof von Berlin, führend in der episkopalen Kritik am NS-Regime, gest. 1950.

124 EAK, Gen. 8,16. Am 22. Juli 1935 bittet Olbrich brieflich das Generalvikariat in Köln um einen Betrag von 100 Reichsmark, weil der finanziell ruinierte Dr. Spahn ihm bisher kein Honorar habe zahlen können. Im Ablehnungsbrief vom 30. August 1935, unterzeichnet von Kanzler Dr. Haucke, heißt es: „Herr Dr. Spahn stammt nicht aus der Kölner Diözese. (...) Ob er jetzt noch in Köln ist, entzieht sich meiner Kenntnis. Es ist aber doch wohl zu erwarten, daß Herr Dr. Spahn wieder eine angemessene Stellung in seinem Berufsleben erhalten und dadurch in die Lage kommen wird, auch Ihre Gebührenrechnung zu erledigen" (EAK, Gen. 8,16).

125 Brief des Oberbürgermeisters, Aktenzeichen 611/A, unterzeichnet i.V. von Dr. Karl Coerper (Archiv FKV).

126 Vonessens Brief an den Oberbürgermeister vom 26. Juli 1935 (Archiv FKV).

127 Leist, Schuldlosigkeit, S. 54. – „Die innere Erregung im Zusammenhang mit diesen Vorgängen führte zu einer schweren Erkrankung"; Notiz von Franz Vonessen ohne Datum (Archiv FKV).

128 Bericht im Brief (ohne Datum) an Generalvikar Dr. David, S. 3–8 (Archiv FKV).

129 Vgl. Ankerstein, Heilen und Vernichten, S. 28.

130 Bereits im Sommer 1933 hatte Coerper die Bemühungen der nazi-freundlichen evangelischen Kirche in Köln unterstützt, den für die linksrheinischen Kölner Krankenanstalten zuständigen evangelischen Krankenhauspfarrer Ernst Flatow loszuwerden. Der Grund: Flatow ist konvertierter Jude. Coerper ist Vertrauensmann dieser „deutsch-christlichen" Kirche im Kölner Beigeordnetenkollegium, und so ist der Antisemit doppelt motiviert, dem „nichtarischen" Pfarrer am 30. Juni 1933 zu kündigen. Dabei vernachlässigte er die Ausnahmeregelung von § 3 des Beamtengesetzes – des „Arierparagraphen" –, wonach ein Kriegsteilnehmer – Flatow ist sogar Träger des Eisernen Kreuzes – trotz seiner jüdischen Herkunft in seinem Amt belassen werden kann. Das Evangelische Konsistorium der Rheinprovinz lässt Flatow im Juli auch als kirchlichen Theologen fallen. Hauptbegründung: „Flatow hat in seinem Äußeren und in seinem Wesen so in die Augen springende Merkmale an sich, die von dem Volke als der jüdischen Rasse eigen angesehen werden, daß eine Beschäftigung in einer Gemeinde unmöglich ist" (zit. in Prolingheuer, Kirchengeschichte, S. 172). Seit Flatows Entlassung drängte Coerper im August 1933 die Leitung der Kölner Lindenburg-Klinik, den getauften Juden auch aus der Arztwohnung zu entfernen. Gegenüber der von der Klinik befürworteten Bitte Flatows um Verbleib bis Ende Oktober bleibt er hart. Unerbittlich fragt er mehrfach nach, zuletzt am 27. Septem-

ber: „Ist Pfarrer Flatow ausgezogen?“ Drei Tag später erfolgt die Antwort: „Ja.“ (Vgl. dazu Prolingheuer, Ausgetan, S. 169–186).

131 Bericht im Brief (ohne Datum) an Generalvikar Dr. David, S. 9 (Archiv FKV).

132 Urkunde vom 31. März 1937 (Archiv FKV).

133 Kölnische Volkszeitung v. 2. April 1937. Zur Geschichte der Zeitung vgl. Klein, Köln, S. 130–134.

134 Gustav Aschaffenburg am 4. September 1933 in einem Schreiben an den Kölner Universitätsrektor, Universitätsarchiv Köln 27/19; zit. in Liebermann, „Die Minderwertigen“, S.140b.

135 Vgl. dazu Liebermann, „Die Minderwertigen“, S. 140b. – 1938 wurde de Crinis Nachfolger Karl Bonhoeffers an der Berliner Universitätsnervenklinik und Referent im Wissenschaftsministerium. Er war auch an „Euthanasie“-Planungen beteiligt. 1945 beging er Selbstmord. (Vgl. Liebermann, „Die Minderwertigen“, S. 140b).

136 Karl Pesch in der „Westdeutschen Akademischen Rundschau“ vom 13. Dezember 1934; zit. in Liebermann, „Die Minderwertigen“, S. 140d. Im Oktober 1938 wurde Karl Pesch an das Hygienische Institut der Universität Berlin gerufen. 1940 erhielt er einen Lehrstuhl in Prag, wo er 1941 starb. Vgl. Liebermann, „Die Minderwertigen“, S. 140c.

137 Nach Einführung des „Euthanasie“-Programms im Jahr 1939 sank die Zahl reichsweit weiter. Die Zahl der bis 1945 sterilisierten Personen wird auf ca. 200.000 bis 350.000 geschätzt. Vgl. dazu Graf, Überführung, S. 143f.

138 Im Jahre 2003 wurde in diesem Krankenhaus darüber nachgedacht, wie nach gründlicher Erforschung der dort während der NS-Zeit vorgenommenen Zwangssterilisationen ein sichtbares Zeichen an die Opfer erinnern könnte. In der Mitgliederversammlung des „Evangelischen Krankenhausvereins 1898 e.V. zu Köln“ erklärte der Vorsitzende Hans-Gert Bieler am 21. Oktober 2002: „Wenn wir an 100 Jahre Evangelisches Krankenhaus denken, werden wir auch an Zwangssterilisierungen darin auf Grundlage der damals gültigen ‚Reichsgesetze zur Verhütung erbkranken Nachwuchses‘ und Abweisung jüdischer Patienten in der NS-Zeit erinnern. Es erfüllt mich mit Scham, dass dies im Evangelischen Krankenhaus gemacht wurde.“ Er betonte, dass der Superintendent des Evangelischen Kirchenkreises Köln Mitte, Rolf Domning, und der evangelische Krankenhauspfarrer Holger Evang-Lorenz an diesem Tag im Gottesdienst ein Kreuz für den Altartisch übergeben hatten, „das an die Opfer erinnern soll“. In der Jubiläumsfestschrift des Krankenhauses beklagte Evang-Lorenz im Juli 2003 die Tatsache, dass es während des „Dritten Reichs“ im Krankenhaus Ärzte gab, „die sich zu Erfüllungsgehilfen der Gestapo machten und im Gehorsam gegen die Nazi-Unrechtsgesetze ‚nicht-arische‘ Jugendliche, u.a. Kinder von farbigen Vätern, zwangssterilisierten.“ Ein sichtbares Gedenken über die Krankenhauskapelle hinaus konnte oder mochte der Krankenhausvereinsvorsitzende für die nahe Zukunft allerdings nicht in Aussicht stellen. – In der Bundesrepublik gibt es Zeichen des Gedenkens an die Opfer von Zwangssterilisierun-

gen an mehreren Orten, meist im Zusammenhang mit „Euthanasie"-Opfern. Am Bezirkskrankenhaus in Regensburg wurde 1990 an 638 „Euthanasie"-Opfer und mehr als 500 Zwangssterilisierte erinnert, auf dem Friedhof des Psychiatrischen Krankenhauses in Eltville 1993 „an die vielen Menschen, die Opfer der NS-Zwangssterilisations- und ‚Euthanasie'-Verbrechen wurden", an den Psychiatrischen Krankenhäusern im hessischen Emstal an eine unbekannte Zahl und in Herborn 1989 an 1.184 Zwangssterilisierte. Vor dem Hauptgebäude des Landeskrankenhauses im saarländischen Merzig, in dem etwa 400 Personen verstümmelt wurden, erinnert seit 1990 ein Mahnmal an die Menschen, „die als seelisch Kranke oder Behinderte in der Zeit des Nationalsozialismus verfolgt, gequält und ermordet wurden". Am Rathaus in Hamm, damals Sitz eines Sterilisationen anordnenden Erbgesundheitsobergerichts, mahnt seit 1991 eine Tafel: „Die ungesühnten Leiden der Opfer sind uns Verpflichtung zur Verteidigung des Rechts." (Vgl. dazu Puvogel u. a., Gedenkstätten, S. 187, 289, 321, 557f., 703. Zur Gedenktafel im Kölner Gesundheitsamt s.u. Anm. 325.)

139 Vgl. dazu Dalicho, Sterilisationen, S. 139ff. – Über das Verhalten in Frage kommender Amtsärzte gibt es bisher, soweit erkennbar, keine Untersuchungen. Das Verhalten katholischer Mediziner in der Erzdiözese Köln im Zusammenhang der NS-Sterilisationspraxis ist bisher ebenfalls nicht erforscht (Auskunft von Prof. Dr. Raimund Haas, Köln, am 26. Mai 2003). – Soweit sich erkennen läßt, war Franz Vonessen der einzige Amtsarzt in Köln, der sich der Mitwirkung an Zwangssterilisationen verweigerte.

140 Bingen, Gesundheitsamt, S. 46–49.

141 Vgl. Pommerin, „Rheinlandbastarde", S. 78.

142 Vgl. Pommerin, „Rheinlandbastarde", S. 79–82; Kaminsky, Zwangssterilisation, S. 264–269.

143 Streckenbach, Verbrechen, S. 38. Vgl. Pommerin, „Rheinlandbastarde", S. 267. Zur Geschichte der Zwangssterilisation in evangelischen Erziehungsanstalten sowie Heil- und Pflegeanstalten (1933 – 1945) vgl. Kaminsky, Zwangssterilisation.

144 Leist, Schuldlosigkeit, S. 54–57.

145 Vgl. Lebenslauf v. 22. Februar 1947, Anhang zu VI,1.

146 Albert Leo Schlageter, geb. 1894. Freicorpskämpfer, seit 1922 NSDAP-Mitglied. Während der Ruhrbesetzung wegen Sabotageakten 1923 von einem französischen Militärgericht zum Tod verurteilt und danach von der NS-Propaganda zum Nationalhelden gemacht.

147 Leist, Schuldlosigkeit, S. 58.

148 Vonessen, Lebenslauf v. 22. Februar 1947, S.2f.

149 Leist, Schuldlosigkeit, S. 66.

150 Leist, Schuldlosigkeit, S. 68.

151 Vgl. dazu Kershaw, Hitler, S. 194–201; zum 9. November 1938 vgl. ausführlich Faust, „Kristallnacht"; Graml, Reichskristallnacht; Lauber, Judenpogrom.

152 Jüdisches Schicksal, S. 315ff.; Klein, Köln, S. 241f.

153 Leist, Schuldlosigkeit, S. 84. – Die Gedächtniskraft der jugendlichen Marielene ist gewiss erstaunlich, aber bei Zeitzeugen in Ausnahmesituationen wie dem 9. November 1938 nicht ungewöhnlich. Gerade hier geben sie zu erkennen, dass die Ereignisse „einen unauslöschlichen Eindruck hinterlassen haben (…), so dass ihren Berichten ein hohes Maß an Glaubwürdigkeit zukommt" (Becker-Jákli, „Reichskristallnacht", S. 316).

154 K. K., Jahrgang 1921. Bericht 1983; zit. in Becker-Jákli, „Reichskristallnacht", S. 328f. – Von einer ähnlichen Hilfeleistung eines „arischen" Bekannten seiner Familie, eines leitenden Angestellten der Allianz-Versicherung, am Vorabend des 9. November 1938 erzählt Eric Katzenstein: „Er war in SA-Uniform. Er kam, um uns zu warnen: um sicher zu sein, daß uns nichts passiert, fuhr er uns stundenlang in seinem Wagen in der Stadt herum und brachte uns schließlich in seine Wohnung, wo wir die Nacht verbrachten" (Eric Katzenstein, Jahrgang 1905, Bericht 1987/88 in Jüdisches Schicksal, S. 322.

155 Vgl. dazu Kershaw, Hitler 1936–1945, S. 194–209; Becker-Jákli, „Reichskristallnacht", S. 315ff.; Serup-Bilfeldt, S. 176–185.

156 Leist, Schuldlosigkeit, S. 85.

157 Als das Haus später zerbombt wird, kehrt Sophie in ihr Dorf zurück und heiratet einen spanischen Republikaner, der im französischen Heer gedient hat. „Und bis an ihr hohes Ende verfolgt Sophie das Geschick der Familie und der Kinder mit herzlicher Anteilnahme" (Leist, Schuldlosigkeit, S. 85).

158 Vgl. dazu Friedländer, Der Verfolgung, S.327; Kershaw, Hitler 1936–1945, S. 205f.

159 Vgl. Dietmar, Chronik, S. 398.

160 Deutsches Weißbuch, Nr. 471, zit. in Kershaw, Hitler 1936–1945, S. 313f.; Klein, Köln, S. 247.

161 Viehbahn/Kuchta, Widerstand, S. 335; Matzerath, Daten, S. 239.

162 Leist, Schuldlosigkeit, S. 88

163 Vgl. dazu Maier, Luftkrieg, S. 332.

164 Vgl. dazu Kershaw, Hitler 1936–1945, S. 366.

165 Die Tagebücher Joseph Goebbels', hrsg. v. Elke Fröhlich in Auftrag des Instituts für Zeitgeschichte, Teil 1: Aufzeichnungen 1923–1941, 9 Bde., München u.a. 1993–1998, S. 180 (3.11.39); zit. in Kershaw, Hitler 1936–1945, S. 366.

166 Vgl. dazu Kershaw, Hitler 1936–1945, S. 390ff.

167 Vgl. dazu Stegemann, Seekriegsführung, S. 162–169.

168 Leist, Schuldlosigkeit, S. 91f., 98ff.

169 Leist, Schuldlosigkeit, S. 104. Stepan, der sich nach seiner Entlassung als Hilfsarbeiter durchschlug und sich mit Franz Vonessen befreundete, wurde nach Kriegsende Leiter des Grazer Styria-Verlages; vgl. Brief von K. M. Stepan vom 12. Januar 1944 (Archiv FKV) u. Leist, Schuldlosigkeit, S. 104.

170 Vgl. dazu Mitscherlich/Mielke, Medizin, S. 20–71.

171 Vgl. dazu Jüdisches Schicksal, S. 283ff.; Matzerath, Kölner Juden.

172 In seinem für die britische Militärregierung bestimmten Lebenslauf vom 22. Februar 1947, S. 3 nennt Vonessen später Namen (s. u. das Kapitel „Der entlastete Antifaschist“).

173 „Beispiel Familie R. und Familie M. (Namen gekürzt, K.S.), beide früher in Köln-Braunsfeld wohnhaft.“ (Vonessen, Lebenslauf v. 22. Februar 1947, S. 3).

174 „Als Beispiel nenne ich Herrn und Frau Peter W. (Name gekürzt, K. S.), Köln-Braunsfeld (Vonessen, Lebenslauf v. 22. Februar 1947, S.4).

175 Es gibt weder schriftliche Dokumente von Franz Vonessen noch mündliche Hinweise aus dem Familienkreis, die eine Beschäftigung Franz Vonessens mit diesem Thema erkennen lassen.

176 Vgl. Dazu Kaminsky, Zwangssterilisation, S. 331–335; Kershaw, Hitler 1936–1945, S. 353–359.

177 Vgl. dazu und zu den folgenden Zitaten Schmuhl, Rassenhygiene, S. 346–354.

178 Vgl. dazu Peter Löffler (Hg.), Bischof Clemens August Graf von Galen. Akten, Briefe und Predigten, 2 Bde., 1939–1946, Mainz 1988, S. 874–883; zit. in Klee, „Euthanasie“, S. 334; Kershaw, Hitler 1936–1945, S. 575–579.

179 Vgl. von Hehl, Priester, S. 255f., 908f., 912f.

180 S.o. S. 23.

181 Vgl. von Hehl, Priester, S. 531, 549.

182 Vgl. dazu Bartov, Hitlers Wehrmacht, Kap.4; Kershaw, Hitler 1936–1945, S. 517–525.

183 Vgl. dazu Kershaw, Hitler 1936–1945, S. 345–348. – Vgl. auch die umfassende Darstellung des Hamburger Instituts für Sozialforschung (Hg.), Verbrechen der Wehrmacht.

184 Maschinenschriftlicher Briefentwurf ohne Datum (Archiv FKV).

185 Brief des Führers der Arbeitsgruppe 37 an den Arbeitsmann Vonessen. Bad Wieniec, 14. August 1941 (Archiv FKV).

186 Erlebnisbericht von Franz Klemens Vonessen, handschriftliches Manuskript ohne Datum (Archiv FKV).

187 Mündliche Auskunft von Franz Klemens Vonessen gegenüber dem Verf. am 5. April 2003 in Oberried.

188 Leist, Schuldlosigkeit, S. 142f.

189 Vgl. Kucklick, Bombenkrieg, S. 128f.

190 Vgl. dazu Maier, Luftkrieg, S. 340f.

191 Vgl. Kucklick, Bombenkrieg, S. 129f.

192 Vgl. Kucklick, Bombenkrieg, S. 129–132; Zentner, Geschichte, S. 32; Klein, Chronik, S, 252. Vgl. auch Eric Taylor, 1000 Bomber auf Köln – Operation Millenium 1942. Düsseldorf 1979.

193 Vgl. Kucklick, Bombenkrieg, S. 129–132.

194 Dieses und die folgenden Zitate bei Dietmar, Chronik, S. 406f. Vgl. auch Taylor, 1000 Bomber, Dietmar, Chronik, S. 406f.; Klein, Köln, S. 254; Fuchs, Chronik, S. 243f. – Luftmarschall Harris forderte die britische Luftwaffenführung auf, den Bomberbesatzungen gegenüber unmissverständlich zum Ausdruck zu bringen, daß es „Ziel der Bomberoffensive sei, deutsche Städte zu zerstören, deutsche Arbeiter zu töten und zivilisiertes Leben in Deutschland unmöglich zu machen“ (zit. in Boog, Luftkrieg, S. 26).

195 Zit. in Klein, Köln, S. 254.

196 Brief von Franz-Rudolph von Weiss vom 3. Juni 1945, Schweizer Bundesarchiv Bern, E 2300 Köln 6; zit. in Köln – 31.Mai, S. 221.

197 Leist, Schuldlosigkeit, 212f.

198 Vgl. dazu Kölner Stadtanzeiger, 8. Juli, 22. August und 31. Dezember 1942; Fuchs, Chronik, S. 244.

199 Vgl. Dietmar,Chronik, S. 406f.

200 Vgl. NS-Dokumentationszentrum (Hg.), Die jüdischen Opfer, S. 537ff.

201 So die Erinnerung von Tochter Marielene; vgl. Leist, Schuldlosigkeit, S. 144f.

202 Asaria, Juden in Köln, S. 391; vgl. Die jüdischen Opfer, S. 541. Auf der ersten Tagung der Kölnischen Gesellschaft für christlich-jüdische Zusammenarbeit im Jahr 1958 sagte Rabbiner Zwi Asaria, der die Zeit im KZ überlebt hatte: „Verlangt nicht von uns, daß wir vergessen, aber vergeßt ihr es nicht, auf daß wir es eines Tages vergessen können“; vgl. Dietmar, Chronik, S. 466.

203 „Im Reich lag im Jahre 1943 der Schwerpunkt der Angriffe auf den Wohnvierteln der Städte, wie der Arbeitsstab Luftschutz feststellte. Bei Sprengbomben fielen 50 bis 70 Prozent, bei Brandbomben sogar bis zu 90 Prozent der Abwürfe auf Wohnviertel. Die Spreng- und Brandbombenabwürfe der Alliierten auf Industrieanlagen erreichten im Jahresdurchschnitt kaum 10 Prozent der Gesamtbombenmenge.“ (Tabelle vom 4. März 1944, Bundesarchiv-Militärarchiv Freiburg i. Br. RL/2 528; zit. in Boog, Luftkrieg, S. 332.)

204 Zusammenfassung eines kurzen Berichtes, den Frau Dr. med. Gisela Schürholz-Vonessen (Hedwig und Franz Vonessens älteste Tochter) nach einem Gespräch mit Prälat Boskamp am 22. Mai 1981 verfasst hat (Archiv FKV). In seinem Lebenslauf vom 22. Februar 1947 schreibt Franz Vonessen über die drei Frauen: „Unter falschem Namen habe ich sie behandelt und betreut, schließlich nach vielen Bemühungen eine Möglichkeit gefunden, wo die drei armen Frauen Unterschlupf finden konnten: sie leben dort heute noch (M.-Gladbach-Hardt, St. Josefshaus).“

205 Vgl. Leist, Schuldlosigkeit, S. 214f. – Am 1. Mai 1944 fährt Marielene Vonessen nach verkürztem Abitur, dem unausweichlichem Arbeitsdienst in der Landwirtschaft und in einer Rüstungsfabrik, sodann nach zwei Semestern Germanistik und Geschichte in Köln zum Studium nach Freiburg. Das ist

Familientradition. Die Eltern haben sich dort 1913 an der Universität kennen gelernt. Nach Ende des Sommersemesters ist die Studentin für einen Kriegseinsatz vorgesehen, doch auf Antrag ihres Vaters darf sie der Mutter und ihren drei minderjährigen Geschwistern als Hilfe zur Seite stehen (vgl. Leist, Schuldlosigkeit, S. 218ff., 223ff.).

206 Vgl. Viebahn/ Kuchta, Widerstand, S. 301f.; Klein, Köln, S. 134ff. „Am Tage der Hinrichtung kam es in den Arbeiterstadtteilen zu Menschenansammlungen, die zum Teil gewaltsam auseinander getrieben wurden. In der Kirche St. Ursula las ein Priester eine Messe für die Naziopfer – er wurde anschließend verhaftet. In Lindenthal wurden SS-Leute verprügelt. Die NS-Gauleitung mußte SA und SS aus Sicherheitsgründen das Tragen der Uniformen verbieten. Als die Nachricht von der Hinrichtung bei den im KZ Brauweiler inhaftierten Frauen bekannt wurde, protestierten sie dagegen mit einem Schweigetag. Im KZ Börgermoor sangen die ausrückenden Arbeiterkolonnen demonstrativ das Lied ‚Ich hatt' einen Kameraden'. Ein Kölner Arbeiter, der öffentlich gegen die Hinrichtung protestiert hatte, wurde zu einem Jahr Gefängnis verurteilt" (Viebahn/ Kuchta, Widerstand, S. 302; dort Quellenangaben).

207 Vgl. dazu Brief von Konrad Adenauer an seine Tochter Ria Reiners v. 9. September 1944; zit. in Schwarz, Adenauer, Bd. 1, S. 416ff. – Eugen Zander ist Mitglied der KPD. KPD-Mitglieder hatten gegen Kriegsende in Köln die mit Abstand größte Widerstandsorganisation, eine Untergruppe des „Nationalkomitees Freies Deutschland", gegründet. Sie knüpften Kontakte zu Arbeitern, aber auch zu Ärzten, Kommunalbeamten und anderen Angehörigen des Kölner Bürgertums. Sie forderten dazu auf, von der Front zu desertieren, nicht zur Arbeit zu gehen und sich stattdessen evakuieren zu lassen. Im November 1944 konnte die Gestapo 49 Komitee-Mitglieder verhaften. Alle wurden bestialisch gefoltert, ihre drei Anführer ermordet. Vom „Volksgerichtshof" verhängte Todesurteile gegen 42 Mitglieder konnten nicht mehr vollstreckt werden, weil alliierte Truppen die Männer noch rechtzeitig befreiten. Vgl. dazu Viebahn/Kuchta S. 342f.

208 Leist, Schuldlosigkeit, S. 225, 231f.

209 Klein, Köln, S. 271; Fuchs, Chronik, S. 249.

210 Vgl. Dietmar, Chronik, S. 406–410; Klein, Köln, S. 252–260; Pettenberg, Verbände, S. 314–324.

211 Die Familie hatte auch den früheren Braunsfelder Pfarrer und späteren Erzbischof Joseph Kardinal Frings zur Kommunionsfeier eingeladen. Vgl. Leist, Schuldlosigkeit, S. 213.

212 Franz Vonessens in Pforzheim geschriebener Bericht in seinem Brief an ein befreundetes Ehepaar („Liebe Toni, lieber Robert") vom 18. Dezember 1944 (Archiv FKV).

213 Pettenberg, Verbände, S. 319.

214 Leist, Schuldlosigkeit, S. 238ff.

215 Es kam zu einer Art „,Luftschornstein' mit gewaltiger Sogwirkung", zu einem „Feuersturm von orkanartiger Gewalt, wie es ihn bisher im Luftkrieg nicht gegeben hatte. (...) Tausende von Leichen in verschiedenen Stadien der Verbrennung bis hin zu Häuflein Asche (...) bedeckten die Straßen oder füllten die Luftschutzkeller" (Boog, Luftkrieg, S. 39). Die geschätzte Zahl der Ziviltoten nach der Operation „Gomorrha" im Juli 1943 in Hamburg liegt zwischen 30.000 und 50.000.

216 Vgl. dazu Kucklick, Bombenkrieg, S. 120–138. – Nachdem im Frühsommer 1944 deutsche Raketen im Großraum London über 2.000 Menschen getötet hatten, plante Churchill den Einsatz von Giftgas. Die Militärs befürchteten C-Waffen-Vergeltungsschläge und plädierten stattdessen für den Einsatz von Milzbrandbomben. Churchill hatte bereits am 8. März 1944 bei den Amerikanern eine halbe Million dieser Anthrax-Bomben geordert, von denen 5.000 zwei Monate später geliefert wurden. Am 28. Juli gaben die Stabschefs ihren Verzicht auf diesen B-Waffen-Vorschlag zugunsten eines möglichst finalen Brandangriffs auf Berlin oder Dresden zu Protokoll. Churchill reagierte enttäuscht: „Aber ich kann natürlich nicht gegen Pfarrer und Krieger gleichzeitig vorgehen. Die Angelegenheit soll weiter geprüft und dann wieder zur Sprache gebracht werden, wenn sich die Lage verschlechtert" (zit. in Jochen Bölsche, „So muß die Hölle aussehen", Der Spiegel, 6. Januar 2003, S. 50). Weil es den US-Fernbombern gelang, die deutschen Jägerstaffeln auszuschalten, blieb es bei der Strategie der Städtezerstörung ohne B- oder C-Waffen. – „Die Westalliierten wollten Stalin unbedingt beweisen, daß sie die sowjetische Offensive mit ihrem Luftkrieg aktiv unterstützten. Stalin, Churchill und Roosevelt waren im Begriff, sich in Jalta zu treffen. Das Ergebnis war eine gewaltige Steigerung des Terrors aus der Luft, als Bomben auf Bewohner von Städten niederprasselten, die so gut wie gar nicht verteidigt wurden. (...) Die rohe Brutalität, mit der die Deutschen jene behandelt hatten, deren Länder sie, vor allem in Osteuropa, erobert hatten, schlug nun auf das gesamte deutsche Volk zurück" (Kershaw, Hitler 1936–1945, S. 985f.).

217 Vgl. Schmalacker-Wyrich, Pforzheim, S. 150–154; zit. in Friedrich, Der Brand, S. 109ff.

218 Vgl. Schmalacker-Wyrich, Pforzheim, S. 103; zit. in Friedrich, Der Brand, S. 431.

219 Leist, Schuldlosigkeit, S. 247.

220 Leist, Schuldlosigkeit, S. 248. – Angesichts des nach wie vor mörderischen NS-Vernichtungskriegs sollte die von den Alliierten angestrebte Terrorisierung der deutschen Bevölkerung das Ende des Krieges herbeiführen – eine Rechnung, die nicht aufging. Denn die Überlebenden waren zu demoralisiert und entkräftet, um noch an Widerstand gegen die faschistische Diktatur zu denken. Bei vielen war auch der Hass gegen die feindlichen Bomber stärker als der gegen die deutschen Verursacher der furchtbaren Misere.

221 Zeugnis, ausgestellt von Dr. med. Rudolf Reichle, Direktor der Chirurgischen Abteilung des Marienhospitals, Stuttgart, 2.5.45 (Archiv FKV).

222 Dazu ausführlich Billstein/Illner, Cologne. – „Zunächst, als wir einrückten", so der Korrespondent des Londoner Daily Mail, „schien die ganze Stadt menschenleer zu sein bis auf ein paar Infanteristen der Nachhut. Dann begannen hunderte Bürger ihre Keller zu verlassen und riefen und winkten uns zu. Der Pfarrer von Bickendorf nahm mich mit auf den halbzerstörten Turm seiner Kirche, um mir Köln zu zeigen, und während wir die Wendeltreppe emporstiegen, sagte er: ‚Wir sind alle der Meinung, daß der Krieg praktisch vorbei ist. Mit Hitler ist es aus'" (Walter Farr über den 5. März in der Daily Mail vom 6. März 1945; zit. in Billstein/Illner, Cologne, S. 42f.). Ein US-amerikanischer Berichterstatter beurteilte die Freude der Kölner über die Besatzung durchaus kritisch: „Viel davon ist offenkundig nicht echt; überschwängliche Begeisterung und lächelndes Entgegenkommen sind den Menschen in dieser Gegend immer leichtgefallen. Die Opportunisten verraten sich zwangsläufig durch ihren Eifer, in der Stadt verbliebene Nazis anzuschwärzen oder mit dem Finger auf sie zu zeigen" (Weekly Intelligence Summary for Psychological Warfare v. 21. März 1945, S. 3; zit. in Billstein/Illner, Cologne, S. 45). – Zur Situation Kölns nach dem Krieg vgl. vor allem Mölich u.a., Köln, und die dort aufgeführte Literatur.

223 Vgl. dazu Wandinschriften des Kölner Gestapo-Gefängnisses im EL-DE-Haus 1943–1945. Eingel. u. bearb. Von Manfred Huiskes. Köln, Wien 1983 (Mitteilungen aus dem Stadtarchiv von Köln, H. 70). Vgl. dazu Dietmar, Chronik, S. 419; Fuchs, Chronik, S. 252; Klein, Köln, S. 262ff., 272.

224 Klein, Köln, S. 173f.; Dietmar, Chronik, S. 416ff.; Billstein/Illner, Cologne, S. 15f.

225 Konrad Adenauer an Max Adenauer, 29. November 1944; zit. in Schwarz, Adenauer, Bd. 1, S. 420f. – Später erfuhr Konrad Adenauer, dass er in den letzten Kriegswochen nur knapp der Liquidierung durch Josef Terboven, den Oberpräsidenten der Rheinprovinz, entgangen war. Zwar hatte Gauleiter Grohé gegen Terbovens Absicht protestiert, doch wohl nur der schnelle Rückzug der Gestapo aus Köln hatte Adenauer gerettet (vgl. dazu Schwarz, Adenauer, Bd. 1, S. 421).

226 Leist, Schuldlosigkeit, S. 269f.

227 Daily Report v. 20. März 1945; zit. in Billstein/Illner, Cologne, S. 135.

228 Fröhlich, Langer Weg, S. 178.

229 Vonessen, Gesundheitsamt, 1955, S. 4. Anders als Franz Vonessen, der die Hauptschuldigen an der Katastrophe nüchtern beim Namen nennt, flüchtet sich der Autor eines Büchleins mit Zeichnungen des zerstörten Köln in metaphysische Assoziationen und makaber-ästhetische Phantasien: „Im Feueratem der Vernichtung zerfiel die Stadt der heiligen Steine zu Staub. Ausgeblasen und verkohlt liegt der Leichnam im trauernden Schatten des Domes. (...) Der Mensch hat diese Ordnung zerstört. Die in den Stein gebannte Macht der Finsternis befreite sich mit seiner Hilfe. Der Teufel

fuhr aus und siehe: das Antlitz des Menschen wurde zur Fratze. Der Geist der Zerstörung und des Chaos unterjochte Hirn und Hände" (Colonia Deleta. Federzeichnungen von Heinrich Schröder. Köln (1947), S. 5; zit. in Matzerath, Diskurs, S. 306).

230 Kölnischer Kurier v. 26.6.45; vgl. Diederich, Adenauer, S. 506f.

231 Vgl. dazu Sons, Gesundheitspolitik, S. 20f., 78–119.

232 Vonessen, Gesundheitsamt, 1955, S. 4. Zur folgenden Darstellung vgl. diesen Aufsatz, S. 4–7.

233 Vgl. dazu Billstein/Illner, S. 123–136.

234 Grosche, Tagebuch, S. 137; vgl. Morsey, Adenauer, S. 494.

235 Rechenschaftsbericht Gesundheitswesen (Dr. Vonessen), 27. August 1945, HStAK, Acc.178, Bd. 1, S. 31f.; weitere monatliche Berichte ebd., Acc. 178, Bd. 2–4; vgl. auch Dülffer, Kämpfe, S. 42.

236 Vgl. dazu Deres, „Arisierung", S. 195–199.

237 Vonessen, Gesundheitsamt, S. 11. – Vonessen greift hier indirekt einen von der Besatzungsmacht auf Plakaten formulierten Slogan auf, der der Umerziehung der Bevölkerung dienen soll: „Alle Kirchen sind vernichtet, das hat Hitler angerichtet." Mit dem Spruch „Müßt ihr am Hydrant euch quälen, denkt, das kommt von Hitler wählen" beugt ein weiteres Plakat jedoch einer bequemen Schuldabwälzung auf Hitler und seinen Machtapparat vor (abgedruckt in Fuchs, Chronik, S. 272; vgl. dazu auch Matzerath, Diskurs, S. 306).

238 Herbert Lewins Wunsch, das teilweise kriegszerstörte Israelitische Krankenhaus wieder aufzubauen, wird seitens der Synagogengemeinde, der er 1946 auch als 1. Vorsitzender angehört, angesichts der geringen Zahl zurückgekehrter jüdischer Menschen in Köln, nicht entsprochen. Zu Lewin vgl. Jüdisches Schicksal, S. 200f.

239 Vgl. Diederich, Adenauer, S. 524–528. Möglicherweise haben auch geheime Beschwerden des SPD-Politikers Robert Görlinger an die Militärregierung zur Entlassung Adenauers beigetragen. Görlinger hatte dem „Secret Service" am 22. Juli geschrieben, die alten Nazi wählten mit Billigung des Oberbürgermeisters „den Kirchenbesuch und die Vorsprache der Geistlichen als Weg, wieder in die Verwaltung hineinzukommen" (vgl. Morsey, Adenauer, S. 494).

240 Leist, Schuldlosigkeit, S. 275. Vgl. ausführlich dazu Schwarz, Adenauer, Bd. 1, S. 467–474.

241 Brief von Konrad Adenauer an Pastor Dr. Bernhard Custodis, abgedruckt in: H.-P. Mensing (Bearb.), Konrad Adenauer. Briefe 1945–1947, Berlin 1983, S. 172f. – Die deutschen Bischöfe hatten die Mitschuld von Christen bereits am 23. August 1945 in einem Hirtenbrief erklärt – freilich ohne sich selbst zu benennen: „Wir beklagen es zutiefst: Viele Deutsche, auch in unseren Reihen, haben sich von den falschen Lehren des Nationalsozialismus betören lassen, sind bei den Verbrechen gegen menschliche Freiheit und menschliche Würde gleichgültig geblieben; viele leisteten durch ihre Hal-

tung den Verbrechen Vorschub, viele sind selber Verbrecher geworden." (Amtsblatt der Erzdiözese München und Freising, Nr. 5 (1945), Beilage 1; zit. in Repgen, Erfahrungen, S. 127ff.). – Anders als Konrad Adenauer, der die Mitschuld unzähliger Deutscher betonte, beklagte Bürgermeister Wilhelm Suth in der ersten Sitzung der Stadtverordnetenversammlung vom 11. Oktober 1945 lediglich „das von Herrn Hitler und seinen Helfershelfern angerichtete Unheil" (Verhandlungen der Stadtverordneten-Versammlung zu Köln vom Jahre 1945, S 11; zit. in Matzerath, Diskurs, S. 307).

242 Schreiben des Oberlandesgerichts v. 19. März 1946, UA 67/171; dokumentiert in Ankerstein, Heilen und Vernichten, S. 133.

243 Schriftliche Antworten vom 2. April (Wahl), 13. April (Bauermeister), 4. April (vom Hofe), 9. April (Guillery), 2. April (Beyel) und 17. April 1946 (Hackenbroich); dokumentiert in Ankerstein, Heilen und Vernichten, S. 133ff.

244 Antwort der Medizinischen Fakultät v. 18. April 1946; zit. in Ankerstein, Heilen und Vernichten, S. 135f. – Laut einem US-amerikanischen Bericht aus dem Jahre 1947 wurden in der sowjetischen Besatzungszone 73 Prozent der Universitäts-Dozenten, in den amerikanischen Besatzungszonen 46 Prozent entlassen. (Bundesarchiv Koblenz, OMGUS, 5/298–1/12, „Allied Control Authority; directorate of international affairs and communication, restricted, 24. Januar 1947; zit. in Defrance, Universitäten, S. 413f.). Die Mehrheit der entlassenen Dozenten in den westlichen Zonen wurde bald wieder eingestellt, viele schon im Herbst 1945. Ein vergleichbarer Prozess ist in allen Sektoren der Gesellschaft zu beobachten. „Die Jahre 1947/48 und die Anfänge des Kalten Krieges bildeten in dieser Hinsicht eine Zäsur. Das Bestreben, den Zusammenhalt der Gesellschaft zu bewahren und das Hochschulwesen vor einem völligen Zusammenbruch zu schützen, erklärt diese Entwicklung" (Defrance, Universitäten, S. 414; vgl. dazu auch Garbe, Abkehr, S. 693ff.).

245 Vgl. dazu Nachtsheim, Sterilisation, S. 61; Sons, Gesundheitspolitik, S. 51.

246 Die Bemühungen zur Aufarbeitung der NS-Vergangenheit wurden in der unmittelbaren Nachkriegszeit lediglich von Einzelnen getragen, „von einer politischen und intellektuellen Gegenelite, die unter der Ägide der Besatzungsmächte stand" (Garbe, Abkehr, S. 698). Wohnungsnot, Hunger, Arbeitslosigkeit und Versorgungsprobleme förderten generell eine Stimmung, „als ob man nach so furchtbarem Leid gleichsam belohnt, jedenfalls aber getröstet werden müßte, nicht aber noch mit Schuld beladen werden dürfte" (Karl Jaspers, Die Schuldfrage, München 1946, S. 19. Vgl. dazu auch Garbe, Abkehr, S. 698ff.).

247 Vgl. dazu Schlange-Schöningen, Schatten, S. 68f.; Billstein, Streiks, S. 405–408.

248 Archiv der sozialen Demokratie der Friedrich-Ebert-Stiftung Bonn, IJB/ISK 60; Abschrift eines Plakats, das Mitte September 1945 in Köln angeschlagen war. Zit. in Martinsdorf, Schwierigkeiten, S. 153.

249 HAStK 5/918. Stadtverwaltung Köln (Gesundheitsamt) an den Oberpräsidenten der Nord-Rheinprovinz vom 27. April und 2. Mai 1946; vgl. Billstein, Streiks, S. 412.

250 Verhandlungen der Kölner Stadtverordneten-Versammlung vom 13. Juni 1946. Vgl. Geyer, Hungergesellschaft, S. 175.

251 HAStK 3/19/5. Niederschrift über die Protestkundgebung am 13. November 1946 in den Carlswerkbetrieben. Vgl. Billstein, Streiks, S. 414ff.

252 Bölcke, Schwarzmarkt, S. 252. Vgl. Geyer, Hungergesellschaft, S. 179. – Der Schwarzmarkt blühte in Köln besonders an der Frankenwerft, in der Weidengasse, der Elsaß- und Merowingertraße, am Bahnhof Ehrenfeld und an den Kasernen in Mülheim und Dellbrück (Bölcke, Schwarzmarkt, S. 252f.).

253 Aktennotiz des Sekretärs Dr. Paul Berndorff vom 14. Januar 1947 (EAK, CR II 25.18,11). Vgl. Geyer, Hungergesellschaft, S. 182f.; Dietmar, Chronik, S. 426.

254 Vgl. dazu Wieck, Entstehung der CDU, S. 55–63; Burian, Katholische Kirche, S. 304ff.

255 Als Adenauer im Juli 1947 von Kurt Schumacher (SPD) vorgehalten wurde, die CDU habe ihren Sozialismus aufgegeben, erwiderte er, sie habe ihn nie vertreten; vgl. Focke, Auseinandersetzung S. 3. Dennoch wird im Ahlener Programm der CDU 1947 festgehalten werden, das kapitalistische Wirtschaftssystem sei den Lebensinteressen des deutschen Volkes nicht gerecht geworden. Das Programm fordert noch die Beseitigung der Vorherrschaft des Großkapitals, die Sozialisierung des Kohlebergbaus und der Energiewirtschaft sowie die Wegsteuerung der Kriegsgewinne. Gestützt auf dieses Programm brachte die nordrhein-westfälische CDU mit Erfolg entsprechende Anträge in den Landtag ein. Die Sozialisierungsgesetzgebung wurde dadurch „faktisch verschleppt“ (Schmidt, Zentrum, S. 264); denn die Dominanz des Privatkapitals in der Großindustrie wurde zwar gebrochen, aber eine Beteiligung privaten Großkapitals durchaus zugelassen. In Frankfurt gaben Eugen Kogon und Walter Dirks ihre sozialistische Option angesichts der real existierenden CDU erst nach langen Monaten auf. Zur ganzen Entwicklung vgl. auch Schwering, Entstehung der CDU; Stankowski, Linkskatholizismus; Uertz, Christentum; Doering-Manteuffel, Die „Frommen“.

256 Franz Vonessen am 2. Januar 1946 an Konrad Adenauer (Archiv FKV).

257 Dr. K. Adenauer, Rhöndorf/ Rhein, Zennigsweg 8a, an Herrn Beigeordneten Dr. Vonessen, Städtisches Gesundheitsamt, Köln, Neumarkt. Brief vom 23. April 1946 (Archiv FKV). – Brief von Vonessen an Adenauer vom 1. August 1946 (Archiv FKV). – Briefe von Adenauer an Vonessen am 9. August 1946, 3. September 1946, 5. November 1946, 9. Februar 1947, 8. Mai 1947 (Archiv FKV). Am 3. März 1948 stirbt Gussie Adenauer in Gegenwart ihres Mannes, der nun zum zweiten Mal Witwer wird. – Am 23. April 1948 bittet er Dr. Vonessen brieflich noch einmal um Medikamente (Archiv FKV).

258 Briefliche Mitteilung von Franz Klemens Vonessen vom 19. Juli 2003. Er fügt hinzu: „Beim Aufbau des Innenministeriums in Bonn bot Adenauer Vonessen in mehreren Telefonaten an, die Organisation und Leitung der Gesundheitsabteilung zu übernehmen. Jedoch sollte ein Ministerialdirektor diesem Amt vorstehen, was einer Beigeordnetenstelle der Stadt Köln so gut wie gleichkam. Darum war der Posten für Vonessen nicht sehr reizvoll, er hätte dann jeden Tag nach Bonn fahren müssen. Also lehnte er ab, und Adenauer ließ sich von ihm einen anderen Kandidaten empfehlen."

259 Amtsblatt des Kontrollrats in Deutschland' in: Heinrich von Siegler, Dokumentation zur Deutschlandfrage, Hauptband I, Bonn/Wien/Zürich 1961, S. 14; zit. in Krüger, Entnazifiziert, S. 20f.

260 Internationales Militärtribunal in Nürnberg, Urteil vom 1. Oktober 1946. Auszug aus dem offiziellen Protokoll, zit. in Gilbert, Tagebuch, S. 431–441; Taylor, Kriegsverbrechen, S. 161.

261 Urteil des Internationalen Militärtribunals vom 20. August 1947, zit. in Mitscherlich/Mielke, S. 274–281; Taylor, Kriegsverbrechen, S. 160–162. Vgl. ausführlich auch Taylor, Nürnberger Prozesse.

262 Vgl. dazu Lange, Entnazifizierung, S. 82; Krüger, Entnazifiziert, S. 23.

263 Vgl. dazu Krüger, Entnazifiziert, S. 32–38.

264 Rheinische Zeitung, Köln Jg. 98, 2. März 1946. Fuchs, Chronik, S. 274; Dietmar, Chronik, S. 425. Der Kölner Kardinal Frings wie auch die übrigen Bischöfe bejahten die Entnazifizierung auch für schuldige Christen uneingeschränkt, nahmen von ihrem Grundverständnis her die Kirche als solche jedoch davon aus. Da sie in der Gottlosigkeit die Hauptursache des Nationalsozialismus sahen, war für sie die Rückkehr zu Christus die eigentliche „re-education". Insofern sahen sie in den Entnazifizierungsverfahren auch eine Chance für ihr „Rechristianisierungsprojekt" (vgl. dazu van Melis, Episkopat, S. 42–69).

265 Die Militärregierung wurde wegen ihrer zögerlichen und schwankenden Entnazifizierungspolitik und immer wieder geänderten Richtlinien allseitig kritisiert. Hinzu kam die Klüngelpolitik in Haupt- und Unterausschüssen, in denen so mancher NS-Sympathisant ehemals aktiven NSDAP-Mitgliedern Entlastung durch „Persilscheine" zu verschaffen versuchte. „Eine Farce" nannte das Betriebsratmitglied Peter Görres am 25. November 1983 rückblickend das Verfahren (Zit. nach Rüther, Zusammenbruch, S. 347; auch Martinsdorf, Schwierigkeiten, S. 144). Für Oberstadtdirektor Will Suth war es eine „lächerliche Komödie", für die kein Pfennig Geld mehr ausgegeben werden dürfe (Verhandlungen der Stadtvertretung zu Köln vom Jahre 1948, Sitzung vom 25. Februar 1948, S. 70; zit. in Martinsdorf, Schwierigkeiten, S. 144).

266 Staatsarchiv Münster, Regierungsbezirk Arnsberg IM Nr. 411 (Schreiben von Major Roberts an alle Kommandanturen vom 18. Dezember 1945); zit. in Sons, Gesundheitspolitik, S. 56.

267 Hauptstaatsarchiv Düsseldorf NW 53 Nr. 384 (Schreiben der britischen Militärregierung an Hartmann vom 22. Dezember 1945); zit. in Sons, Gesundheitspolitik, S. 57f.

268 Hauptstaatsarchiv Düsseldorf NW 53 Nr. 386 (Schreiben des Oberpräsidenten der Nord-Rhein-Provinz an die Militärregierung vom 11. März 1946 betr. Entnazifizierung); zit. in Sons, Gesundheitspolitik, S. 58.

269 Die deutschen Stellen waren chronisch überlastet oder überfordert, sodass sich die unbearbeiteten Fragebogen oft monatelang, ja manchmal jahrelang stapelten. Im Juni 1947 sah sich der zuständige Militärbeauftragte Major Radcliffe zu energischem Eingreifen gezwungen, weil nach seinem Urteil „die deutsche Verwaltung nicht in der Lage war, bei den Entnazifizierungsausschüssen Ordnung zu schaffen" (HAStK, Best. 2/2609; Besprechung vom 110. Juni 1947; zit. in Martinsdorf, Schwierigkeiten, S. 146.).

270 Vgl. dazu oben S. 75.

271 Vgl. dazu oben S. 84–88.

272 Bruder Hermann Küppers ist Rechtsanwalt, Schwester Marias Mann Ernst Becker saß wegen „abfälliger Bemerkungen" über die Nazis im Gefängnis. Irene Schmid ist die Schwester, die samt ihrem Mann die Familie gastfreundlich in Pforzheim aufgenommen hat, und Gertrud schließlich lebt verheiratet in Berlin-Charlottenburg. Sie alle haben die Nazi-Zeit überlebt. (Die Eltern, der Architekt Martin Küppers und seine Ehefrau Katharina, waren bereits 1918 bzw. 1921 in Mönchen-Gladbach gestorben.) „Ein Vetter meiner Frau, Karl Küppers aus Endebruch bei Heinsberg", fügt Franz Vonessen hinzu, „wurde wegen abfälliger Äußerung über Hitler ins Konzentrationslager verbracht, vermutlich nach Buchenwald, und ist dort offenbar umgekommen; denn er ist nicht mehr heimgekehrt und verschollen." (Vonessen, s.o. S. $$$).

273 Vgl. oben S. 93f.

274 „Arische" Deutsche, die deutschen Juden während der Nazizeit geholfen oder lebensrettend zur Seite gestanden haben, werden gelegentlich „unbesungene Helden" genannt, so bereits Kurt R. Grossman, der 1957 über entsprechende Schicksale in verschiedenen Teilen des Deutschen Reichs informiert hat (Grossmann, Helden). Es waren in der Mehrzahl die ‚kleinen Leute', die halfen – und im Gegensatz zu Prominenten in den Medien kaum erwähnt wurden. 1988 gründete Günther B. Ginzel in Köln das Forschungsprojekt „Unbesungene Helden" und gab als Ergebnis 1993 das Buch „Mut zur Menschlichkeit. Hilfe für Verfolgte während der NS-Zeit heraus (Ginzel, Mut). – Christen halfen aufgrund persönlicher Kontake überwiegend jüdischen Konvertiten, so auch der 1915 in Essen geborene und seit 1942 in Köln wirkende Priester Hans Valks. 1944 brachte er sein „Kommunionkind" Erni S. nach Süddeutschland in Sicherheit, wenig später auch ihre Mutter, nachdem er sie mit Geld aus einer speziellen Kollekte („Für karitative und zeitbedingte Bedürfnisse") versorgt hatte (Valks, Berufen?!, S. 71–73). – Ein weiteres Beispiel: Der der kirchlichen „Entjudung" in Köln zum Opfer

gefallene evangelische Kirchenmusiker Julio Goslar und seine Frau Christel wurden 1944 von einem katholischen Ehepaar auf ihrem in der Nähe von Köln gelegenen Bauernhof und später bis Kriegsende von einem katholischen Christen in Köln-Nippes versteckt. Hier übernimmt ein evangelisches Ehepaar die Verpflegung der Untergetauchten (vgl. dazu Prolingheuer, Ausgetan, S. 137–141).

275 „Bescheinigung" von Christa F. (Name verkürzt, K.S.), Köln-Klettenberg, (...) vom 14. Februar 1947 (Archiv FKV).

276 Landtagsarchiv NRW, Sitzung vom 17. Juni 1947, Stenographischer Bericht, S. 9–15; zit. in Sons, Gesundheitspolitik S. 99.

277 Landtagsarchiv NRW, Sitzung vom 18. Juni 1947, Stenographischer Bericht, S. 19–24; zit. in Sons, Gesundheitspolitik, S. 99.

278 Dietmar, Chronik, S. 428–432.

279 Leist, Schuldlosigkeit, S. 284.

280 Vgl. dazu Weinberg, Waffen, S. 752ff.; Kershaw, Hitler 1936–1945, S. 941f.

281 Vgl. dazu Grundmann, Weltkrieg, S. 416; Kershaw, Hitler 1936–1945, S. 982f.

282 Vgl. dazu Kershaw, Hitler 1936–1945, S. 1020f., 1029–1064.

283 Leist, Schuldlosigkeit, S. 284.

284 Franz Klemens Vonessen, Feldpostkarte aus russischer Kriegsgefangenschaft vom 19. Dezember 1945; Brief der Familie Vonessen vom 18. Oktober 1946 (Archiv FKV).

285 Leist, Schuldlosigkeit, S. 279ff.

286 Franz Klemens Vonessen, Bericht, S. 134–137. – Nüchtern, detailliert und mit menschenfreundlicher Ironie berichtet Franz Klemens Vonessen über die Jahre der Kriegsgefangenschaft, wobei die sowjetischen Bewacher nach seiner Erfahrung trotz aller Härte menschlicher mit den deutschen Gefangenen umgingen als diese untereinander. In ihrem von Hunger und Krankheit gekennzeichneten Lebenszustand praktizierten sie in der Regel das Recht des Stärkeren, nicht selten gefühllos und brutal.

287 Franz Vonessen, Gesundheitsamt, 1955, S. 9, 11.

288 Auskunft von Dr. phil. Hildegard Adler, geb. Vonessen (Stuttgart) in einem Telefongespräch mit dem Verf. am 20. Dezember 2002.

289 Bingen, Kölner Gesundheitsamt, S. 51f.

290 Bingen, Kölner Gesundheitsamt, S. 52.

291 Zur Biographie von Coerper vgl. Labisch/Tennstedt, Der Weg, S. 391.

292 Vgl. dazu Prolingheuer, Kirchengeschichte, S. 109–113.

293 Vgl. Ankerstein, Heilen und Vernichten, S. 37f. – 1972 stellt sich Bauermeister auch noch als FDP-Kandidat zur Wahl. „Gutachter, Politiker und Kämpfer für gute Haltung" – diese Zeitungsnotiz (Kölner Stadtanzeiger, Bergisches Land, 9. Januar 1972) liest sich wie eine Realsatire.

294 Amtsblatt der Militärregierung Deutschlands, Britisches Kontrollgebiet (1947), Nr.21, S. 608ff., zit. in Sons, Gesundheitspolitik, S. 63f.

295 Vgl. dazu Freie Presse (Bielefeld) vom 16. Mai 1948 („Sie entlasten sich gegenseitig vor dem Spruchgericht“) und Sons, Gesundheitspolitik, S. 64.

296 Bundestagsberichte-Drucksachen, 1. Wahlperiode, 20. September 1949, S. 27, in: Bundesarchiv, B 136/3769. – Kabinettsprotokolle 1949, 26. September 1949, S. 338; zit. in Frei, Vergangenheitspolitik, S. 27, 29f.

297 Dehler an die Landesjustizminister, 3. Oktober 1949; Bundesarchiv B 141/4283; zit. in Frei, Vergangenheitspolitik, S. 32.

298 Bundestagsberichte, 1. Wahlperiode, 23. Februar 1950, S. 1329ff. Auch Fritz Erler (SPD) fordert, dass „ein Schlußstrich unter das ganze Kapitel der politischen Säuberung gezogen werden muß“, freilich ohne Rückkehr zur „Renazifizierung“; zit. in Frei, Vergangenheitspolitik, S. 57.55. – Die Politiker sorgen sich um die Täter und verdrängen mehr und mehr die Opfer. Frei (Vergangenheitspolitik, S. 15) spricht in diesem Zusammenhang vom „Triumph des Beschweigens“, Garbe (Abkehr, S.14) von einer Phase der „kollektiven Schuldabwehr“.

299 Vgl. dazu Zerlett, Grohé, S. 272ff. – Ein von der Oberstaatsanwalt Köln gegen Grohé angestrengtes Verfahren wegen Verbrechens gegen die Menschlichkeit wurde 1952 eingestellt. Im Dezember 1952 kehrte er mit seiner Familie nach Köln zurück. Seit Mitte der fünfziger Jahre lebte er im rechtsrheinischen Köln-Brück, wo er 85-jährig im Dezember 1987 starb.

300 Deres, „Arisierung“, S. 201f. – Die Inbesitznahme jüdischen Eigentums, besonders der Immobilien und Grundstücke, durch die Stadt Köln, ist bisher „nur ungenügend erforscht“ (Deres, „Arisierung“, S. 94). Zur „Wiedergutmachung“ im Fall der Synagogen, Friedhöfe und sonstiger Grundstücke der jüdischen Gemeinde siehe Zieher, Im Schatten.

301 Deres, „Arisierung“, S. 213f. – Erst am 1. Oktober 1953 kam es zu einem ersten bundeseinheitlichen Entschädigungsgesetz, dem „Bundesergänzungsgesetz zur Entschädigung für Opfer der nationalsozialistischen Verfolgung“. Vgl. dazu von Bebber, Wiedergutgemacht?, S. 89–99.

302 Vgl. dazu Derix, Mahnmale, S. 271. Am 6. Juni 1948 wurde von der Kölner Synagogen-Gemeinde ein Mahnmal auf dem jüdischen Friedhof Köln-Bocklemünd enthüllt. Anwesend waren außer der Gemeinde zahlreiche Vertreter der Stadt und des Landes und Repräsentanten von Behörden, Parteien, Kirchen und Verfolgten-Organisationen. Für die Kosten des Mahnmals musste allerdings die Gemeinde selbst aufkommen! Vgl. dazu Zieher, Grenzen, S. 165–181.

303 Franz Vonessen, Gesundheitsamt, 1955, S. 145. – „Mein Vater hat sich immer öffentliche Urteile und Verurteilungen versagt. Und Rache lag ihm erst recht fern“ (Äußerung von Franz Klemens Vonessen dem Verf. gegenüber am 5. April 2003 in Oberried).

304 Vgl. dazu Kaminsky, Zwangssterilisation, S. 483f.; Michel, Psychiatriegeschichte, S. 38ff. – Prof. Karl Brandt wurde am 20. August 1947 vom 1. Amerikanischen Militärgerichtshof in Nürnberg des Kriegsverbrechens, des Verbrechens gegen die Menschlichkeit und der Mitgliedschaft in einer

durch das Urteil des Internationalen Militärgerichtshofes für verbrecherisch erklärten Organisation für schuldig gesprochen und zum Tode durch den Strang verurteilt (vgl. dazu Mitscherlich/Mielke, Medizin ohne Menschlichkeit, S. 280). – Karl Coerper starb 1960 73-jährig in Wuppertal.

305 Zu Flatow s. Anmerkung 130. Die von der evangelischen Kirche sanktionierte Vertreibung hatte für Flatow tödliche Folgen. Im Februar 1942 hatte der Kölner Pfarrer und Presbyteriumsvorsitzende Karl Köhler der staatlichen Finanzabteilung beim Evangelischen Konsistorium der Rheinprovinz auf ihre Anfrage hin Flatows Aufenthaltsort in den von Pastor Paul-Gerhard Braune geleiteten Lobetaler Anstalten bei Berlin bereitwillig preisgegeben. Danach verlor sich Flatows Spur im Warschauer Ghetto (vgl. dazu Prolingheuer, Ausgetan, S. 173–207).

306 Vgl. dazu Ankerstein, Heilen und Vernichten, S. 48.

307 Vgl. dazu Labisch/Tennstedt, Der Weg, S. 425f. 1986 erreichten Mitglieder der Kölnischen Gesellschaft für christlich-jüdische Zusammenarbeit, des NS-Dokumentationszentrums und der örtlichen SPD die Umbenennung der Haedenkampstraße in Herbert-Lewin-Straße. Damit kam einer jener überlebenden jüdischen Ärzte zu Ehren, an deren beruflicher Ausschaltung Haedenkamp während der NS-Zeit entscheidend mitgewirkt hatte. Vgl. dazu Kölner Studentenwerk (Hg.), Herbert Lewin, 1899–1982. Katalog zur Ausstellung, 10. Juli bis 4. November 2003, S. 24ff. – Als eine weitere der vergleichbaren zahlreichen Mediziner-Karrieren sei neben der von Karl Haedenkamp die von Dr. Hans Eymer erwähnt. Eymer, Mitautor des „Erbgesundheitsgesetzes“ und als Direktor der Münchener Universitätsklinik ein eifriger Vollstrecker dieses Gesetzes, propagierte und praktizierte 1935 die Zwangssterilisation und Kastration von Frauen durch Röntgenstrahlen oder Radium. Frauen, die sich weigerten, wurden ans Bett gefesselt. 1948 wurde Eymer nach einer dreijährigen Zwangspause wieder bis zu seiner Emeritierung 1954 in sein Amt eingesetzt. Er wurde Ehrenmitglied der Bayrischen Gesellschaft für Gynäkologie und Geburtshilfe, Präsident der Deutschen Gesellschaft für Gynäkologie und Geburtshilfe und erhielt schließlich das Große Verdienstkreuz der Bundesrepublik Deutschland. (Vgl. dazu Stauber, Frauenheilkunde, S. 212–215.)

308 Dieses und die folgenden Zitate in Bericht Gesundheitsamt 1957, S. 113–121.

309 Bericht Gesundheitsamt 1957, HAStK ZS V/300/13, S. 121.

310 Diese und die folgenden Zitate in Vonessen, Krankenanstalten, 1958, S. 244ff.

311 Vonessen, Krankenanstalten, 1958, S. 248.

312 Abgedruckt in: Verhandlungen des Rates der Stadt Köln, 13. Sitzung vom 28. November 1957. HAStK Z V/300/13, S. 445f.

313 Abgedruckt in: Verhandlungen des Rates der Stadt Köln, 13. Sitzung vom 28. November 1957. HAStK Z V/300/13, S. 446f.

314 Ankertsein, Heilen und Vernichten, S. 29f. – Gewiss ist bei Auers Verbleib im Amt zu berücksichtigen, dass das NS-Erbgesundheitsgesetz zu diesem Zeitpunkt noch längst nicht als nationalsozialistische Unrechtsgesetz eingestuft wurde. Außerdem lagen Franz Vonessen moralische Verurteilungen oder gar das Bedürfnis nach Vergeltung fern. Dass Auers Verhalten wesentlich zur Stabilisierung des unmenschlichen NS-Systems betragen hatte, wird freilich bei ihm nicht zur Sprache gebracht „Jedoch", fragt Eva Maria Martinsdorf im Blick auf die ethischen Grundfragen – „wer würfe den ersten Stein? Auch heute, wo man die schrecklichen Auswirkungen besser als damals in ihrem Gesamtumfang kennt, deutet wenig darauf hin, dass die Bereitschaft zum tätigen Einsatz für ‚höhere' Prinzipien wie Menschenrecht und Demokratie zum Verzicht auf gewohnte Bequemlichkeiten, auf berufliches Fortkommen, auf finanzielle, persönliche und familiäre Sicherheit und vor allem die Zivilcourage wesentlich weiter verbreitet wären" (Martinsdorf, Schwierigkeiten, S. 152).

315 Abgedruckt in: Verhandlungen des Rates der Stadt Köln, 13. Sitzung vom 28. November 1957. HAStK Z V/300/13, S. 447–451.

316 „Unser schönstes Geschenk ist es, wenn alle unsere Kinder sich gegenseitig wohlgesonnen sind und sich freundlich und friedlich untereinander vertragen und wenn auch die Enkel der verschiedenen Zweige sich als Glieder *einer* Familie zu fühlen lernen" (Brief von Franz Vonessen an Franz Klemens vom 7. Januar 1967; vgl. auch die übrigen Briefe von Franz Vonessen an seinen Sohn zwischen 1957 und 1969 (Archiv FKV).

317 Renate Riemeck, geb. 1920 in Breslau. 1955 Professorin für Geschichtsdidaktik an der Evangelischen Pädagogischen Akademie Wuppertal. 1958 im Rahmen der Anti-Atomtodbewegung Initiatorin des „Appells der 44". 1959 Beisitzerin im Bundesvorstand der „Internationale der Kriegsdienstgegner". 1960 Ausschluss vom Prüfungsausschuss für Geschichte an der o.g. Akademie, Vorsitzende der 1960 gegründeten „Deutschen Friedensunion" (DFU), auf eigenen Antrag hin Entlassung aus dem Staatsdienst. Seit 1961 freie Publizistin. Gest. 2003. Vgl. dazu Solbach, Riemeck; Grünewald, Kriegsdienstgegner, S. 227f.

318 Dokumentiert in: Freiburger Studentenzeitung, 10. Jahrg., Nr.7, Dezember 1960, S. 8.

319 Franz Klemens Vonessen, in: Freiburger Studentenzeitung, a.a.O., S. 8f.

320 Brief Franz Vonessen an Franz Klemens Vonessen vom 29. Dezember 1960. – Der Brief macht – wie schon Franz Vonessens Segenswünsche zu Konrad Adenauers 70. Geburtstag u.a. – Vonessens durchgehaltene konservativ-katholische Grundhaltung deutlich. Sie ist nicht nur Ausdruck individueller Frömmigkeit, sondern spiegelt auch die Rechristianisierungstendenzen des deutschen Nachkriegskatholizismus wieder. So wurde – ein Beispiel unter vielen – in der von den Walberberger Dominikanern herausgebrachten Zeitschrift „Die neue Ordnung" im Oktober 1946 von der „Rückkehr zu den ehernen Ordnungsgesetzen" und der „Heimkehr zu Gott und Christus"

gesprochen. Aufgabe sei es, „die christliche Kultur des Abendlandes vor dem Untergang zu bewahren" (Die neue Ordnung, Heft 1, 2; zit. in Löhr, Rechristianisierungsvorstellungen, S. 30).

321 Brief Franz Klemens Vonessen an Franz Vonessen vom 3. Januar 1961. – Hier kam es zu einem Generations- und zugleich Traditionsbruch. Der in religiösen und philosophischen Grundanschauungen beheimatete Franz Klemens Vonessen kritisierte auch in der Folgezeit die autoritär und dogmatisch verankerte Kirche ebenso wie den säkularisierten Fortschrittsglauben (vgl. dazu sein Buch „Die Herrschaft des Leviathan. Sieg und Selbstzerstörung des Fortschritts"). Auf Franz Klemens Vonessen mag ein spezifisches Verständnis von Säkularisierung zutreffen, wie es Franz-Xaver Kaufmann (Kirche begreifen, S. 67) formuliert: „Was in der Neuzeit geschieht und was als Säkularisierung oder Verweltlichung thematisiert wird, ist also nicht primär ein Bedeutungs- und Machtverlust der Religion, sondern eine Ausdifferenzierung der Religion im gleichen Zuge mit der Ausdifferenzierung anderer, relativ autonomer Lebensbereiche"(zit. in Greschat, „Rechristianisierung", S. 20.).

322 Brief Franz Vonessen an Franz Klemens Vonessen vom 20. Januar 1961.

323 Villinger, Erfahrungen, S. 83f.; zit. in Gerrens, Ethos, S. 47. – Auch der Betheler Pfarrer Friedrich von Bodelschwingh, während des „Dritten Reichs" führendes Mitglied der in Gegnerschaft zu den regimetreuen „Deutschen Christen" stehenden „Bekennenden Kirche", sprach sich 1962 im Wiedergutmachungsausschuss des Bundesministeriums der Finanzen gegen eine Entschädigung für Sterilisationsopfer aus. „Was wir von Briefen solcher armen Menschen, die um ihre Entschädigung kämpfen, vor Augen bekommen", so von Bodelschwingh in einem Brief an die Außenstelle der Kirchenkanzlei der Evangelischen Kirche in Deutschland, „waren meist ziemlich dunkle und zwielichtige Bilder." Es handele sich offenbar um Menschen, „die so verkrankt und lebensuntüchtig waren, daß sie durch solch eine ‚Rehabilitation' doch gar nicht aus ihrer seelischen Krankheitslage wirklich erlöst würden" (Schreiben vom 19. November 1962. Hauptarchiv der von Bodelschwinghschen Anstalten 2/11–17; zit. in Klee, SA Jesu Christi, S. 118.) – In einer Erklärung der Landessynode der Evangelischen Kirche im Rheinland wird zwar 1985 vom „Verbrechen der Zwangssterilisierung" und halbwegs selbstkritisch von „zu wenig Widerstand" der Kirche gesprochen, auch werden die überlebenden Opfer um Vergebung gebeten – doch die Fragen der Entschädigung und Wiedergutmachung werden nicht berührt. Erklärung der Landessynode der Evangelischen Kirche im Rheinland zu Zwangssterilisierung, Vernichtung sogenannten lebensunwerten Lebens und medizinischen Versuchen an Menschen unter dem Nationalsozialismus; abgedruckt in Ankerstein, Heilen und Vernichten, S. 191f.

324 Wiedergutmachungsarchiv von Horst Biesold, 1156/18, S. 3, in: Horst Biesold, „Härteentschädigung" für Zwangssterilisierte, in: Recht und Psychiatrie, 2/83, S. 73. – Der Kölner Lehrer und Liedermacher Rolly Brings

erzählt in seinem Lied „Anna“ vom vergeblichen juristischen Kampf einer sterilisierten Frau, die nach dem Zweiten Weltkrieg in Köln Krankenschwester wurde: „Du häs prozesseet als Nazi-Verfolchte; doch dat wood nit anerkannt. For Steriliseete jit et keinRäch; do weet och nix jotjemaat. För die Häre in Bonn bes du keine Fall. Vörbei. Zo de Akte jelat. / Anna,bal fuffzich Johr her. Anna, noch hück dräs du schwer. Anna, dinge Schuß blev leer. Anna, dä Aaz es Pangksioneer“ (Du hast prozessiert als Nazi-Verfolgte; doch das wurde nicht anerkannt. Für Sterilisierte gibt es kein Recht; da wird nichts gutgemacht. Für die Herren in Bonn bist du kein Fall. Vorbei. Zu den Akten gelegt. / Anna, bald fünfzig Jahr her. Anna, noch heute trägst du schwer. Anna, dein Schoß blieb leer. Anna, der Arzt ist Pensionär). Aus: Rolly Brings, Minsche. Neue Lieder auf kölsch. Köln 1989, S. 78f.

325 Wiedergutmachungsarchiv von Horst Biesold, 1156/18, S. 3, in: Horst Biesold, „Härteentschädigung“ für Zwangssterilisierte, in: Recht und Psychiatrie, 2/83, S. 74. – Die Scham dieser NS-Opfer hat über das Ende des NS-Staates hinaus noch lange nachgewirkt. Die bundesdeutsche Gesellschaft kümmerte sich um sie noch weniger als um die anderen Opfer. Doch gab es wenigstens in den siebziger Jahren die ersten größeren Veröffentlichungen, die auf ihr Schicksal hinweisen. 1979 publizierte Kurt Nowak seine Forschungsergebnisse über „Euthanasie“ und Sterilisationspraktiken, mit denen er der evangelischen und der katholischen Kirche den Spiegel vorhält. Im selben Jahr erregt Reiner Pommerins entlarvende Studie „Sterilisierung der Rheinlandbastarde“ Aufsehen. Eine Lobby im Bundestag hatten die Sterilisationsopfer nicht. So kann es nicht verwundern, dass von 1.211 Befragten in den achtziger Jahren nur 21% angeben, schon zuvor versucht zu haben, Wiedergutmachungsleistungen zu erlangen – die freilich auch erst 1980 in Gang gesetzt werden. – Im März 1980 wurde der Bremer SPD-Bundestagsabgeordnete Ernst Waldemathe mit einer Dokumentation über zwangssterilisierte gehörlose NS-Opfer konfrontiert. Als „Halbjude“ selbst NS-Verfolgter, hatte Waldemathe zuvor schon mehrfach erfolglos Entschädigung für Sterilisationsopfer gefordert. Nach einem erneuten Vorstoß erklärte sich Finanzminister Hans Matthöfer bereit, nach dem „allgemeinen Kriegsfolgengesetz“ einen Härtefonds im Bundeshaushalt einzurichten, aus dem nun, beginnend im Juli 1980, einmalige Entschädigungen in Höhe von DM 5.000 gezahlt wurden. Viele Opfer erfuhren nichts davon, wurden von bürokratischen Hürden abgeschreckt oder schwiegen auch aus überkommener Angst vor Ärzten und Behörden. (Wiedergutmachungsarchiv von Horst Biesold, 1156/18, S. 3, in: Horst Biesold, „Härteentschädigung“ für Zwangssterilisierte, in: Recht und Psychiatrie, 2/83, S. 75.) – In Köln war eine bereits 1971 an der medizinischen Fakultät verfasste Dissertation von Wilfent Dalicho über Sterilisationen in Köln kaum beachtet worden. Erst 1985 dokumentierten hier die Fachschaft Medizin, die Kölnische Gesellschaft für Christlich-Jüdische Zusammenarbeit, der Landschaftsverband Rheinland (Abteilung Gesundheitspflege) und die Volkshochschule Köln in einer

Ausstellung „Heilen und Vernichten im Nationalsozialismus" die „Unfruchtbarmachung" während der NS-Zeit in Köln. – Das Kölner Gesundheitsamt war bis 1945 für Sterilisierungen verantwortlich gewesen. Mit seiner Vergangenheit konfrontiert, richtete es 1989 für fünf Jahre eine Beratungsstelle für Opfer der Medizin im Nationalsozialismus ein. In der Mehrzahl kamen Opfer von Zwangssterilisationen hierher, die bei der angestellten Psychologin Monika Bingen Rat suchen. Ihre erschütternden Berichte (Fachtagung, S. 43–55) trugen mit dazu bei, dass der Kölner Oberbürgermeister Norbert Burger am 2. Juni 1997 im Gesundheitsamt zum Gedenken an Nazi-Opfer eine Tafel mit folgendem Text anbrachte (Enthüllung, S. 1): „Die Häuser Neumarkt 15–19 und Neumarkt 21 gehörten seit 1909 der Firma Bing. Im Jahr 1939 wurden die jüdischen Besitzer nach der Reichspogromnacht gezwungen, diese Häuser weit unter Wert an die Stadt Köln zu verkaufen. Seit 1940 ist hier das Gesundheitsamt der Stadt Köln untergebracht. Das Gesundheitsamt vollzog seit 1933 nationalsozialistische Rassengesetze. Aufgrund der Gutachten von Ärzten des Gesundheitsamts wurden Frauen und Männer als ‚Erbkranke' eingestuft. 4.000 von ihnen wurden daraufhin gegen ihren Willen unfruchtbar gemacht. Hunderten von Menschen – als minderwertig beurteilt – wurde die gewünschte Ehe verboten. FÜR UNS EINE MAHNUNG GEGEN RASSISMUS UND UNMENSCHLICHKEIT."

326 Das zeigt auch ein von Franz Vonessen kurz vor seinem Tod ausgeschnittener und mit Datum versehener Zeitungssauschnitt vom 29. März 1970, der sich mit der genetischen Untersuchung von Neugeborenen und der Rolle der Ärzte bei der „genetisch-sozial indizierte(n) Sterilisation" befasst (siehe Abbildung S. 153; Archiv FKV). Dass diese Fragen gerade auch jene Wissenschaftler und Ärzte beschäftigen, die sich mit der Geschichte der Zwangssterilisationen befassen, machen Veröffentlichungen in jüngerer und jüngster Zeit deutlich. – 1983 gründeten Forscher und Forscherinnen einen Arbeitskreis, in dem sie den damaligen und den heutigen Umgang mit dem menschlichen Leben in diesen Grenzbereichen in Beziehung setzen. Der Arbeitskreis, zu dem Krankenpflegekräfte, Mediziner, Theologen, Historiker, Juristen, Pädagogen, Psychologen und Fachjournalisten gehören, hat sich neben seiner fachhistorischen Arbeit immer wieder auch mit aktuellen Themen befasst. So wandte er sich 1989 mit einem Appell gegen die geplante Relegalisierung der unfreiwilligen Sterilisation „nichteinwilligungsfähiger" Patienten durch das Betreuungsgesetz. Vgl. dazu Eckhard Heesch, Arbeitskreis zur Erforschung der Geschichte der „Euthanasie" und Zwangssterilisation (Manuskript). – Um eine gesellschaftlich unerwünschte Schwangerschaft vor allem bei Frauen mit geistiger Behinderung vermeiden zu können, wurden in dem 1993 in Kraft getretenen neuen Betreuungsgesetz erstmalig in der Bundesrepublik wieder Regelungen zur Sterilisation „nichteinwilligungsfähiger" Menschen aufgenommen. Trotz eingebauter Kontrollmechanismen hängt die Kontrolle letztlich von der Beurteilung des

Arztes oder der Ärztin ab. Hier wird nicht nur gegebenenfalls die Würde der Frauen angetastet, sondern „in ihr Leben, ihren Körper im wahrsten Sinne des Wortes eingegriffen" (Lux, Frauen, S.11). – Der Medizinhistoriker Manfred Stauber, der sich 1994/95 mit der Geschichte der Münchener Universitäts-Frauenklinik befasste und dazu auch Befragungen durchführte, stellte fest: „Anscheinend ist es die konkrete Erinnerung, die besonders für ältere Kolleginnen und Kollegen schmerzlich zu ertragen ist und zu einer psychischen Abwehr führt. Diese konkrete Erinnerung ist es aber auch gerade auf der anderen Seite, die die Chance auftut, Ähnlichkeiten und Kontinuitäten der Denkstrukturen aus der damaligen Zeit in der heutigen Medizin aufzuspüren und kritisch zu reflektieren. Weiterhin gelingt es vor allem durch die konkrete und einfühlsame Erinnerung, mehr Sensibilität für die zahlreichen neuen Fragen in der modernen Frauenheilkunde und Geburtshilfe zu gewinnen – denken wir z. B. an die Kinderwunschextreme oder die pränatale Diagnostik, die uns vor Entscheidungen stellt, mit Behinderungen möglichst sensibel umzugehen"(Stauber, Frauenheilkunde, S. 208). – Besorgt äußert sich auch Prof. Dr. Dr. Klaus Dörner, der ärztliche Direktor der Westfälischen Klinik für Psychiatrie, Psychosomatik und Neurologie in Gütersloh. Erschreckt und empört registriert er, „dass es etwa seit 1980 in der Bundesrepublik wieder erlaubt ist, sich öffentlich dafür einzusetzen, dass das Recht auf Leben nicht mehr absolut gelten soll, sondern nur noch unter bestimmten, qualifizierten Bedingungen.(...) Heute ist es die Gesellschaft, heute sind es wir, soweit wir die Gesellschaft bilden, die die ‚Freigabe der Vernichtung lebensunwerten Lebens' fordern, während der Staat bemüht ist, Dammbrüche dieser Art zu verhindern oder gering zu halten" (Dörner, Psychiatrie, S. 63f.).

327 Abgedruckt in: Das Krankenhaus, Mitteilungsblatt der Deutschen Krankenhausgesellschaft, der Arbeitsgemeinschaft Deutsches Krankenhaus, der Fachvereinigung der Verwaltungsleiter deutscher Krankenanstalten, des Deutschen Krankenhausinstituts e.V. Düsseldorf, des Instituts für Krankenhausbau der Technischen Universität Berlin-Charlottenburg und des Deutschen Normenausschusses (Arbeitsausschuß Krankenhauswesen), hrsg. von der Deutschen Krankenhausgesellschaft, Düsseldorf, 12/1967, S. 481.

328 Vgl. dazu den Briefwechsel zwischen Franz Vonessen und Franz Klemens Vonessen (29. Dezember 1960; 3. Januar 1961; 20. Januar 1961). Ferner Auskunft von Franz Klemens Vonessen bei einem Besuch des Verf. am 4. April 2003 in Oberried/Schwarzwald.

329 Franz Klemens Vonessen am 20. Mai 2003 in einem Brief an den Verf. – Zu den wichtigsten Publikationen des 81-jährigen emeritierten Philosophie-Professors und Plato-Forschers gehören folgende Werke (alle erschienen in der „Grauen Reihe", Schriften zur Neuorientierung in dieser Zeit, hrsg. v. Prof. Dr. Walter Sauer und Dr. Dietmar Lautermann): Krisis der praktischen Vernunft. Ethik nach dem „Tod Gottes". 1988. – Signaturen des Kosmos. Welterfahrung in Mythen, Märchen und Träumen. Ges. Aufsätze I, 1992.

– Das Unglaubliche der Wahrheit. Leib und Seele im Zerrspiegel des Zeitgeists. Ges. Aufsätze II, 1994. – Platos Ideenlehre, Bd. 1/2, 2001/2003.

330 „Er und seine Freunde hatten zuviel Erfahrung mit der Gestapo, als daß sie ein solcher Risiko für sinnvoll hielten. Nach seiner Verhaftung schwieg Willi Graf und schonte seine Freunde. Seine letzten Grüße aber galten seiner Familie und Friedrich Leist." (Leist, Schuldlosigkeit, S. 286ff.) – Für Willi Graf war Fritz Leists Wohnung in Schwabing laut Grafs Tagebucheintragung „ein ruhender Punkt, wo man Menschen traf, mit denen man sprechen konnte" (zit. in Steffahn, Weiße Rose, S. 93). Zum Schicksal dieser Widerstandsgruppe vgl. jetzt auch: Bald, Weiße Rose.

331 Das Studium des Alten Testamentes hatte ihn zu einem Bewunderer jüdischer Tradition und zu einem Freund Israels gemacht. Mit Pinchas Lapide, David Flusser und Leo Prijs gibt es freundschaftliche Kontakte, Gemeinsamkeit und Interesse. Leist schrieb das erste Buch über das Alte Testament, das im Nachkriegsdeutschland mit kirchlichem Imprimatur veröffentlicht wurde (vgl. dazu Leist, Schuldlosigkeit, S. 288).

332 Leist, Schuldlosigkeit, S. 286–300. – Die Psychoanalytikerin Dr. phil. Marielene Leist ist vor allem durch folgende Bücher bekannt geworden: Erste Erfahrungen mit Gott. 1972. – Leid und Trost. 1980. – Sterben im Krankenhaus. Aufzeichnungen über einen Tod. 1989 (alle erschienen im Herder Verlag, Freiburg). – Für die Liebe geschaffen. Frankfurt 1955. – Kinder begegnen dem Tod. Gütersloh 1979. – Wie Malchen geboren wurde. Frankfurt 1964. – Neue Wege der religiösen Erziehung. München 1967. – Größer als unser Herz. Lebenserfahrung mit der Bibel. Stuttgart 1981.

Quellen und Literatur

Quellen zur Familiengeschichte von Franz Vonessen

Stammtafel der Familie Vonessen, verf. v. Clemens Vonessen (1924)
Chronik der Familie Vonessen, verf. v. Clemens Vonessen (1925)
Der Ahnenpaß (o.J.)

Texte von Franz Vonessen

Unveröffentlichtes (Archiv FKV)

Abschiedsrede zum am 9. Juni 1945 für die Amerikanische Militärregierung (Schreibmasch. Durchschl.)

Lebenslauf , verfasst am 22. Februar 1947 für die Britische Militärregierung, Herrn Sergeant Kenard (Schreibmasch. Durchschl.).

Alexander Schnütgen. Domkapitular, Prälat, Professor, Doktor der Theologie, Ehrenbürger der Stadt Köln. Geschrieben nach 1957.

Schwesternarbeit im Krankenhaus: Schwestern in Behandlungs- und Wirtschaftsabteilungen (o.J.; nach 1953).

Kann man Gesundheit ausstellen? Rundfunk-Vortrag vom 18. Juni 1951 (NWDR).

Veröffentlichungen (Sonderdrucke im Archiv FKV)

Der Ernährungsstand von Kölner Schulkindern. Der Wert des Rohrerschen Index für die Beurteilung des Ernährungszustandes, in: Öffentliche Gesundheitspflege, 1921, Heft 6.

Dorfheilstätten. Fürsorge für Schwertuberkulöse, in: Tuberkulose-Fürsorge, 1921, Heft 9, S. 3–7.

Der Gesundheitszustand Kölner Schulkinder, ebd., 1922, Heft 3, S. 3–7.

Ärzte und Fürsorge für Lungenkranke, in: Öffentliche Gesundheitspflege, 7. Jahrg., 1922, Heft 11, S. 387–395.

Kölner Schulneulinge 1914 und 1921, in: Der Schul- und Fürsorgearzt, 1922, Heft 2.

Zur Häufigkeit der tuberkulösen Infektion im Schulalter, in: Beiträge zur Klinik der Tuberkulose, Bd. 49, Heft 3, S. 357f.

Schulneulinge 1922, in: Deutsche Medizinische Wochenschrift, 1922, Nr. 30, S. 1–4.

Das preußische Tuberkulosegesetz in der Praxis, ebd., 1924, Nr. 35–36, S. 1–8.

Schulhygiene, in: Schule und Erziehung, hrsg. v. d. Zentralstelle der Kath. Schulorganisation, Düsseldorf, 1925, Heft 1, S. 70–73.

Die Stellung des Arztes zum Landaufenthalt (Familienpflege) für Kinder, in: Klinische Wochenschrift, 4. Jahrg., 1925, Heft 48, S. 1–10.

Die Zerrüttung der Gesundheit und die Förderung der Gesundheit der Familie, in: Zeitschrift für Schuldgesundheitspflege und soziale Hygiene. Organ des Deutschen Vereins für Schuldgesundheitspflege, der Vereinigung Deutscher Kommunal-, Schul- und Fürsorgeärzte und deren Fach- bzw. Bezirksgruppen, der Kommunalen Vereinigung für Gesundheitsfürsorge im rheinisch-westfälischen Industriegebiet sowie des Deutschen Ärztebundes zur Förderung der Leibesübungen, 37. Jahrg., 1924, Heft 12b, S. 439–450.

Tuberkulosefürsorge in der Großstadt, ebd., 38. Jahrgang, 1925, Nr. 7, S. 289 bis 300.

Tuberkulosebekämpfung, ebd., Nr. 8, S. 352–360.

Professor Dr. Krautwig, ebd., 39. Jahrg., 1926, Nr. 11, S. 241–243.

Die Fürsorgearzttätigkeit und die praktizierende Ärzteschaft, ebd., Heft 11, S. 485–494.

Neuzeitliche Aufgaben eines städtischen Gesundheitswesens, in: Kommunalpolitische Blätter, 17. Jahrg., (Köln) 1926, Heft 8, S. 161–165.

Die Tuberkulinprobe in der Schule, in: Beiträge zur Klinik der Tuberkulose, 1927, Bd. 67, Heft 4, S. 464–466.

Notwendigkeit, Wert und Erfolge der Genesendenfürsorge, in: Bericht über die 10. Mitgliederversammlung des Prov.-Verbandes Rheinprovinz deutscher Krankenkassen e.V., Sitz Aachen, 1928.

Die Zusammenarbeit zwischen öffentlicher und caritativer Gesundheitsfürsorge vom Standpunkt des Arztes, in: Caritas, Zeitschrift für Caritaswissenschaft und Caritasarbeit, 1928, Heft 8.

Artikel „Leibesübungen“, in: Handwörterbuch der Wohlfahrtspflege, hrsg. v. J. Dümer, Berlin 1929, S. 457–460.

Beiträge im „Lexikon der Pädagogik der Gegenwart“, hrsg. v. Deutschen Institut für wissenschaftliche Pädagogik, Münster in Westfalen, Bd. 1, 1930: Bad und Schulbad (Sp. 179f.); Gesundheitsamt (Sp. 1017); Gesundheitslehre (Sp. 1021); Hygiene (Sp. 1202f.); Impfung (Sp. 1208). – Bd. 2, 1931: Krankheiten u. Erziehung u. Schule (Sp. 94f.); Schularzt, Schulärztin (Sp. 794–797); Schulhygiene (Sp. 849).

Zur Frage der Röntgenstrahlenschutzwände, in: Zeitschrift für das gesamte Krankenhauswesen, 1930, Heft 15, S. 1.

Sparmöglichkeiten im Krankenhaus. Minderung der Arzneikosten in Krankenanstalten, ebd., Heft 23, S. 633–638.

Sparmaßnahmen im Anstaltswesen, besonders im Krankenhaus, in: Archiv für Soziale Hygiene und Demographie, Bd. VI, 1931, Heft 2, S. 134–140.

Die ersten Auswirkungen der Sparmaßnahmen auf die Einrichtungen der Gesundheitsfürsorge und der Gesundheitszustand in deutschen Stadt- und Landkreisen, ebd., Bd. VII, 1932, Heft 4, S. 1–5.

Sparmöglichkeiten im Krankenhaus: Minderung der Arzneikosten, in: Zeitschrift für das gesamte Krankenhauswesen, 1932, Heft 4.

Sparmöglichkeiten im Krankenhaus: Einkaufswesen, ebd., 1933, Heft 1, S. 5–8.

Sparsamkeit bei den Röntgenuntersuchungen im stationären Betrieb der Krankenanstalten, ebd., 1933, Heft 13, S. 278–280.

Örtliche oder Entsendefürsorge, in: Gesundheit und Erziehung, 47. Jahrg., Mai 1934, S. 185–188.

Vorschläge für Wirtschaftlichkeit in der Röntgendiagnostik, in: Zeitschrift für Gesundheitsverwaltung und Gesundheitsvorsorge, 5. Jahrg., 1934, Heft 9, S. 203–205.

Das Krankenhaus als Mittelpunkt der Gesundheitsfürsorge, in: Zeitschrift für das gesamte Krankenhauswesen, 1934, Heft 11, S. 245–250.

Zur Auswahl für die Heil- und Erholungsfürsorge, in: Deutsche Medizinische Wochenschrift, 1935, Nr. 3–5, S. 1–20.

Neuordnung des Gesundheitswesens, in: Caritas, Zeitschrift für Caritaswissenschaft und Caritasarbeit, 1935, Heft 8. S. 38–57.

Welche Möglichkeiten bietet das Gesetz zur Vereinheitlichung des Gesundheitswesens für die Mitarbeit der freien Wohlfahrtspflege?, ebd., 1936, Heft 1, S. 1–29.

Von der Wohlfahrts- und Fürsorgestelle zum Gesundheitsamt. 50 Jahre kommunales Gesundheitswesen in Köln, in: Der öffentliche Gesundheitsdienst. Monatsschrift für Gesundheitsverwaltung und Sozialhygiene. Organ des Verbandes der Ärzte des öffentlichen Gesundheitsdienstes – Organ der Vereinigung für die Gesundheitsfürsorge des Kindesalters, 17. Jahrg., August 1955, Heft 5, S. 141–148.

Zur Frage „Entlastung der Krankenschwester von ärztlichen Verrichtungen“, in: „Das Krankenhaus“, Zeitschrift für das gesamte Krankenhauswesen, 1955, Heft 10, S. I–IV.

(Zus. mit Dr. Helmut Müller:) Kritik der Kritik. Zu Rodewalds „Jubiläumsaufsatz“ über die Gesundheitsfürsorge, in: Ärztliche Mitteilungen – Deutsches Ärzteblatt, 41. Jahrg., 11. Februar 1956, Heft 5, S. 1–7.

Die Kölner Krankenanstalten grüßen den Ersten Deutschen Krankenhaustag, in: „Das Krankenhaus“, Zeitschrift für das gesamte Krankenhauswesen, 1958, Heft 6, S. 24–246.

C. Krankenhausverwaltung und -betriebsführung, in: Das öffentliche Gesundheitswesen, hrsg. v. J. Daniles u.a., Bd. 2 (Berufe und Einrichtungen des Gesundheitswesens), Stuttgart 1964, S. 361–397.

Zeitgenössische Literatur (bis 1970)

Binding, Karl/ Alfred Hoche: Die Freigabe der Vernichtung lebensunwerten Lebens. Ihr Maß und ihre Form. Leipzig 1920.

Bolley, Alfons: Aus der Chronik der Familie von Essen (Vonessen), in: Das Münster am Hellweg. Mitteilungsblatt des Vereins für die Erhaltung des Essener Münsters, Nr. 7, Juli 1962, S. 109–117.

Bonhoeffer, Karl: Lebenserinnerungen. Geschrieben für die Familie. In: Karl Bonhoeffer zum 100. Geburtstag, hrsg. v. Jürgen Zutt/ Erwin Strauß/ Heinrich Scheller. Berlin/ Heidelberg/ New York 1968, S. 8–107.

Coerper, Karl: Arzt und Sozialhygiene, in: Ergebnisse der gesamten Medizin, Bd. 2, hrsg. v. Th. Brugsch, S. 241–256.

Frick, Wilhelm: Vier Jahre Aufbau des Dritten Reiches, in: Zeitschrift der Akademie für deutsches Recht 4, 1937, S. 66–68.

Grosche, Robert: Kölner Tagebuch 1944–46. Aus dem Nachlaß herausgegeben von Maria Steinhoff. Köln und Olten 1969.

Gürtner, Franz (Hg.): Das kommende Strafrecht, Bd. 2. München 1935.

Gütt, Arthur (Hg.): Handbuch der Erbkrankheiten, BD. IV, Leipzig 1942.

Harmsen, Hans (Hg.): Das Gesetz zur Verhütung erbranken Nachwuchses. Eine Handreichung für die Schulung der in unseren Anstalten und in der Wohlfahrtspflegewirkenden Kräfte, Berlin 1937.

Just, Günther: Eugenik und Weltanschauung. Berlin 1932.

Keßler, Toni: Die fürsorgerische Betreuung der Sterilisierten, in: Gesundheitsfürsorge 10, 1936, S. 335–340; auch in: Hans Harmsen (Hg.), Das Gesetz zur Verhütung erbranken Nachwuchses. Eine Handreichung für die Schulung der in unseren Anstalten und in der Wohlfahrtspflegewirkenden Kräfte, Berlin 1937, S. 54–49.

Kuhlberg, Helmut: Die Auswirkungen des Gesetzes zur Verhütung erbkranken Nachwuchses in der Heil- und Pflegeanstalt Waldbröhl. Bonn 1934 (med. Diss.).

Macco, Hans: Rassenprobleme im Dritten Reich. Berlin 1933.

Mayer, Joseph: Gesetzliche Unfruchtbarmachung Geisteskranker. Freiburg 1927.

Muckermann, Hermann, Eugenik und Katholizismus, in: G. Just /Hg.), Eugenik und Weltanschauung. Berlin/München 1932, S. 39–83.

Ders./Otmar von Verschuer. Eugenische Eheberatung. Berlin/ Bonn 1931.

Ristow, Erich: Erbgesundheitsrecht. Stuttgart/ Berlin 1935, Nachtrag 1937,1939.

Saller, Karl: Die Rassenlehre des Nationalsozialismus in Wissenschaft und Propaganda. Darmstadt 1961.

Schreiner, Helmuth: Vom Recht zur Vernichtung unterwertigen Menschenlebens. Eine sozial-ethische Studie zum Verhältnis von Euthanasie und Wohlfahrts-pflege. Schriftenreihe Arzt und Seelsorger, Heft 13, hrsg. v. Carl Schweitzer. Schwerin 1928.

Tillmann, Fritz: Handbuch der katholischen Sittenlehre, Bd. IV,2. Düsseldorf 1936.

Villinger, Werner: Erfahrungen mit dem Erbkrankheitenverhütungsgesetz, in: Zeitschrift für psychische Hygiene 8 (1935), S. 70–85.
Vonessen, Franz (Klemens): Bericht über meine Gefangenschaft in Rußland 194–1948. Eigendruck 1998.
Wichern, Heinrich: Erbkrankheit und Weltanschauung. Göttingen 1934.

Forschungsberichte und allgemeine Literatur

Adenauer, Konrad: Erinnerungen 1945–1953. Stuttgart 1976; Erinnerungen 1953–1955. Stuttgart 1966; Erinnerungen 1955–1959. Stuttgart 1967.
Ders.: Reden 1917 bis 1967, hrsg. v. Peter Schwarz, 1975.
Akten deutscher Bischöfe über die Lage der Kirche 1933–1945, Bd. VI, hrsg. v. Ludwig Volk. Mainz 1985
Ankerstein, Hilmar u.a. (Hg.): Heilen und Vernichten im Nationalsozialismus (Ausstellungskatalog). Köln 1985.
Asaria, Zwi (Hg.): Die Juden in Köln von den ältesten Zeiten bis zur Gegenwart. Köln 1959.

Bald, Detlef: Die Weiße Rose. Von der Front in den Widerstand. Berlin 2003.
Bartov, Omer: Hitlers Wehrmacht. Soldaten, Fanatismus und die Brutalisierung des Krieges. Reinbek 1995.
Bebber, Katharina von: Wiedergutgemacht? Die Entschädigung für Opfer der nationalsozialistischen Verfolgung nach dem Bundesergänzungsgesetz durch die Entschädigungsgerichte um OLG-Bezirk Hamm, in: Klein, Anne/Jürgen Wilhelm (Hgg.): NS-Unrecht vor Kölner Gerichten nach 1945. Köln 2003.
Beck, Christoph: Sozialdarwinismus, Rassenhygiene, Zwangssterilisation und Vernichtung „lebensunwerten Lebens“: Eine Bibliographie zum Umgang mit behinderten Menschen im „Dritten Reich“ und heute. Berlin (1992) 1995.
Becker-Jákli, Barbara: „Reichskristallnacht“ in Köln, in: Jüdisches Schicksal in Köln 1918–1945. Katalog zur Ausstellung des Historischen Archivs der Stadt Köln/NS-Dokumentationszentrum, 8. November 1988 bis 22. Januar 1989. Köln 1989, S. 315–364.
Becker-Jákli, Barbara/Werner Jung/Martin Rüther (Hgg.): Nationalsozialismus und Regionalgeschichte. Festschrift für Horst Matzerath (=Schriften des NS-Dokumenationszentrums der StadtKöln, Bd. 8). Köln 2002.
Benzenhöfer, Udo/Karin Finsterbuch: Moraltheologie pro „NS-Euthanasie“. Studien zu einem „Gutachten“ (1940) von Prof. Joseph Mayer mit Edition des Textes. Hannover 1998.
Biesoldt, Horst: „Härteentschädigung“ für Zwangssterilisierte, in: Recht und Psychiatrie, 2/83, S. 73–83.
Billstein, Reinhold (Hg.): Das andere Köln. Demokratische Traditionen seit der Französischen Revolution. Köln 1979.

Billstein, Reinhold/Eberhard Illner: You are now in Cologne. Compliments. Köln 1945 in den Augen der Sieger. Hundert Tage unter amerikanischer Kontrolle. Köln 1995.

Ders.: Streiks und Hungerdemonstrationen in Köln von 1946 bis 1948, in: Ders. (Hg.), Das andere Köln, S. 403–445.

Bingen, Monika: Die Rolle des Kölner Gesundheitsamtes in der nationalsozialistischen Gesundheits- und Rassenpolitik, in: Gesundheitsamt der Stadt Köln, Öffentlicher Gesundheitsdienst, S. 43–55.

Bock, Gisela: Zwangssterilisation im Nationalsozialismus. Studien zur Rassenpolitik und Frauenpolitik. Opladen 1986.

Bölcke, Willli A.: Der Schwarzmarkt 1945–1948. Vom Überleben nach dem Kriege. Braunschweig 1986.

Boog, Horst/Gerhard Krebs/Detlef Vogel: Das Deutsche Reich in der Defensive. Strategischer Luftkrieg in Europa, Krieg im Westen und in Ostasien 1943–1944/45 (=Das Deutsche Reich und der Zweite Weltkrieg, Bd. 7, hrsg. v. Militärgeschichtlichen Forschungsinstitut). Stuttgart/München 2001.

Boog, Horst, Horst: Strategischer Luftkrieg in Europa und Reichsverteidigung 1943–1944, in: Boog Horst/Gerhard Krebs/Detlef Vogel: Das Deutsche Reich in der Defensive. Strategischer Luftkrieg in Europa, Krieg im Westen und in Ostasien 1943–1944/45 (=Das Deutsche Reich und der Zweite Weltkrieg, Bd. 7, hrsg. v. Militärgeschichtlichen Forschungsinstitut). Stuttgart/München 2001, S. 3–418.

Bromberger, Barbara, Hans Maubach, Klaus-Dieter Thoman (Hgg): Medizin, Faschismus und Widerstand. Frankfurt/M. 1990.

Brügger, Jürgen: Das Kölner Domjubiläum 1948: Vom Versuch, sich eine neue Vergangenheit zu geben, in: Jost Dülffer (Hg.): Köln in den 50er Jahren. Zwischen Tradition und Modernisierung. Veröffentlichungen des Kölnischen Geschichtsvereins Bd. 44, hrsg. v. Wolfgang Schmitz. Köln 2001, S. 219–238.

Brühl, Erich / Johannes Mommen / Max-Leo Schwering (Hgg.): St. Joseph in Köln-Braunsfeld. Die Geschichte einer Pfarrei. Köln 1975.

Brunn, Gerhard: Evakuierung und Rückkehr, in: Jost Dülffer (Hg.), „Wir haben schwere Zeiten hinter uns". Die Kölner Region zwischen Krieg und Nachkriegszeit. Veröffentlichungen des Kölnischen Geschichtsvereins Bd. 40, hrsg. v. Wolfgang Schmitz. Köln 1996, S. 129–148.

Bürgergesellschaft Köln von 1863 (Hg.): Frings. Köln 1998.

Burian, Peter: Die katholische Kirche, in: Jost Dülffer (Hg.), „Wir haben schwere Zeiten hinter uns". Die Kölner Region zwischen Krieg und Nachkriegszeit. Veröffentlichungen des Kölnischen Geschichtsvereins Bd. 40, hrsg. v. Wolfgang Schmitz. Köln 1996, S. 294–311.

Dalicho, Wilfent: Sterilisationen in Köln aufgrund des Gesetzes zur Verhütung erbkranken Nachwuchses vom 14. Juli 1933 nach den Akten des Erbgesundheitsgerichts von 1934 bis 1943. Köln 1971 (med. Diss).

Defrance, Corine: Deutsche Universitäten in der Besatzungszeit zwischen Brüchen und Traditionen 1945–1949, in: Dietrich Papenfuß/Wolfgang Schieder (Hgg.): Deutsche Umbrüche im 20. Jahrhundert. Köln/Weimar/Wien 2000.

Deres, Thomas: 90 Jahre Geschichte des öffentlichen Gesundheitsdienstes in Köln, in: Gesundheitsamt der Stadt Köln (Hg.), Öffentlicher Gesundheitsdienst, Fachtagung 11. Oktober 1995, S. 34–42.

Ders.: Die Entwicklung der „Fürsorgestelle für Nervöse" von 1922–1945, in: Gesundheitsamt Köln (Hg.), Fachtagung „75 Jahre Sozialpsychiatrischer Dienst der Stadt Köln – eine Dienst im Wandel der Zeit".

Ders.: Das Bing-Haus. Ein Fallbeispiel von „Arisierung" und „Wiedergutmachung" durch die Stadt Köln, in: Geschichte in Köln, Heft 49, Oktober 2002, S. 193–204.

Derix, Simone: Der Umgang mit dem Nationalsozialismus in Kölner Mahnmalen der fünfziger Jahre, in: Jost Dülffer (Hg.), Köln in den 50er Jahren, S. 216–276.

Diederich, Toni: Adenauer als Kölner Oberbürgermeister von Mai bis Oktober 1945, in: Hugo Stehkämper (Hg.), Konrad Adenauer, S. 499–527.

Dietmar, Carl/Werner Jung: Kleine illustrierte Geschichte Kölns, Köln 2002.

Doering-Manteuffel, Anselm: Die „Frommen" und die „Linken" vor der Wiederherstellung des bürgerlichen Staats. Integrationsprobleme und Interkonfessionalismus in der frühen CDU, in: Jochen-Christoph Kaiser/Anselm Doering-Manteuffel (Hgg.), Christentum und politische Verantwortung. Kirchen im Nachkriegsdeutschland (=Konfession und Gesellschaft. Beiträge zur Zeitgeschichte, Bd. 2, hrsg. v. Anselm Doering-Manteuffel u.a.). Stuttgart/Berlin/Köln 1990.

Dörner, Klaus u.a. (Hg.): Der Krieg gegen die psychisch Kranken. Rehburg-Loccum 1980.

Ders.: Die Deutsche Psychiatrie in der Zeit des Nationalsozialismus, in: Eckhard Heesch (Hg.), Heilkunst in unheilvoller Zeit. Beiträge zur Geschichte der Medizin im Nationalsozialismus, Frankfurt a.M. 1993, S. 59–64.

Dülffer, Jost (Hg.): „Wir haben schwere Zeiten hinter uns". Die Kölner Region zwischen Krieg und Nachkriegszeit. Veröffentlichungen des Kölnischen Geschichtsvereins Bd. 40, hrsg. v. Wolfgang Schmitz. Köln 1996.

Ders.: Aussichtslose Kämpfe, Kriegsgefangenschaft und Rückkehr – Soldatenerfahrungen im Westen 1944–1946, in: Veröffentlichungen des Kölnischen Geschichtsvereins Bd. 40, hrsg. v. Wolfgang Schmitz. Köln 1996, S. 21–43.

Ders. (Hg.): Köln in den 50er Jahren. Zwischen Tradition und Modernisierung. Veröffentlichungen des Kölnischen Geschichtsvereins Bd. 44, hrsg. v. Wolfgang Schmitz. Köln 2001.

Erdmann, Karl Dietrich: Deutschland unter der Herrschaft des Nationalsozialismus 1933–1939. Handbuch der deutschen Geschichte, Bd. 20, hrsg. v. Herbert Grundmann. München 1980.

Essen, Alexander von: Das Haus Cosman vor dem Hintergrund der Geschichte des rheinischen Judentums, in: Das Münster am Hellweg. Mitteilungsblatt des Vereins für die Erhaltung des Essener Münsters, Heft 1/6, 1982, S. 28–61.

Faust, Anselm: Die „Kristallnacht“ im Rheinland. Dokumente zum Judenpogrom im November 1938. Düsseldorf 1987.

Frei, Norbert: Medizin und Gesundheitspolitik in der NS-Zeit. München 1991.

Ders.: Vergangenheitspolitik. Die Anfänge der Bundesrepublik und die NS-Vergangenheit. München 1997, 2. Aufl. (München 1996).

Frese, Matthias/Michael Prinz (Hgg.): Politische Zäsuren und Gesellschaftlicher Wandel im 20. Jahrhundert. Regionale und vergleichende Perspektiven (=Westfälisches Institut für Regionalgeschichte – Landschaftsverband Westfalen-Lippe Münster, Forschungen zur Regionalgeschichte, Bd. 18, hrsg. v. Karl Teppe). Paderborn 1996.

Friedländer, Saul: Das Dritte Reich und die Juden. Bd.1: Die Jahre der Verfolgung, 1933–1939. München 1998.

Friedrich, Jörg: Die kalte Amnestie. NS-Täter in der Bundesrepublik. Frankfurt a.M. 1984.

Ders.: Der Brand. Deutschland im Bombenkrieg 1940–1945. München 2002.

Frielingsdorf, Volker: Auf den Spuren Konrad Adenauers durch Köln. Konrad Adenauers Wirken als Oberbürgermeister von Köln (1917–1933 und 1945). Gedenkschrift der Stadt Köln zum 125. Geburtstag ihres Ehrenbürgers am 5. Januar 2001. Basel 2000.

Fröhlich, Peter: Es war ein langer Weg. Erinnerungen eines alten Kölners. Köln 1976.

Frohn, Robert: Köln 1945–1981. Vom Trümmerhaufen zur Millionenstadt. Erlebte Geschichte. Köln 1987.

Fuchs, Peter: (Hg.): Chronik zur Geschichte der Stadt Köln, Bd 2: Von 1400 bis zur Gegenwart. Köln 1991.

Gabriel, Karl: Die Katholiken in den 50er Jahren: Restauration, Modernisierung und beginnende Auflösung eines konfessionellen Milieus, in: Axel Schild/Arnold Sywottek (Hgg.): Modernisierung im Wiederaufbau. Die westdeutsche Gesellschaft der 50er Jahre. Bonn 1998.

Garbe, Detlef: Äußerliche Abkehr, Erinnerungsverweigerung und „Vergangenheitsbewältigung“: Der Umgang mit dem Nationalsozialismus in der frühen Bundesrepublik, in: Axel Schild/Arnold Sywottek (Hgg.): Modernisierung im Wiederaufbau. Die westdeutsche Gesellschaft der 50er Jahre. Bonn 998.

Gerrens, Uwe: Medizinisches Ethos und theologische Ethik. Karl und Dietrich Bonhoeffer in der Auseinandersetzung um Zwangssterilisation und „Euthanasie“ im Nationalsozialismus. Schriftenreihe der Vierteljahrshefte für Zeitgeschichte, Bd. 73. Im Auftrag des Instituts für Zeitgeschichte hrsg. v. Karl Dietrich Bracher, Hans-Peter Schwarz u. Horst Möller. München 1996.

Gesundheitsamt der Stadt Köln (Hg.): Öffentlicher Gesundheitsdienst: Entwicklung und Perspektiven. Dokumentation der Fachtagung vom 11.10. 1995 in Köln. Köln 1995.

Dass.: Enthüllung einer Tafel zum Gedenken an Nazi-Opfer im Gesundheitsamt der Stadt Köln am 2. Juni 1997. Schriftenreihe des Gesundheitsamtes der Stadt Köln, Bd. 8. Köln 1997.

Geyer, Martin H.: Die Hungergesellschaft, in: Jost Dülffer, (Hg.), „Wir haben schwere Zeiten hinter uns". Die Kölner Region zwischen Krieg und Nachkriegszeit. Veröffentlichungen des Kölnischen Geschichtsvereins Bd. 40, hrsg. v. Wolfgang Schmitz. Köln 1996.

Gilbert, G. M.: Nürnberger Tagebuch. Frankfurt am Main 1962.

Ginzel, Günter B. (Hg.): Mut zur Menschlichkeit. Hilfe für Verfolgte während der NS-Zeit. Köln 1993.

Giordano, Ralph: Die zweite Schuld oder Von der Last Deutscher zu sein. Hamburg/ Zürich 1987.

Graf, Hendrik: „Betrifft: Überführung von Kranken". Kranken- und Irrenpflege in der Zeit des Nationalsozialismus, in: Heilen und Vernichten, Katalog zur Ausstellung im VHS-Forum Köln v. 26.4.–15.6.1986. Köln 1986, S. 141–151.

Greschat, Martin: „Rechristianisierung" und „Säkularisierung". Anmerkungen zu einem europäischen konfessionellen Interpretationsmodell, in: Jochen-Christoph Kaiser/Anselm Doering-Manteuffel (Hgg.): Christentum und politische Verantwortung. Kirchen im Nachkriegsdeutschland (=Konfession und Gesellschaft. Beiträge zur Zeitgeschichte, hrsg. v. Anselm Doering-Manteuffel u.a., Bd. 2). Stuttgart/Berlin Köln 1990.

Groß, Alexander: Gehorsame Kirche – ungehorsame Christen im Nationalsozialismus. Mainz 2000.

Grosser, Alfred: Geschichte Deutschlands seit 1945. Eine Bilanz. München 1974.

Grossmann, Kurt R.: Die Unbesungenen Helden – Menschen in Deutschlands dunklen Tagen. Berlin 1957.

Grünewald, Guido: Die Internationale der Kriegsdienstgegner (IdK). Ihre Geschichte 1945 bis 1968. Köln 1982.

Haller, Klaus-Jürgen: Als die Gestapo die Kinder von schwarzen Vätern jagte, in: Kölner Stadtanzeiger v. 11./12. 8. 1979.

Hamburger Institut für Sozialforschung (Hg.): Verbrechen der Wehrmacht. Dimensionen des Vernichtungskriegs 1941–1944. Ausstellungskatalog. Hamburg 2002.

Heer, Hannes/Klaus Naumann (Hgg.): Vernichtungskrieg. Verbrechen der Wehrmacht 1941–1945. Hamburg 1995.

Heesch, Eckhard (Hg.): Heilkunst in unheilvoller Zeit. Beiträge zur Geschichte der Medizin im Nationalsozialismus. Frankfurt a. M. 1993.

Hege, Ingrid: Vor der Machtergreifung des Faschismus. Die Kölner Arbeiterparteien in der Endphase der Weimarer Republik, in: Reinhold Billstein

(Hg.): Das andere Köln. Demokratische Traditionen seit der Französischen Revolution. Köln 1979, S. 257–282.

Hehl, Ulrich von: Katholische Kirche und Nationalsozialismus im Erzbistum Köln 1933–1945. Veröffentlichungen der Kommission für Zeitgeschichte, hrsg. v. Rudolf Morsey, Reihe B: Forschungen, Bd. 23. Mainz 1977.

Ders.: Priester unter Hitlers Terror. Eine biographische und statistische Erhebung. Veröffentlichungen der Kommission für Zeitgeschichte, hrsg. v. Rudolf Morsey, Reihe A: Quellen, Bd. 37. Mainz 1984.

Illner, Eberhard: Gesund in Köln. Zur Institutionengeschichte der städtischen Gesundheitsverwaltung bis 1945, in: Geschichte in Köln, Heft 21, Juni 1987, S. 125–148.

Jüdisches Schicksal in Köln 1918–1945. Katalog zur Ausstellung des Historischen Archivs der Stadt Köln/NS-Dokumentationszentrum, 8. November 1988 bis 22. Januar 1989. Köln 1989.

Kaiser, Jochen-Christoph/Kurt Nowak/Michael Schwartz (Hgg.): Eugenik, Sterilisation, „Euthanasie". Politische Biologie in Deutschland 1895–1945. Eine Dokumentation. Berlin 1992.

Kaminsky, Uwe: Zwangssterilisation und „Euthanasie" im Rheinland. Evangelische Erziehungsanstalten sowie Heil- und Pflegeanstalten 1933–1945. Schriftenreihe des Vereins für Rheinische Kirchengeschichte Bd. 116, hrsg. v. H. Faulenbach, D. Meyer und R. Mohr. Köln 1995.

Kaufmann, Franz-Xaver: Kirche begreifen. Analysen und Thesen zur gesellschaftlichen Verfassung des Christentums. Freiburg/Basel/Wien 1979.

Kershaw, Ian: Hitler 1898 – 1936. Stuttgart 1998.

Ders.: Hitler 1936 – 1945. Stuttgart 2000.

Kettenacker, Lothar (Hg.): Ein Volk von Opfern? Die neue Debatte um den Bombenkrieg 1940–45. Berlin 2003.

Klee, Ernst: „Euthanasie" in NS-Staat. Die „Vernichtung lebensunwerten Lebens". Frankfurt am Main 1986.

Ders.: Was sie taten – was sie wurden. Ärzte, Juristen und andere Beteiligte am Kranken- und Judenmord. Frankfurt 1986.

Ders.: „Die SA Jesu Christi". Die Kirche im Banne Hitlers. Frankfurt 1989.

Ders.: Persilscheine und falsche Pässe. Wie die Kirchen den Nazis halfen. Frankfurt 1991.

Klein, Adolf: Köln im Dritten Reich. Stadtgeschichte der Jahre 1933–1945, hrsg. in Zusammenarbeit mit dem Kölnischen Stadtmuseum v. Heiko Steuer. Köln 1983.

Klein, Christian (Hg.): Grundlagen der Biographik. Theorie und Praxis des biographischen Schreibens. Stuttgart 2002.

Knauft, Wolfgang: Konrad von Preysing, Anwalt des Rechts. Berlin 2003.

Köln – 31. Mai 1942: Der 1000-Bomber-Angriff, hrsg.v. NS-Dokumentationszentrum der Stadt Köln in Verbindung mit derm Verein EL-DE-Haus, bearb. v. Martin Rüther (=Kölner Schriften zu Geschichte und Kultur, hrsg. v. Georg Mölich, Bd. 18). Köln 1992.

Krüger, Wolfgang: Entnazifiziert! Zur Praxis der politischen Säuberung in Nordrhein-Westfalen. Wuppertal 1982.

Kucklick, Christoph: Der Bombenkrieg gegen Nazi-Deutschland, in: GEO, Das Reportage-Magazin, Februar 2003, S. 119–138.

Labisch, Alfons / Florian Tennstedt: Der Weg zum „Gesetz über die Vereinheitlichung des Gesundheitswesens" vom 3. Juli 1934. Entwicklungslinien und -momente des staatlichen und kommunalen Gesundheitswesens in Deutschland, Teil 2. Schriftenreihe der Akademie für öffentliches Gesundheitswesen in Düsseldorf Bd. 13, hrsg. v. E. Kröger. Düsseldorf 1985.

Lange, Irmgard: Entnazifizierung in Nordrhein-Westfalen. Siegburg 1976.

Lauber, Heinz: Judenpogrom: „Reichskristallnacht" November 1938 in Großdeutschland. Daten – Fakten – Dokumente – Quellentexte – Thesen – Bewertungen. Gerlingen 1981.

Lehmann, Heinrich. Ein großer Jurist des Rheinlandes. Jugend und Beruf. Seine Lebenserinnerungen, hrsg. v. Gerhard Kegel. Köln 1976.

Leipert, Matthias/Rudolf Styrnal/Winfried Schwarzer (Hgg.): Verlegt nach unbekannt. Sterilisation und Euthanasie in Galkhausen 1933–1945 (=Dokumente und Darstellungen zur Geschichte der Rheinischen Provinzialverwaltung und des Landschaftsverbandes Rheinland, Bd. 1). Köln 1987.

Lengers, Antonia: Gegen eine Mauer bischöflichen Schweigens. Frankfurt 1996.

Leist, Marielene: Mein Antisemitismus. Spurensuche, in: Stimmen der Zeit, September 1988, Heft 9, S. 629–637.

Lewy, Guenter: Die katholische Kirche und das Dritte Reich. München 1965.

Liebermann, Peter: „Die Minderwertigen müssen ausgemerzt werden". Beispiele aus der medizinischen Fakultät, in: Heilen und Vernichten, Katalog zur Ausstellung im VHS-Forum Köln 26. 4.–15. 6. 1986. Köln 1986, S. 140a bis 140d.

Lifton, Robert Jay: Ärzte im Dritten Reich. Stuttgart 1988 (The Nazi Doctors. Medical Killing and the Psychology of Genzid. New York 1986).

Lux, Ulrike: Frauen – Körper – Politik. Die Würde der Frauen ist (un-)antastbar. Politik für Frauen mit Behinderung, in: Gerlinde Barwirg/Christiane Buch (Hgg.), „Unbeschreiblich weiblich?" Frauen unterwegs zu einem selbstbewußten Leben mit Behinderung. München 1993.

Maier, Klaus A./Horst Rohde/Bernd Stegemann/Hans Umbriet: Die Errichtung der Hegemonie auf dem Europäischen Kontinent (=Das Deutsche Reich und der Zweite Weltkrieg, Bd. 2, hrsg. v. Militärgeschichtlichen Forschungsinstitut). Stuttgart 1979.

Maier, Klaus A.: Der operative Luftkrieg bis zur Luftschlacht um England, in: Klaus A. Maier/Horst Rohde/Bernd Stegemann/Hans Umbriet, Die Errichtung der Hegemonie auf dem Europäischen Kontinent (=Das Deutsche

Reich und der Zweite Weltkrieg, Bd. 2, hrsg. v. Militärgeschichtlichen Forschungsinstitut). Stuttgart 1979, S. 329–344.

Martinsdorf, Eva Maria: Von den Schwierigkeiten, die Gegenwart von ihrer Vergangenheit zu „säubern“ – Entnazifizierung in Köln, in: Horst Matzerath/Harald Buhlan/Barbara Becker-Jákli (Hgg.): Versteckte Vergangenheit. Über den Umgang mit der NS-Zeit in Köln. Köln 1994, S. 125–161.

Matzerath, Horst/Brigitte Holzhauser (Hgg.): „…vergessen kann man die Zeit nicht, das ist nicht möglich…“ Kölner erinnern sich an die Jahre 1929 – 1945. Zum 40. Jahrestag des Kriegsendes hrsg. Von der Stadt Köln, bearb. Im Historischen Archiv. Köln 1985.

Matzerath, Horst: Daten 1933–1945, in: Peter Fuchs, (Hg.): Chronik zur Geschichte der Stadt Köln, Bd 2: Von 1400 bis zur Gegenwart, Köln 1991, S. 227–253.

Matzerath, Horst/Harald Buhlan/Barbara Becker-Jákli (Hgg.): Versteckte Vergangenheit. Über den Umgang mit der NS-Zeit in Köln. Köln 1994.

Matzerath, Horst: Öffentlicher Diskurs im Umgang mit der NS-Vergangenheit. Das Beispiel der rheinischen Großstadt Köln, in: Dieter Breuer/Gertrude Cepl-Kaufmann (Hgg.), Öffentlichkeit in der Moderne – die Moderne in der Öffentlichkeit: Das Rheinland 1945–1955, Essen 2002, S. 85–100. Nachdruck in: Barbara Becker-Jákli/Werner Jung/Martin Rüther (Hgg.): Nationalsozialismus und Regionalgeschichte. Festschrift für Horst Matzerath (=Schriften des NS-Dokumentationszentrums der Stadt Köln, Bd. 8). Köln 2002, S. 304–318.

Ders.: Der Weg der Kölner Juden in den Holocaust. Versuch einer Rekonstruktion, in: Die jüdischen Opfer des Nationalsozialismus in Köln. Gedenkbuch, Köln 1995, S. 530–553.

Melis, Damian van: Der katholische Episkopat und die Entnazifizierung, in: Joachim Köhler/Damian van Melis (Hgg.), Siegen in Trümmern. Die Rolle der katholischen Kirche in der deutschen Nachkriegsgesellschaft. (Konfession und Gesellschaft. Beiträge zur Zeitgeschichte, hrsg. v. Anselm Doering-Manteuffel u.a., Stuttgart/Berlin/Köln 1998.)

Michel, Diane: Psychiatriegeschichte Kölns von 1933–1945. Diplomarbeit im Fachbereich Sozialpädagogik der Fachhochschule Köln. Machinenschr. Manuskript 1992.

Middlebrook, Martin: Hamburg Juli 43. Alliierte Luftstreitkräfte gegen eine deutsche Stadt. Berlin/Frankfurt a. M. 1983

Mitscherlich, Alexander / Fred Mielke (Hgg.): Medizin ohne Menschlichkeit. Dokumente des Nürnberger Ärzteprozesses. Frankfurt a. M. 1960.

Mölich, Georg/ Stefach Wunsch (Hgg.): Köln nach dem Krieg. Facetten der Stadtgeschichte (=Kölner Schriften zur Geschichte und Kultur, hrsg. v. Georg Mölich, Bd. 24). Köln 1995.

Morsey, Rudolf: Die deutsche Zentrumspartei. Düsseldorf 1966.

Ders.: Adenauer und der Nationalsozialismus, in: Stehkämper, Hugo (Hg.), Konrad Adenauer, S. 447–497.

Ders.: Das Ende der Parteien 1933.
Ders.: Das „Ermächtigungsgesetz“ vom 24. März 1933. Düsseldorf 1992.

Nachtsheim, Hans: Für und wider die Sterilisation aus eugenischer Indikation. Stuttgart 1952.
Norden, Günther van (Hg.): Zwischen Bekenntnis und Anpassung. Aufsätze zum Kirchenkampf in rheinischen Gemeinden in Kirche und Gesellschaft. Köln 1985.
Nowak, Kurt: „Euthanasie“ und Sterilisierung im „Dritten Reich“. Die Konfrontation der evangelischen und katholischen Kirche mit dem „Gesetz zur Verhütung erbkranken Nachwuchses“ und der „Euthanasie“-Aktion. Göttingen 1980.
Ders.: Der deutsche Protestantismus und die Unfruchtbarmachung der Erbkranken. Kritische Erwägungen zur humanitären Dimension der christlichen Existenz im „Dritten Reich“, in: Günther van Norden (Hg.), Zwischen Bekenntnis und Anpassung. Aufsätze zum Kirchenkampf in rheinischen Gemeinden, in Kirche und Gesellschaft. Schriftenreihe des Vereins für Rheinische Kirchengeschichte, Bd. 84, Köln 1985, S. 178–192.

Papenfuß, Dietrich/Wolfgang Schieder (Hgg.): Deutsche Umbrüche im 20. Jahrhundert. Köln 2000.
Pommerin, Reiner: „Sterilisierung der Rheinlandbastarde“. Das Schicksal einer farbigen Minderheit 1918–1937. Düsseldorf 1979.
Prinz, Michael/Matthias Frese: Sozialer Wandel und politische Zäsuren seit der Zwischenkriegszeit. Methodische Probleme und Ergebnisse, in: Frese, Matthias/Michael Prinz (Hgg.): Politische Zäsuren und Gesellschaftlicher Wandel im 20. Jahrhundert. Regionale und vergleichende Perspektiven (=Westfälisches Institut für Regionalgeschichte – Landschaftsverband Westfalen-Lippe Münster, Forschungen zur Regionalgeschichte, Bd. 18, hrsg v. Karl Teppe). Paderborn 1996, S. 1–34.)
Prolingheuer, Hans: Ausgetan aus dem Land der Lebendigen. Leidensgeschichten unter Kreuz und Hakenkreuz Neukirchen-Vluyn 1983.
Ders.: Kleine politische Kirchengeschichte. 50 Jahre evangelischer Kirchenkampf von 1919 bis 1969. Köln 1984.
Puvogel, Ulrike/ Martin Stankowski (Hgg.): Gedenkstätten für die Opfer des Nationalsozialismus. Eine Dokumentation, Bd. 1. Bundeszentrale für politische Bildung. Bonn 1995.

Repgen, Konrad: „Die Erfahrungen des Dritten Reichs und das Selbstverständnis der deutschen Katholiken nach 1945“, in: Victor Conzenius u.a. (Hgg.), Die Zeit nach 1945 als Thema kirchlicher Zeitgeschichte, Göttingen 1988.
Richter, Ingrid: Katholizismus und Eugenik in der Weimarer Republik und im Dritten Reich. Veröffentlichungen der Kommission für Zeitgeschichte, hrsg. von Ulrich von Hehl, Reihe B: Forschungen, Bd. 88. Paderborn/München/Wien/Zürich 2001.

Rüther, Martin: Zwischen Zusammenbruch und Wirtschaftswunder. Betriebsratstätigkeit und Arbeiterverhalten in Köln 1945–152. Bonn 1991.

Saller, Karl: Die Rassenlehre des Nationalsozialismus in Wissenschaft und Propaganda. Darmstadt 1961.

Axel Schild/Arnold Sywottek (Hgg.): Modernisierung im Wiederaufbau. Die westdeutsche Gesellschaft der 50er Jahre. Bonn 1998.

Schlange-Schöningen, Hans (Hg.): Im Schatten des Hungers. Dokumentarisches zur Ernährungspolitik und Ernährungswirtschaft in den Jahren 1945–1949, bearb. v. Justus Rohrbach. Hamburg und Berlin 1955.

Schmalacker-Wyrich, Esther: Pforzheim, 23. Februar 1945. Der Untergang einer Stadt. Pforzheim 1980.

Schmidt, Ute: Zentrum oder CDU. Politischer Katholizismus zwischen Tradition und Anpassung. Schriften des Zentralinstituts für sozialwissenschaftliche Forschung der Freien Universität Berlin, BD. 51. Opladen 1987.

Schmuhl, Hans-Walter: Rassenhygiene, Nationalismus, Euthanasie. Kritische Studien zur Geschichtswissenschaft, hrsg. v. Helmut Berding u.a., Bd. 75. Göttingen 1987.

Schwartz, Michael: Sozialistische Eugenik. Eugenische Sozialtechnologien in Debatten und Politik der deutschen Sozialdemokratie (=Forschungsinstitut der Friedrich-Ebert-Stiftung, Reihe Politik- und Gesellschaftsgeschichte, Bd. 42, hrsg. v. Dieter Dowe und Michael Schneider). Bonn 1995.

Schwarz, Hans-Peter: Adenauer , Bd. 1. Der Aufstieg 1876–1952. München 1994 (Stuttgart 1986).

Ders.: Adenauer, Bd. 2. Der Staatsmann 1952–1967. München 1991 (Stuttgart 1986).

Schwering, Leo. Die Entstehung der CDU. Köln 1946.

Serup-Bilfeldt, Kirsten: Zwischen Dom und Davidstern. Jüdisches Leben in Köln von den Anfängen bis heute. Köln 2001.

Solbach, Gabriela: Renate Riemeck – Eine politische Biographie. Zur Erfassung von politischen Bewusstseinslagen und politischen Problemstellungen im Nachkriegsdeutschland. Diplomarbeit im Fach Politische Wissenschaften an der Gesamthochschule Duisburg. 1979.

Sons, Hans-Ulrich: Gesundheitspolitik während der Besatzungszeit. Das öffentliche Gesundheitswesen in Nordrhein-Westfalen 1945–1949 (=Düsseldorfer Schriften zur neueren Landesgeschichte und zur Geschichte Nordrhein-Westfalens, Bd. 7). Wuppertal 1983.

Stankowski, Martin: Linkskatholizismus nach 1945. Die Presse oppositioneller Katholiken in der Auseinandersetzung für eine demokratische und sozialistische Gesellschaft. Köln 1974.

Stauber, Manfred: Frauenheilkunde im Nationalsozialismus, in: Zeitschrift für medizinische Ethik, Bd. 41, 1995, S. 201–220.

Steffahn, Harald: Die weiße Rose. Reinbek bei Hamburg 1992.

Stegemann, Bernd; Die erste Phase der Seekriegsführung bis zum Frühjahr 1940, in: Klaus A.Maier/Horst Rohde/Bernd Stegemann/Hans Umbriet, Die

Errichtung der Hegemonie auf dem Europäischen Kontinent (=Das Deutsche Reich und der Zweite Weltkrieg, Bd. 2, hrsg. v. Militärgeschichtlichen Forschungsinstitut). Stuttgart 1979, S 159–182.

Stehkämper, Hugo (Hg.): Konrad Adenauer – Oberbürgermeister von Köln. Festgabe zum 100. Geburtstag ihres Ehrenbürgers am 5. Januar 1976. Köln 1976.

Streckenbach, Klaus: Das Verbrechen der Zwangssterilisation unter besonderer Berücksichtigung von Fallbeispielen aus dem Raum Neuss und Dormagen, hg. v. Geschichtswerkstatt Neuss e.V.. Neuss 1992.

Taylor, Eric: 1000 Bomber auf Köln – Operation Millenium 1942. Düsseldorf 1979.

Taylor, Telford: Kriegsverbrechen und Völkerrecht. Die Nürnberger Prozesse. (1950). Ergänzte Sonderausgabe. Zürich 1951.

Ders.:Die Nürnberger Prozesse. Hintergründe, Analysen und Erkenntnisse aus heutiger Sicht. Aus dem Amerikanischen von Michael Schmidt. München 1995.

Thoman, Klaus-Dieter: Auf dem Weg in den Faschismus. Medizin in Deutschland vor der Jahrhundertwende bis 1933, in: Bromberg, Barbara u.a. (Hgg.), Medizin, Faschismus und Widerstand. Frankfurt/M. 1990.

Tyrell, Albrecht: Führergedanke und Gauleiterwechsel, in: Rheinisches Vierteljahrsblätter XXXIV 1975, S. 253ff.

Uertz, Rudolf: Christentum und Sozialismus in der frühen CDU. Grundlagen und Wirkungen der christlich-sozialen Ideen in der Union 1945–1949. Schriftenreihe der Vierteljahrshefte für Zeitgeschichte, Bd.43. Stuttgart 1981.

Ulrich, Herbert/Raphael Lutz: Wandlungsprozesse in Westdeutschland. Belastung, Integration, Liberalisierung 1945–1980 (=Moderne Zeit. Neue Forschungen zur Gesellschafts- und Kulturgeschichte des 19. und 20. Jahrhunderts 1). Göttingen 2002.

Valks, Hans: Berufen?! Eine Ermutigung, freudig auf Gottes Ruf zu hören. Langwaden 1997.

Viebahn, Wilfried/Walter Kuchta: Widerstand gegen die Nazidiktatur in Köln, in: Reinhold Billstein (Hg.): Das andere Köln. Demokratische Traditionen seit der Französischen Revolution. Köln 1979, S. 283–361.

Vonessen, Franz Klemens: Bericht über meine Gefangenschaft in Rußland 1948. Privatdruck. Oberried 1996.

Westermann-Angerhausen, Hiltrud: Alexander Schnütgen. Gedenkschrift des Kölner Schnütgen-Museums zum 150. Geburtstags seines Gründers. Köln 1993.

Widerstand und Verfolgung. Katalog der Ausstellung des Historischen Archivs der Stadt Köln. Köln 1974.

Wieck, Hans Georg, Die Entstehung der CDU und die Wiedergründung des Zentrums im Jahre 1945. Düsseldorf 1953.

Woelk, Wolfgang/Jörg Vögele (Hgg.): Geschichte der Gesundheitspolitik.. Berlin 2002.

Wollasch, Hans-Joseph: Kirchliche Reaktionen auf das „Gesetz zur Verhütung erbkranken Nachwuchses" vom Jahre 1933, in: Hans-Joseph Wollasch, Beiträge zur Geschichte der deutschen Caritas in der Zeit der Weltkriege, hrsg. v. Deutschen Caritasverband. Freiburg i.Br., 1978, S. 195–207.

Ders.: War der katholische Priester und Eugeniker Joseph Mayer ein Wegbereiter der NS-Euthanasie?, in: Caritas, 91. Jahrbuch des deutschen Caritasverbandes, S. 411–429.

Wuttke-Groneberg, Walter: Medizin im Nationalsozialismus. Ein Arbeitsbuch. Rottenburg 1982. 2. Aufl.

Zentner, Christian (Hg.): Lexikon des Zweiten Weltkrieges. Daten, Fakten, Dokumente. Hamburg o.J. (1977).

Zerlett, Rolf: Josef Grohé (1902–1987), in: Franz-Josef Heyen (Hg.), Rheinische Lebensbilder, Bd. 17, S. 247–276.

Zieher, Jürgen: Im Schatten von Antisemitismus und Wiedergutmachung. Jüdisches Leben in Köln in den fünfziger Jahren, in: Köln in den 50er Jahren. Zwischen Tradition und Modernisierung. Veröffentlichungen des Kölnischen Geschichtsvereins Bd. 44, hrsg. v. Wolfgang Schmitz. Köln 2001, S. 277–304.

Ders.: Die Grenzen der Wiedergutmachung auf lokaler Ebene: Die Beispiele, Düsseldorf, Dortmund und Köln, in: Geschichte im Westen. Halbjahreszeitschrift für Landes- und Zeitgeschichte, hrsg. im Auftrag des Brauweiler Kreises für Landes- und Zeitgeschichte v. Kurt Düwell u.a., Köln 2002, S. 165–181.

Personenregister

Bildnachweis

Privatarchiv Franz Klemens Vonessen (Freiburg): S. 13, 88, 130, 131, 153, Schutzumschlag ; Verlagsarchiv: S. 30, 36, 39, 82; Archiv des Verfassers: S. 14, 24, 32, 33, 46, 48, 49, 111, 140; Dr. Max Leo Schwering (Köln): S. 41; Walter Dick (Köln): S. 91, 106, 107, 110, 116, 118.

Abkürzungen

AEK	Achiv des Erzbistums Köln
Bd.	Band
CDU	Cristlich-Demokratische Union
FKV	Franz Klemens Vonessen
Gen.	Generalia
Gestapo	Geheime Staatspolizei
HAStK	Historisches Archiv der Stadt Köln
HJ	Hitler-Jugend
HStA	Hauptstaatsarchiv Düsseldorf
KPD	Kommunistische Partei Deutschlands
NS	Nationalsozialistisch
NSDAP	Nationalsozialistische Deutsche Arbeiterpartei
NSV	Nationalsozialistische Volkswohlfahrt
SA	Sturmabteilung
SPD	Sozialdemokratische Partei Deutschlands
SS	Schutzstaffel
USPD	Unabhängige Sozialdemokratische Partei Deutschlands